高等院校中药和药用植物类专业系列教材

中药材安全与监控

郭巧生　王建华　主编

中国林业出版社

内容简介

全书共10章。第1章为绪论，阐述了中药材安全问题的概念、历史与现状以及中药材安全与监控的研究内容与任务。第2章为中药材安全体系，包括中药材安全控制与管理的标准体系、监督管理体系、评价与认证体系、法律体系、相关的农业生产体系等。第3、4、5章主要介绍中药材内源性和外源性有害物质。第6、7、8、9章分别就中药材安全性评价、中药材安全标准、中药材的生产管理规范与安全监控以及中药材生产安全认证等内容进行详细阐述。第10章重点介绍了中药材农药残留、重金属和有害生物污染及药材内源性有害物质的检测方法。

本书主要是为设置中药学、中药资源学及药用植物学或相近专业的农林和中医药高等院校的学生作为教材和教学参考书而编写。同时亦可供有关中药材生产和中药资源开发利用及其他经济植物研究和生产的专业技术人员参考。

图书在版编目（CIP）数据

中药材安全与监控/郭巧生，王建华主编. —北京：中国林业出版社，2012. 8
高等院校中药和药用植物专业系列教材
ISBN 978-7-5038-6651-7

Ⅰ. 中…　Ⅱ. ①郭…　②王…　Ⅲ. ①中药材—安全管理—高等学校—教材　Ⅳ. ①R282

中国版本图书馆CIP数据核字（2012）第139635号

中国林业出版社·教材出版中心

策划编辑：牛玉莲　杜建玲　　**责任编辑：**杜建玲
电话：83280481　83220109　　**传真：**83220109

出版发行　中国林业出版社（100009　北京市西城区德内大街刘海胡同7号）
E-mail：jiaocaipublic@163. com　　电话：（010）83224477
http：//lycb. forestry. gov. cn
经　　销　新华书店
印　　刷　北京市昌平百善印刷厂
版　　次　2012年8月第1版
印　　次　2012年8月第1次印刷
开　　本　850mm×1168mm　1/16
印　　张　16. 75
字　　数　404千字
定　　价　30. 00元

高等院校中药和药用植物类专业教材
编写指导委员会

程师）

史红专（南京农业大学，副教授）

叶正良（天津天士力研究院，副院长）

刘玉军（北京林业大学，教授）

刘晓龙（安徽中医药高等专科学校，教授）

孙海峰（黑龙江中医药大学，教授）

李　世（河北旅游职业学院，教授）

吴　卫（四川农业大学，副教授）

吴　鸿（华南农业大学，教授）

张明生（贵州大学，副教授）

杜　凡（西南林学院，教授）

赵　敏（东北林业大学，教授）

袁　珂（浙江林学院，教授）

郭昭麟（中国医药大学（台湾），副教授）

谈献和（南京中医药大学，教授）

高捍东（南京林业大学，教授）

萧凤回（云南农业大学，教授）

董诚明（河南中医学院，副教授）

魏道智（福建农林大学，教授）

秘　书：刘　丽（南京农业大学，讲师）

高等院校中药和药用植物类专业“十二五”规划教材

《中药材安全与监控》编写人员

主　编　郭巧生　王建华

副主编　王　沫　林瑞超　张林生　吴锦忠　朱再标　杨美华

编写者（以姓氏笔画为序）

王建华（山东农业大学）
王　沫（华中农业大学）
朱再标（南京农业大学）
何忠俊（云南农业大学）
吴锦忠（福建中医药大学）
张林生（西北农林科技大学）
张　萍（中国食品药品检定研究院）
杨美华（中国医学科学院药用植物研究所）
陈　君（中国医学科学院药用植物研究所）
房信胜（山东农业大学）
林瑞超（中国食品药品检定研究院）
罗庆云（南京农业大学）
郭巧生（南京农业大学）
高文远（天津大学）
舒少华（华中农业大学）

序

“药材好，药才好”。优质中药材是保证中药有效、安全和稳定的物质基础，是中药现代化一项非常重要的基础工作。但长期以来，我国中药材生产大都处于自然发展的状态，中药农业的研究基础十分薄弱，如药用植物遗传特性和良种选育、药用植物品质与产量形成机理及其调控、药用植物病虫害发生发展规律及其综合防治技术等方面的研究还相当落后，这些都严重影响了中药材质量，制约了中药材生产的发展。

国家在“九五”“十五”期间，提出并实施的中药现代化研究和产业化开发科技行动计划，中药材规范化种植研究是中药现代化科技计划中一项非常重要的基础性工作，作为“重中之重”项目进行专项扶持，共支持了180多种药材规范化种植(养殖)研究。2002年4月17日国家食品药品监督管理局颁布实施的《中药材生产质量管理规范(试行)》进一步从法规上确立中药材生产的质量评价标准和评价体系，保证中药材优质、安全和质量可控。在2006年启动的国家“十一五”科技支撑项目中，又重点支持了具区域特色部分中药材的优良品种选育和规范化生产关键技术研究，目的在于通过对每种中药材的品种选育、栽培技术、施肥规律、病虫害防治、最佳采收期选择和质量标准等诸多关键技术开展深入研究，制定出各种中药材生产的标准操作规程和质量标准。中药材规范化种植可以大幅度提高中药材的产量，逐步减少对野生中药材的依赖，这既有利于资源保护和生态环境建设，又保持了中药产业的可持续发展。

中药材规范化生产是一项复杂的系统工程，涉及农学、中药学、植物学、生态学、环境科学、气象学、中药化学等学科。为了适应中药材规范化生产对这种新型复合型人才的需求，我国已有30多所农、林、中医药、药科高等院校开设了有关中药资源和药用植物栽培等相关专业。

行业的规范化需要专业人才培养的规范化，专业人才培养的规范化需要配套教材的科学性、系统性及新颖性。我国现有的药用植物类教材很不完整或内容过于陈旧，不能满足中药材规范化种植研究和教学的需要。为了满足各高校药用植物类专业对此类教材的迫切需求，2005年由中国林业出版社组织我国30多所高等院校和相关专业研究院所的80多位教授和专家编写了这套“高等院校中药和药用植物专业类系列教材”。

本系列教材突出学科的综合性和内容的新颖性，参编人员集中了农学、林学、中药学、中医学等多学科的从事中药材规范化生产方面的一线专家、学者，收集整理了国内外中药材生产和科研的成就，特别是总结了我国“九五”、“十五”期间实施“中药现代化研究与产业化开发”计划以来的最新研究成果。因此，本系列教材的出版对于培养中药材规范化研究和生产相关专业人才将有很好的促进作用，同时对开展中药材规范化种植研究将具有很好的指导作用。此外，也为从事中药材生产管理、教学及科研的人员在推进中药农业规范化、产业化、现代化，以及促进中药国际化的工作中提供了一套比较全面的参考书。

高等院校中药和药用植物类专业系列教材编写指导委员会

2006 年 12 月

前　言

中药材的安全是保证中药安全和疗效的前提条件。中药材安全关系到最终的用药安全，涉及生产过程的诸多方面，因此需要一个完整的控制体系予以保障。目前，中药材安全问题逐渐被大众所关注，且已被国家管理部门和科研单位所重视，相关单位在中药材安全及监控方面进行了大量卓有成效的工作。

为了促进中药材安全及其监控方面的学科发展，并完善相关教材体系建设，中国林业出版社于2006年3月召集全国农林院校、中医药院校和食品药品监管部门等有关专家在云南昆明召开了教材启动会议，认真讨论并确定了编写大纲。在其后的5年时间里，分别在黑龙江伊春、海南万宁及青海西宁等地召开了多次编写交流和审稿会议，并于2011年7月在陕西杨凌召开统稿会议，审定了全部书稿。

全书共10章。第1章为绪论，阐述了中药材安全问题的概念、历史与现状以及中药材安全与监控的研究内容与任务。第2章为中药材安全控制体系，对关系到中药材安全的各个环节进行了系统阐述，具体包括中药材安全控制与管理的标准体系、监督管理体系、评价与认证体系、法律体系、相关的农业生产体系以及可作为进一步提高中药材安全管理与控制的其他相关体系和国外有关管理与法规。第3、4、5章主要介绍中药材内源性和外源性有害物质(包括农药残留、重金属和其他有机污染物等)的种类、来源、可能造成的危害、原因以及相应的控制方法和技术。第6、7、8、9章分别就中药材安全性评价、中药材安全标准、中药材的生产管理规范与安全监控以及中药材生产安全认证等内容进行详细阐述。第10章重点阐述了中药材农药残留、重金属和有害生物污染及药材内源性有害物质的检测方法。书后附录部分收录国内外有关中药材安全限量及法规等。

本书对中药材安全及监控所涉及的各个方面进行了比较全面和深入的总结，并对许多相关问题进行了阐述。同时借鉴了有关食品、农业生产、国外有关管理法规和规范来完善和提高中药材的安全管理，如绿色农业、有机农业、无公害农业等新型农业理论和技术，危害分析与关键控制点安全控制体系(HACCP)等食品相关安全生产认证体系等，对于改进和提高中药材生产技术、提高中药材安全水平具有重要意义。

本书的主要编写人员均是各相关领域的翘楚，他们扎实的专业知识和源自一线的从业经验，保证了本书内容上的专业性、权威性和科学性。在各章分工的基础上，由郭巧生和王建华负责审稿和统稿，力求整体内容的协调与统一。本书在准备和编写过程中得到了相关编写单位的大力支持。在具体内容上吸取了不同领域专家的许多宝贵意见，同时亦参考了最新出版的国内外有关专业文献资料，在此表示衷心感谢！

本书可作为设置中药学、中药资源学及药用植物学或相近专业的农林和中医药高等院校的学生的教材和教学参考书，同时亦可供有关中药材生产和中药资源开发利用及其他经济植物研究和生产的专业技术人员参考。

由于中药材安全与监控方面的许多理论与技术还不够成熟，相关研究的深度和广度还需进一步加强，加之编者水平有限，书中缺点和错误在所难免，恳请读者批评指正，以便再版时修订。

编　者

2011 年 9 月

目　录

第1章 绪 论

世界植物药市场连续20年呈活跃发展态势，增长速度一直保持在10%以上。中药已成为我国少数几个具有自主知识产权的产业之一。加入WTO为我国中药进军海外市场提供了便利，中药制剂、中成药、药用植物提取物及原药材出口量不断增加，中药产业保持着前所未有的发展势头。伴随着机遇而来的是巨大的挑战。挑战之一就是如何正视中药产业发展进程中的瓶颈问题，即中药材的安全性问题，并提出行之有效的解决办法和对策，保证中药产业持续、稳定、协调发展。

1.1 中药材安全

1.1.1 中药材安全的概念和内涵

1.1.1.1 中药材安全的概念

安全是指免除于不可接受的损害和风险的状态。1996年世界卫生组织在《加强国家级食品安全计划指南》中，把食品安全定义为“对食品按其原定途径进行制作或食用时不会使消费者健康受到损害的一种担保”。它主要是指在食品的生产和消费过程中没有达到危害程度一定剂量的有毒、有害物质或因素的加入，从而保证人体按正常剂量和以正确方式摄入这样的食品时不会受到急性或慢性的危害，这种危害包括对摄入者本身及其后代的不良影响（赵文，2006）。而2009年6月1日起施行的《中华人民共和国食品安全法》中第九十九条将食品安全定义为“食品无毒、无害，符合应当有的营养要求，对人体健康不造成任何急性、亚急性或者慢性危害”。

目前对药品安全并无统一的定义。陈盛新等（2007）将“药物安全”阐述为“按规定的适应证、用法和用量使用药品后，人体产生不良反应的程度，以及其他与药物有关的问题。”而北京大学公共卫生学院和药学院以及国家食品药品监督管理局的数位研究人员通过综合文献回顾，将“药品安全”定义为“通过对药品研发、生产、流通、使用全环节进行监管所表现出来的消除了外在威胁和内在隐患的综合状态，以及为达到这种状态所必要的供应保障和信息反馈”，其内涵可以界定为质量符合标准、不良反应在可接受的范围内、临床无用药差错和可及性等4个部分（刘佳 等，2009）。

中药是人们用以防病治病的特殊商品，而中药材的安全是保证中药安全和疗效的前提条件。这就要求中药材不但要具有有效性，更要保证使用的安全性。然而，由于中药材在采集或栽培、加工、运输、储存等过程中，可能会受到不同程度有毒有害物质的污染或生物的侵染，或由于本身存在有毒有害物质，从而对人体产生潜在的威胁，进而影响其用药的安全性。

中药材安全概念应从广义和狭义两个层面上进行探讨。从广义上来讲中药材安全包括两方面的内容，即"量"的安全与"质"的安全；而从狭义上讲中药材安全仅指"质"的安全。中药材"量"的安全即中药材供应保障的安全。中药材是特殊的商品，需要有充足的供给和及时、有效的获取，来满足国家、企业以及消费者需要。相对而言，中药材在"质"方面的安全更加重要，也是目前关注的焦点，即中药材中含有的可能损害或潜在损害人体健康的农药兽药残留、重金属残留、致病菌以及中药材自身产生的有害有毒次生物质等应符合有关的法律法规和强制性标准，在合理使用方式或正常使用剂量的情况下，不会对消费者的身体健康和生命安全造成危害或潜在的危害。本教材针对"中药材安全"狭义上的概念进行重点讨论。

1.1.1.2 中药材安全的内涵

中药材安全具有丰富的内涵，如相对性、重要性、社会性和经济性。

(1) 中药材安全的相对性

中药材对人体有益还是有害，受到多种因素的影响，因而，绝对对人体无危害或零风险的中药材是不存在的。在用量方面，任何中药材如果过量使用，都会对人体产生副作用；在个人的体质方面，不同体质的人对药物的反应是有差异的。另外，随着人类对中药材认识的不断提高和完善以及检验检测手段的不断进步，影响中药材安全性的因素也会不断发生变化。有些目前认为是影响中药材安全性的因素可能会被否定，而新的不安全因素可能会不断产生。人类生存的环境中存在形形色色的有害有毒物质，因此不可能也没有必要要求中药材具有绝对的安全性。

(2) 中药材安全的重要性

中药材安全直接关系到中医中药的用药安全，因而，只有首先保证中药材的安全才能保证中药的安全和疗效。另外，中药材安全直接影响中药材及其制品的国际竞争力。中药材安全可以增强世界各国对中药材及其制品的信心，促进中药材的消费，从而带动我国中药材产业的持续健康发展。相反，如果国际社会对中药材的安全性持怀疑态度，将会对我国的中药产业造成巨大的经济损失。

(3) 中药材安全的社会性

首先，各个国家由于文化背景不同，对中医药文化的认识和了解水平差异悬殊，直接影响了其针对中药材安全问题的政策和策略。其次，中药材安全问题的产生，除了技术原因，更多的还是由于从业者职业道德、社会管理水平等社会原因引起的。最后，中药材如存在严重安全问题，不仅对人们的身体健康和企业的经济效益产生重大影响，还会严重扰乱社会的正常秩序，是一种不可忽视的社会因素。

(4) 中药材安全的经济性

中药材安全直接关系到消费者的健康和国际贸易的正常进行。如作为中药材主体的植物类中药材，因源自天然、历史悠久、疗效确切、毒副作用小，逐渐受到世界医药界的瞩目，国际药品市场需求日益增长。但由于外商对中药质量的要求越来越高，而同时我国植物类中药材安全卫生方面的问题日益突出，导致药材不合格事件不断出现，使相关国内企业被退货甚至被索赔，遭受重大损失。中药中有害重金属、农药残留超标以及本身所含毒素等因素，已成为制约我国中药产品出口的瓶颈。另外，生产安全程度高、安全性好的中药材在各方面投入高于普通中药材，而且消费者也倾向于购买有安全保障的中药材，因此，安全程度高的中药材售价高于普通中药材，利润也相对较高。

1.1.1.3 中药材安全与中药材质量、中药安全的区别与联系

随着人们认识水平的不断提高，对中药材质量的评价方法已从依靠原始的外观形状、颜色、大小等指标过渡到利用显微观察鉴别、成分含量等指标，并逐步发展到利用指纹图谱技术控制质量。中药材质量评价与标准制定研究包括3个方面内容：安全性、真实性与质量优劣评价。因此，中药材安全评价是中药材质量标准的重要方面。

中药材安全是中药安全的基础和前提。因此有必要对影响中药材安全性的各种因素进行系统研究，探讨保障和提高中药材安全对策，将中药材的安全风险降至最低，以保障人们用药安全。

1.1.2 中药材内源性有害成分的毒性与药效

中药材内源性有害成分是指来源于药用植物（或动物）在生长发育过程中经生物合成的和药材形成过程中（包括产地加工、储藏等）生成的化学成分，或药用矿物中含有的重金属成分。如乌头碱类等生物碱、强心苷类等对神经系统具有危害作用，有些成分如斑蝥素、千里光碱等有可能致癌，秋水仙碱和毒扁豆碱等有致畸作用等。它区别于动植物类中药材中的重金属和农药残留等外源性有害成分及有害生物源。

部分中药材内源性成分的性质具有双重性：在治疗剂量下表现为药效成分，是治疗疾病的物质基础；而在超剂量使用或使用不当情况下，则表现为内源性有害成分，对人体产生危害。

20世纪90年代，一些国家因马兜铃酸导致中毒性肾病而限制进口和使用含马兜铃酸类中药。我国2005年版药典已将含肾毒成分马兜铃酸类的中药材关木通、广防己、青木香删去，保留天仙藤、细辛、马兜铃、厚朴等药材。

我国应用含重金属矿物药由来已久。含重金属类矿物药一直是中药制剂中的重要组成部分，数千年的临床经验表明其在治疗某些病症方面的作用毋庸置疑。我国现存最古老的医药文献，西汉时期的《五十二病方》中就包括雄黄和含汞中药的使用。中成药名方安宫牛黄丸散古今沿用，疗效卓著，现多用于治疗多种脑部疾病如脑血管意外，其中就含有雄黄和朱砂。

现代医学研究显示，砷、汞等重金属可能对生物体具有双重效应，即这些元素在人体中的含量过高（或者其有效形态、价态发生变化）时会表现出毒性，而在一定条件下则对某种疾病具有治疗效果。特别是近年来临床上使用一定剂量的三氧化二砷用于治疗急性早幼粒细胞白血病，且其对慢性白血病、恶性淋巴瘤、多发性骨髓瘤、神经母细胞瘤及各种实体肿瘤都有显著疗效。这方面的研究也成为了药理学研究的热点。因此，应深入开展重金属在中药材中存在状态及其危害的研究，弄清重金属在药材中存在形式及其有效性，为制定相关限量标准并防止重金属危及人体健康提供依据（褚卓栋，2008）。

因此，我们应当结合中医药理论，正确认识药材的内源性有害成分，深入分析造成内源性有害成分形成的可能途径，有的放矢地杜绝有害成分给人体健康带来的危害。正确理解、充分认识中药的安全性问题，既不盲目乐观、夸大中药的疗效和忽视中药的不良反应，也不盲目悲观、怀疑中药的疗效和否认中药的治疗作用。

1.1.3 中药材中外源性有害物质

中药材外源性有害物质有别于中药材本身所具有的、特异性的有毒化学成分，是从所接触的土壤、水、大气等自然环境中吸附或蓄积的有害物质，也可能是由加工、储藏过程中管理不当所造成的污染。

中药材中可能存在的外源性有害物质主要包括重金属及砷等有害元素、农药残留、真菌毒素、有害添加剂及有机污染物、放射性物质残留、兽药及抗生素残留等。其中重金属、农药及真菌毒素中的黄曲霉毒素残留在现阶段影响最广，危害最大，同时也是目前研究的重点。有害添加剂及有机污染物残留主要是指在饮片加工过程中采用非法手段造成的污染，如硫磺熏蒸药材造成二氧化硫残留超标，在海马等药材中喷洒对二氯苯以达到防腐目的等，以及部分中药材包装材料可能引入的多环芳烃、多氯联苯等有机物污染。而兽药和抗生素残留仅针对少部分动物药而言。多年来，用^{60}Co同位素辐射对中药材进行杀虫、灭菌已成为一种常用的养护手段，但其造成的辐照污染也日益受到人们的关注。另外，不法商贩的一些违法行为(如用工业染料对中药材进行染色)等导致的中药材安全问题也值得关注。

只有加大对中药材中外源性有害物质的控制，才能提高中药材质量，保证中药质量，确保临床用药安全，使中药真正走出国门，参与国际医药市场的激烈竞争。如何解决并控制好中药材中外源性有害物质的含量，已成为目前中药材安全性的焦点问题之一。

1.2 中药材的安全监控

造成中药材安全问题的因素既有内源性的，也有外源性的，其中外源性因素是造成中药材不安全的主要因素，可以通过科学的管理和操作降低或消除其危害。中药材生产质量管理规范就是主要针对影响药材安全的外源性因素而制定的可操作性强的行业规范，具有法律约束力。实施中药材GAP，加强药材的生产管理，规范各生产环节的操作，为中药材的安全提供了法律的、管理的和技术的保证，必将有力促进药材安全的提高。因此，需要从中药材生产的环境条件开始，对生产到运输储藏全过程进行监控，以保证中药材的安全。

要确保中药材的安全，必须要做到产品可追溯，建立有效可靠的追溯系统势在必行。条码技术作为一种重要的自动识别信息技术，在信息化建设中发挥着至关重要的作用。通过对中药材设置“电子标签”，建立质量追踪体系，实现从生产到销售的全程可追溯，可以推动天然药物资源标准化和种养殖规范化，以全面提高中药材的安全性。

1.2.1 中药材生产过程中的安全监控

《中药材生产质量管理规范》对中药材的整个生产过程的监控作了比较详尽的规定，为监控中药材在生产环节可能出现的安全问题提供了强有力的保障。

1.2.1.1 对生产过程安全监控机构的规定

根据《中药材生产质量管理规范认证管理办法》，省、自治区、直辖市食品药品监督管理局负责本行政区域内中药材生产企业的GAP认证申报资料初审和通过中药材GAP认证企业的日常监督管理工作；在《中药材GAP证书》有效期内，省、自治区、直辖市食品药品监督管理局负责每年对企业跟踪检查一次，并将检查情况及时报国家食品药品监督管理部门。另外，生产企业应设置专门的质量管理部门，在药材安全方面应制定切实可行的管理方法、管理规范和安全检查标准，对中药材生产过程的安全监控负主要责任。

1.2.1.2 对中药材生产的土壤、水质、大气等环境条件进行监控的规定

中药材产地土壤应符合国家土壤质量二级标准，并每4年且至少对土壤进行一次检测。药材基地灌溉水质量应符合国家农田灌溉水质量标准GB 5084—2005，灌溉期至少采样检验一次。药材基地大气质量应符合国家环境空气质量标准GB 3095—1996的二级标准。

1.2.1.3 对中药材种质资源进行监控的规定

按照GAP要求，对于养殖、栽培或野生采集的动植物，应准确鉴定其物种，包括亚种、变种或品种；种子、种苗、菌种等繁殖材料应制定检验及检疫制度，在生产、储运等过程中进行检验；防止伪劣种子、种苗、菌种等繁殖材料的交易和传播。

1.2.1.4 对田间管理过程和采收加工过程监控的规定

实施中药材GAP必须进行合理施肥，要根据植物营养的特点及土壤肥力，制定施肥标准操作规程。施肥应以有机肥为主，施用农家肥应经过充分腐熟达到无害化卫生标准，禁止使用城市生活垃圾、工业垃圾和医院垃圾及粪便。灌溉对药材安全的影响主要是灌溉用水应符合标准。在施用农药时应按照《中华人民共和国农药管理条理》的规定，采用最小有效剂量原则，并选用高效、低毒、低残留农药，以降低农药残留和重金属污染，保证药品安全和保护生态环境。

1.2.1.5 对包装、储存、运输过程的安全进行监控的规定

根据中药材GAP的要求，中药材的包装应注明品名、规格、产地、批号、包装日期、生产单位、采收日期、储藏条件、注意事项等内容，并有质量合格标志。毒性中药材、按麻醉药品管理的中药材的包装应按相关的法规和管理办法执行，麻醉药品的标签应统一用蓝色字标明“麻”字的明显标志，毒性药品的包装容器上必须印有毒药标志。

1.2.2 中药材流通过程中的安全监控

条形码(barcode)是将宽度不等的多个黑条和空白，按照一定的编码规则排列，用以表达一组信息的图形标识符，是国际上通用的全球统一标识系统。条形码可以标出物品的生产国、制造厂家、商品名称、生产日期、类别、日期等许多信息，因而在商品流通领域得到了广泛的应用。自动扫描结算技术的广泛应用，极大地提高了我国商品流通领域的自动化水平，同时为产品质量安全追溯提供了强有力的技术支撑。

2008年2月，天津市质量技术监督信息研究所与天士力现代中药资源有限公司联合开发了“中药材种植产地溯源管理系统”，首次将现代条码技术应用于中药材种植管理。该系统通过运用国际通用的编码技术、条码自动识别技术、网络通信技术、卫星测绘技术与数据

库技术等，实现对药源产地的地理环境、种植过程、采购加工、检验仓储等过程进行有效的动态管理及信息分析。系统重点设计了 3 个方面的功能。一是设计建立了天士力 GAP 规范化种植管理模式，对每一质量影响节点跟踪管理，即从土地筛选、环境信息、种苗鉴定、种苗移栽、除草施肥、病虫害防治、采收前检测、初加工、采购运输、生产加工、产品检测、入库销售等各环节制定动态管理流程和控制节点，专人随时收集种植地的情况，通过数据库终端实时共享数据，形成 GAP 规范化种植的信息化管理平台，信息可以直接传递到公司本部种植、质量、物流管理人员手中，实现对药源产地的实时管理，来达到药材种植规范化的目的；二是推动中药材资源合理利用，综合开发，药源系统化的管理形成了一个完整的种植数据库，可以对各个产地药材质量指标与地理环境、田间管理、加工方法的相互影响做出分析，对药源产地质量、产量做出预测，有效的指导、控制各个产地间的种植规模及价格形成，并逐步加深种植精细化管理水平，使中药材质量稳定性逐步提升，促进中药资源合理开发、利用；三是从根本上实施“从患者到农田”进行追溯，也就是溯源管理的药材用于深加工为成药后，一旦成品药的质量发生问题可以对药源进行追溯，找出相关的批次，确定召回范围，及时召回有风险产品，最大限度地保障患者的健康安全，真正实现了中药产品的可追溯性管理。

天津市质量技术监督局于 2008 年 12 月 10 日发布第 35 号通告，发布了 11 项天津市地方标准，其中有一项为“药用植物产地追溯信息编码和标识规范”（编号 DB12/T 401—2008），从 2009 年 3 月 1 日正式实施（天津市质量技术监督局，2008）。《药用植物产地追溯信息编码和标识规范》标准共分为七章，规定了药用植物产地追溯信息编码和标识规范的术语和定义、追溯体系建立的基本要求、控制节点信息、控制节点信息编码、标识、数据结构及条码表示。该标准采用了全球统一标识系统（GS1 系统，global standards 1）编码技术，适用于药用植物产地追溯体系的建立和应用，可作为追溯信息编码和标识编制的依据（范旭，2008）。

2009 年 9 月，在国际（亳州）中医药博览会暨第 25 届全国（亳州）中药材交易会现场，安徽省标准化研究院自主研发的“亳州市中药材质量安全追溯系统”登台亮相。该系统采用 GS1 系统为核心技术，对该市中药材交易中心所有摊位所销售的中药材编上全球统一标识——“条形码”，一旦发现有药品质量问题，通过“条形码”可追溯到中药材经销商和销售点。政府监管部门和中药材生产经营企业也可根据条形码标签对问题产品进行预警和实施召回。此外，该系统还可广泛应用于中药材种植、生产、加工、储藏、运输等其他环节，实现对中药材质量控制的全过程条码追溯，提高了中药材安全监管的自动化、信息化、标准化水平（潘志远、桂运安，2009）。

在 2010 年 11 月第三届中医药现代化国际科技大会上展示了一套基于物联网感知技术的道地中药材追溯系统。该追溯系统通过运用成熟的物联网传感技术，在市场流通的道地中药材贴上二维条码或 RFID 标签（radio frequency identification，即射频识别技术，俗称电子标签），记录种植、加工、检测乃至物流、配送等各个环节的详细信息，为消费者提供一个可追溯查询的信息平台，在生态中药材基地、药材加工企业与消费者之间搭建一个平台，做到中药材产品来源可查、去向可追、责任可究。在追溯方式上，该系统可通过手机、信息查询设备、互联网等了解中药材产品的种植（养殖）、加工、流通全过程。系统通过特定的传感器，能对道地药材生长过程中的温度、湿度、光照等进行全程监控，同时实时感知生产过程中添加的肥料、农药的化学成分含量等，将物联感知技术与中药材 GAP 规范完美结合。监测结果将如实反映在监管平台的网站上，帮助消费者“眼见为实”。

1.3 中药材安全问题的历史与现状

1.3.1 中药材安全问题的历史

1.3.1.1 中药材安全问题产生的原因

中药材安全问题的产生主要有如下几个方面的原因。通过分析这些原因，可以为采取相应措施来解决中药材安全问题奠定基础。

(1)环境中有毒有害物质本底

由于重金属本身存在于地壳中，是地壳的组成部分，因此土壤中含有重金属是难以避免的，只是含量高低的问题。我国早在20世纪七八十年代已在农业生产中禁用有机汞、有机氯等高残留类农药，但此类农药半衰期长，难降解，造成我国很多耕作区环境土壤中农药残留的本底含量较高。另外，生活垃圾的随意处理，如废旧电池的随意丢弃会造成产生大量的铬、锌、镍等污染，导致耕作区环境中水源等受到污染，从而成为中药材种植重金属高残留性污染源。

据我国国家环境保护部门的不完全统计，我国受污染的耕地约有1.5亿亩(1亩=0.67 hm^2)，用污水灌溉的耕地3250万亩，固体废弃物堆存占地200万亩，合计超过1.8亿亩，占耕地总面积的10%以上。许多中药材种植基地都是在农田改造的基础上形成的，这些农田在传统的生产中大量地用污水灌溉，受到了重金属污染(李嫦玲，2006)。

(2)中药材生产和经营过程中污染问题

部分中药材种植者对病虫害缺乏有效科学的综合防治手段，而且对农药残留问题缺乏足够重视，缺乏基本的植保常识。因而，在中药材种植中种植者通常以高效、便宜为选择农药的标准而很少顾及农药毒性对药材质量的影响，滥用农药的现象十分严重，造成了农药在药材产区周边环境中的残留，给药材生产带来了持续性的危害，形成了难以逆转的恶性循环(伊雄海 等，2004 a)。在一些中药材产区，药农在施用农药后不久就开始采收，从而导致农药残留超标。药材在栽培过程中往往需要施用化肥，各类化肥的生产，由于矿源不洁，可混入有害的重金属元素，如工业磷肥中的镉、砷等，经过长期施用，就会造成重金属在土壤中的积累，从而导致药材的污染。

有的药材品种易变质发霉，但在经营过程中很多药材的贮存保管得不到重视，存在不同程度的变质发霉，少数药材品种因此被检出黄曲霉毒素 B_1。我国植物类中药材传统生产中，适量的二氧化硫可用于中药材防腐防霉。但目前植物类中药材二氧化硫使用范围相当广泛，使用量普遍较大，特别是一些不法经营者从眼前利益出发，为使药材不发霉而用过量硫磺熏蒸药材，导致二氧化硫残留严重。中药材在仓储过程中，为防止霉变、虫害和鼠害，使用重金属制品的仓储熏蒸剂，也会造成中药材的重金属污染。使用包装、运输过农药的媒介物来包装、运输中药材也是造成中药材安全问题的重要因素(伊雄海 等，2004 b)。

(3) 我国中药材安全管理体系建设亟待完善

我国中药重金属、农药残留问题的研究，限量标准的制定以及相关法律法规的建设落后于国际水平；在中药材种植方面，重金属、农药残留的控制工作起步较晚，这使得医药企业和中药材生产经营人员无法从根本上监控中药材的重金属和农药残留等不安全因素。

1.3.1.2 我国在中药材安全方面的工作进展

(1) 中药材安全科学研究取得较大进展

目前，中药材外源有害污染物和内源性有害成分逐渐成为中药界关注的焦点，中药材安全问题逐渐被大众所了解，同时也被国家管理部门所重视，国家在科技计划中先后立项对中药有害物质进行研究。

20 世纪 70 年代初期我国专门对中药材进行了农药污染的普查，发现中药材中普遍存在农药残留，有的还相当严重(王朝梁、崔秀明，2003)。1980 年 11 月世界卫生组织在我国召开关于药用植物的标准化与应用的国际性会议，在制定植物药一般检验方法和质量标准时，已提出将测定农药残留量单独列为检测项目。1986 年 12 月举办了全国药检系统省市区药检人员农药残留检测方法短期培训班后，中药的农药残留量研究工作在我国逐步开展起来。

国家中医药管理部门、国家食品药品监督管理部门等在“七五”到“十一五”期间组织了众多研究单位进行中药材安全问题的科研攻关，使中药材安全问题研究向前跨了一大步，为我国中药材安全法律和标准的制定及全面贯彻实施打下了坚实的基础。

(2) 中药材安全标准逐步完善

国家药品监督管理部门颁布的《中华人民共和国药典》(简称《中国药典》)和药品标准为国家药品标准，在一定程度上反映了我国在医疗预防、医药工业、医药研究和分析检验等方面的科技发展水平，其中包括有关中药安全的内容。

新中国成立以来，我国不同时期的药典委员会已经颁布了 9 版药典，即 1953 年版、1963 年版、1977 年版、1985 年版、1990 年版、1995 年版、2000 年版、2005 年版和 2010 年版。药典中关于中药安全的问题在不断完善，标准日益提高。在前几版的基础上，2010 年版药典在重金属、农药残留限量标准和毒性成分含量等方面作出了更进一步的具体规定。

为了适应国际医药市场的要求，2001 年 7 月 1 日，原外经贸部制定并颁布的《药用植物及其制剂进出口绿色行业标准》(WM2—2001)在全国正式实施，这是我国第一个中药进出口质量的标准，也是中药行业的第一个绿色标准，明确规定了重金属铅(Pb)、镉(Cd)、汞(Hg)、铜(Cu)、砷(As)、重金属总量及有关农药残留六六六(BHC)、滴滴涕(DDT)、五氯硝基苯(PCNB)、艾氏剂(Aldrin)，以及真菌毒素黄曲霉毒素 B_1(aflatoxin B_1)限量标准。商务部于 2005 年 2 月 16 日发布《药用植物及制剂外经贸绿色行业标准》(WM/T 2—2004)，同年 4 月 1 日实施，规定了药用植物及制剂的外经贸绿色行业标准品质，包括药用植物原料、饮片、提取物及其制剂等的质量要求及检验方法。该标准实际上是对《药用植物及制剂进出口绿色行业标准》的修订。

(3) 中药材安全法律体系日益健全

2000 年 4 月 30 日，国家药品监督管理局第 20 号局令颁布了《药品经营质量管理规范》，自 2000 年 7 月 1 日起实施。本规范是药品经营质量管理的基本准则，适用于我国境内经营药品的专营或兼营企业。

《中药材生产质量管理规范(试行)(GAP)》于2002年4月17日发布，同年6月1日起实施，是国家为了规范中药材生产全过程，保证药材质量，依据《中华人民共和国药品管理法》所制定的国家级规范。《中药材生产质量管理规范》共10章57条，对中药材产前(产地生态环境要求，种质和繁殖材料，物种，种质资源的优质化等)、产中(优良的栽培技术措施，田间管理和病虫害防治)、产后(确定最佳采收期和产地加工技术，采收与产地加工，包装、贮存、质量控制与管理等)等作了详尽的规定。

另外,《药品管理法》及《药品管理法实施条例》、《麻醉药品管理办法》、《医疗用毒性药品管理办法》、《中华人民共和国农药管理条例》等一系列法律法规的颁布为规范中药材的安全生产和使用提供了法律保障。

(4)监督管理体系日趋完善

新中国成立以来，我国逐步建立了比较完善的药品监督管理机构，即在各级卫生行政部门设立药政管理机构，形成了中央、省(直辖市、自治区)、市(区)和县四级工作体系。

1.3.2 中药材安全问题的现状

1.3.2.1 农药残留

中药材的农药残留是使用农药后残存于生物体、农副产品和环境中的微量农药原体、有毒代谢物、降解物和杂质的总称。中药材的残留农药最主要的来源是农药在种植过程中非法、无规范的使用，也可能来源于贮存过程中非法使用农药作为防腐剂、杀菌剂。此外，由于许多农药在施用后会长期残留于土壤和水循环系统中，所以环境也可能成为重要污染源。

(1)中药材养殖或种植过程中的农药污染

由于部分药材种植者缺乏基本的植保常识，滥用农药的现象十分严重，对农药的选择标准是高效、便宜，很少顾及农药毒性对药材质量的影响。为保产丰收，种植者施药次数频繁，且经常是几种高毒农药混配使用，特别是在虫害严重时期，使用农药的浓度加倍，从而不仅杀死了大量病虫害的天敌，而且使得病虫抗药性增加、防治成本和防治难度越来越大，同时也造成了农药在药材产区周边环境中的残留。

(2)中药材采收、加工、保存、运输过程中的农药污染

中药材的采收、加工、保存、运输过程也是造成农药残留的重要环节。一些药材产区，在施用农药后不久就开始采收，或药材储藏过程中使用易导致农药残留的仓储熏蒸剂，或使用包装、运输过农药的媒介物来包装、运输中药材等，都有可能导致中药材中农药残留超标。

(3)中药材中有机氯农药残留具有普遍性

有机氯类农药作为一类广谱杀虫剂曾在农业上广泛使用，由于持效期长，导致其在水域、土壤中残留较长时间，目前在某些中药材中也能检测出。首批列入《关于持久性有机污染物的斯德哥尔摩公约》的12种对人类健康和自然环境最具危害的有机化合物中就有9种有机氯类农药，它们具有在自然环境中极难降解，在全球范围内随着水和大气循环可长距离迁移，沿着食物链浓缩放大等特点。这些农药目前在全世界范围内已被禁用，但由于20世纪70年代的广泛使用，其在全球土壤环境中的残留量还是非常严重。包括中药在内的所有农产品都会受到污染，但这种污染已呈现出逐年下降的趋势(金红宇 等，2007)。根据“九五”

攻关课题"中药材质量标准规范化研究"中对 72 种中药材的 850 份样品的检测结果和"十五"重大科技专项"创新药物和中药现代化"中"有机氯农药残留研究"对 50 种中药近 500 个样品的测定结果及多年来的文献报道数据，中药材中有机氯农药残留检出率达 90% 以上。尽管大多在合格范围内，总体超标率低于 10%，但个别药材中六六六或滴滴涕残留超标现象非常严重，如部分人参、三七、西洋参样品(薛健 等，2007)。薛健等(2008 a)在全国范围内对 55 种药材中的 16 种有机氯农药残留状况进行调查研究，总体检出率 74.8%，超标率 5%。根类药材污染较其他药材严重，尤其种植历史较长、病虫害发生严重的药材如人参；动物类药材如水蛭污染也较为严重。2003 年全国出口 2000 t 人参，只有 500 t 属低农药残留人参(韩广奇，2003)。所测定的 19 批西洋参、人参样品全部检出有机氯农药残留，其中仅有 4 批符合进出口标准；五氯硝基苯最高的达到 700 ng/g，超过标准 7 倍(马虹英 等，2005)。

(4) 有机氯农药检出率和残留量高于有机磷和氨基甲酸脂类农药

与有机磷和氨基甲酸脂类农药相比，有机氯农药检出率和残留量较高。这主要是由于后者的化学结构中多有不稳定的酯键，易于降解，持效期一般都比较短。在对 500 批次中药材的农药残留分析中，有机磷类农药的检出率为 4%，不合格率为 1%；菊酯类农药的不合格率低于 5%，而有机氯类农药检出率为 70%，合格率超过 90%。

(5) 农药在药用植物体内的分布随产地、药材种类、药用部位的不同而异

不同植物机体内的农药残留量取决于它们对农药的吸收能力。药用植物的地下部分受污染机会最大，这主要是由于残留在土壤中的农药通过植物的根系进入植物体内。不同产地的不同农药残留本底和生态环境条件亦会影响药用植物对农药的吸收和在体内的转运。

(6) 人工栽培药材中农药残留量高于野生药材

野生药用植物无人管理，受农药污染的机会相对较少；而在人工种植过程中，病虫草害会随着人们连年种植而逐年积累，使得危害越来越重，导致农药的使用成为必不可少的手段。

1.3.2.2 重金属残留

中药材中重金属污染一是源自环境的污染(包括大气、土壤、水的背景)；二是中药材在采集运输和加工过程中的污染。中药材的重金属污染还和药用植物自身遗传特性、主动吸收功能和对重金属元素的富集能力有关。

(1) 我国部分中药材存在重金属污染

中药材中重金属含量超标问题已有一些相关报道。陈晓辉等(2004)采用原子吸收分光光度法和原子荧光光谱法测定了白茅根、狗脊、厚朴、诃子、茯苓和猪苓六种中药材中重金属铅、铜、镉、砷、汞的含量，发现部分药材的重金属含量超过了《药用植物及制剂外经贸绿色行业标准》的规定限量。国家科技部组织的"十五"重点科技攻关项目"50 种中药中重金属、农药及黄曲霉毒素残留量研究"对不同来源的 50 种常用中药材近 500 批次样品中铅、镉、砷、汞、铜、锑、镍、铬的残留量进行了普查，合格率均在 80% 以上，但个别样品严重超标(金红宇 等，2007)。对党参等 5 种生长周期长的补益药材中有害重金属含量测定发现，部分党参样品铅含量达 83.1 mg/kg、一些当归中的砷为 23.5 mg/kg，超出了药典规定的限量标准(薛健 等，2008 b)。

(2)重金属的种类和含量因药用植物的产地、种类、药用部位不同而异

药用植物的产地、种类、药用部位对重金属的种类和含量具有重要影响。如韩小丽等(2008)以177篇相关文献中提供的铜、铅、砷、镉、汞的含量数据为基础，并以《药用植物及制剂进出口绿色行业标准》为标准，判断各种重金属元素含量超标情况，发现中药材中存在不同程度的重金属污染。铜、铅、砷、镉、汞超标率分别为21.0%、12.0%、9.7%、28.5%、6.9%；单样本同一批次药材中存在2种、3种、4种重金属同时超标的现象，平均超标率分别为4.6%，1.5%，0.7%；36种常见中药材中，桔梗、细辛、黄连等药材重金属含量较高，枸杞子、两头尖、西洋参、枳壳中5种重金属含量均没有超标；不同产地药材重金属污染的种类及程度均存在一定的差别；栽培药材铜和铅的含量高于野生药材，砷的含量则是野生高于栽培。

1.3.2.3 微生物及其毒素

中药材种类繁多，种植地区广泛，多数药材在生产、加工、储藏、运输的过程中，由于条件和技术简陋，很容易污染微生物及其毒素。

黄曲霉毒素是到目前为止所发现的毒性最大的真菌毒素。它可通过多种途径污染食品和饲料，直接或间接进入人类食物链，对人体及动物内脏器官尤其是肝脏损害严重，威胁人类健康和生命安全。该毒素是黄曲霉和寄生曲霉中产毒菌株的代谢产物，普遍存在于霉变的粮食及粮食制品中。

据文献报道，神曲、淡豆豉、陈皮、麦冬、当归、山药、山茱萸、杏仁、薏苡、胖大海等药材受黄曲霉毒素污染的可能性较大。在我国，曲霉和青霉多用于制备各种发酵食品，也用于制备六神曲、淡豆豉、红曲等中药，在发酵过程中如果混入同类污染菌一般很难区分，极易造成黄曲霉毒素污染(蔡飞等，2010)。在对24批次易染黄曲霉的相关中药材的重点监控中，有3批样品检出黄曲霉毒素，其中1批薏苡仁中黄曲霉毒素B_1超过1 μg/kg，1批建曲中黄曲霉毒素总量达到3 μg/kg(金红宇 等，2007)。

1.3.2.4 中药材内源性有害物质

根据对人体的危害部位不同，将内源性有害成分分为肾、肝、神经、致癌和致突变、生殖毒性和其他等6种类型。不同部位的危害，在临床上表现的症状是相互联系的，如对肾脏的危害，导致肝脏、血液循环、神经系统等的危害，轻者停药可以恢复，重者导致死亡。随着对药材安全性监测技术水平的提高和监管力度的加大，与药材有害成分及其所造成危害的相关研究不断深入，特别是加强了中药化学成分、毒理、药理、制剂学研究以及中药药性理论、配伍宜忌等方面的研究，不仅体现了对药材有害成分研究的重视，而且也为避免或降低药材有害成分造成临床的危害奠定了基础。

1.3.3 解决中药材安全问题的对策

为保证中药产业的持续、稳定、协调发展，迫切需要解决中药材的安全性问题。可以借鉴我国绿色农产品生产的成功经验，探索解决中药材安全问题的对策，加强中药材生产过程的监管，推进中药材的市场准入制度，并逐步完善中药材安全的保障体系。

1.3.3.1 加强生产监管

(1)强化中药材生产基地建设

符合标准的中药材生产基地是保证中药材质量的最基本条件，栽培地的环境质量比一般食品生产基地的质量更为重要。加强对药用植物栽培基地的环境质量监测及其所产中药材的有害物质检测、建立一整套中药材基地的环境质量和有害物质评价标准，是生产绿色中药材所必需的。

在选择中药材规范化种植基地时应尊重中药材产区形成的历史，在此基础上对种植基地的土壤、大气、水质进行监测和分析。中药材产地应选择空气清新、水质纯净、土壤未受污染、具有良好农业生态环境的地区，尽量避开繁华都市、工业区和交通要道。产地周围不得有大气污染源，特别是上风口没有污染源；不得有有害气体排放。生产用水质量有保证，地表水、地下水水质清洁无污染，水域上游没有对该产地构成威胁的污染源。产地土壤元素含量位于背景值正常区域，周围没有金属或非金属矿山，没有农药残留污染，同时要求具有一定的土壤肥力，符合土壤质量标准的要求。土壤应符合国家二级以上标准的要求，大气、水质检测结果应符合《环境空气质量标准》(GB 3095—2012)《农田灌溉用水质量标准》(GB 5084—2005)等。总之，应对产地的大气、土壤、水源的农药、重金属等污染状况做背景调查，做到预防第一。

(2)降低土壤农药残留和重金属本底

药用植物生长于土壤中，如果土壤中农药残留量和重金属含量很高，无论后续措施如何，也很难产出无污染的绿色中药材。因此，如何降低土壤中农药残留量和重金属含量的研究对于绿色中药材的生产非常关键。

目前，治理土壤重金属污染的途径主要有两种：一是改变重金属在土壤中的存在形态，使其相对稳定，降低其在环境中的迁移性和生物可利用性；二是从土壤中去除重金属。围绕这两种治理途径，科学家们提出了物理、化学、生物等各种方法。

使用改良剂可以降低重金属的活性，或降低其水溶性、扩散性和生物有效性，从而降低重金属进入生物体的能力。重金属的最大特性是易受土壤控制，如在受污染的土壤中加入某些酸、碱、还原性物质，使重金属生成沉淀，或利用颉颃作用原理降低植物对某种重金属的吸收，从而保证中药材的生产质量。如施用磷酸盐化肥，使其与一些重金属生成磷酸盐沉淀。又如施石灰性物质，包括石灰、硅酸钙炉渣、钢渣、粉煤灰等碱性物质或配施钙镁磷肥、硅肥等碱性肥料，通过提高土壤 pH 值，使重金属生成硅酸盐、碳酸盐、氢氧化物沉淀，从而降低重金属对作物的毒性。施用抑制剂、吸附剂、膨润土、凹凸棒石、海泡石、伊利石、蒙脱石和高岭土等黏土矿物能吸附重金属。由于黏土矿物比较廉价，且具有较高的化学稳定性、机械稳定性、分散悬浮性、离子交换性、吸附性等，因此用颗粒细小的黏土矿物及改性黏土矿物来转移污染物已经成为研究的热点。另外，还可利用无毒阳离子颉颃重金属，如 Ca、Mg、Zn、Si 等与重金属竞争植物根系上的吸收位点，阻止向地上部运输(张晓萍，2008)。

生物修复技术是利用某些特定的动植物和微生物具有能够较快地吸走或降解土壤中的重金属污染物的能力而达到净化土壤的目的。它包括微生物修复技术、植物修复技术和基因工程技术，这些技术在中药材规范化种植研究上有很大的应用发展空间。比如，有针对性地筛选超积累植物进行一定的套种或轮作以减少重金属的含量。该方法成本低，可操作性强，不会带来二次污染，具有很大的发展潜力。

(3)规范中药材种植、采收、加工、包装和贮存等全过程

要实现中药材的安全，需要从源头开始控制重金属和农药等的污染，同时需要对中药材的采收、加工、包装和储存等过程严格把关，实现全过程控制。

农药施用不当除了使药材农药残留易超标外，还对重金属超标有影响，因为有机农药往往含砷、铜、汞、铅等重金属元素。因此，发展无公害中药材栽培技术是提高中药质量、保证中药安全性的关键。在中药材种植研究中，需要探索可控制中药材重金属污染、农药残留的栽培管理措施，要禁止一些高毒农药(如磷胺、甲胺磷、氧化乐果、敌敌畏等)和高残留农药等在药材种植中使用。农业部曾在全国范围内组织专家进行农药安全使用标准的研究，制定出多种作物的常用农药安全使用标准，包括剂型、常用药量或稀释倍数、最高用药量或稀释倍数、施药方法、最多使用次数、安全间隔期等，但在中药材上的研究很少。

自然界本来有一个相对稳定的生物链，各种生物有他们的天敌。化学农药的使用破坏了这种平衡，导致害虫和病原菌对农药的抗性越来越强，从而进入恶性循环。所以要尽量少用农药，提倡用生物防治的方法控制病虫害。如肿腿蜂就是一种较好的害虫天敌，已广泛应用于农业和森林害虫防治；BT乳剂是一种较好的防治植物虫害的生物农药，近来市场需求也逐渐增加。开发植物源农药，提取植物中的天然化学产物用于防治病虫害，这在我国也有悠久的历史，如苦皮藤制剂就有良好的效果。

有学者提出了以植物生态系统群体健康为目标的“有害生物生态治理”概念(ecologic pesticide management，EPM)。EPM强调打造一个相对稳定的生态体系，利用农业生态系统中多个物种之间的相互制约关系，使病虫害保持低种群水平，采用自然、生物和人工防治在内的各种手段，控制有害生物的危害(李晶 等，2008)。

除了生产环节，采收、加工、包装和贮存等也同样值得高度关注。对有关人员加强宣传指导，提高中药材安全意识，禁止使用会影响中药材安全的仓贮熏蒸剂。改善中药材仓贮条件，建立规范的储藏设施。在建设大型的中药材仓库时，应考虑防鼠、防虫、控制温湿度及通风避光等。改革中药材加工和储藏技术，减少农药残留、重金属和生物毒素污染中药材的机会。对于根茎类药材，在采收加工时应注意去除泥沙。如在三七加工过程中，清洗后加工的三七与直接加工的三七相比，重金属含量大幅度降低。多数中药材在加工过程中，常用保鲜剂、防腐剂处理，或用特殊烟熏。如白芷干燥过程要用硫磺烟熏以杀死表面的病原菌，而试验表明白芷若能及时干燥，不用硫磺烟熏也不会发生腐烂。又如改进传统包装，在精加工的基础上采用新型的包装方法和技术。采用低温保存法、红外线杀菌法、实行真空包装或充入惰性气体保存中药材，破坏害虫与微生物的繁殖条件，有效地防治药材虫蛀、霉变和泛油(于小丽、李龙，2008)。另外，由于植物体中重金属集中在一定的部位，因此对于某些特殊的中药材，可以探查其富集部位，通过加工方法(如剥皮等)来降低重金属的含量。

对一些易生虫、霉变的药材，应缩短贮存周期尽快周转，贮存时可将一些有防虫防霉作用的药材和其一起存放，抑制病虫危害。如果必须熏蒸，应尽量减少用药量，并在使用前进行晾晒，以除去挥发性的熏蒸药剂。

(4)提高生产经营组织化程度

传统的中药材生产经营，每户种几分地的中药材，由小商贩收购，到药材市场贩卖，无法实行大批量标准化生产，无法有效地检测质量，产加销分割，增加了中药材安全风险。这样很难创出品牌和开拓市场，更难进入国际市场。传统的经营体制已成为制约我国中药材产业发展的桎梏。应通过体制、机制创新，做大做强龙头企业，大力发展与农民结成利益联结机制的专业合作社和行业协会，增强其带动能力，促进中药材规模化生产经营。以生产适销对路的品种为龙头，以生产基地为基础，以科技为依托，以经济效益为纽带，采用"医药企业+基地+农户"，"科技组织+基地+农户"、"行业协会+龙头企业+专业合作社+专业大户"等多种形式，兼顾国家、集体、个人三者利益，把千家万户的药农和千变万化的市场结合起来，逐步形成贸工科农一体化、产供销一条龙的药材生产经营新格局，提高生产经营组织化程度，确保中药材质量。

1.3.3.2 推行市场准入制度

(1)建立监测制度

定期或不定期地开展中药材产地环境、农业投入品和中药材质量安全状况的监测，确保市场上的中药材安全符合国家标准和规范要求。

(2)试行追溯制度

在目前市场流通中，大多数中药材散装上市，既无包装，也无标识，更无商标，一旦出现用药安全问题，很难跟踪溯源，追究生产者和经营者的责任。因此需要中药材追溯制度来保障中药材安全监管。

实施可追溯性管理的一个重要办法就是在产品上粘贴可追溯性标签。目前已经开发了"中药材种植产地溯源管理系统"、"亳州市中药材质量安全追溯系统"和"道地药材溯源平台"等，为控制中药材种植、生产、加工、储藏、运输等各个环节，实现对中药材质量控制的全过程条码追溯，提高中药材安全监管的自动化、信息化、标准化水平奠定了坚实基础。

1.3.3.3 完善保障体系

(1)完善中药材安全标准体系

制定合理可行的中药材质量安全标准是中医药行业发展的当务之急，同时也是中药材进入国际市场的重要基础。近几年来，中药材安全标准受到越来越广泛的重视，国家相关管理部门在制定中药材质量标准时更注重其安全性，如2010年版《中国药典》中收载有8种中药材的重金属及有害元素和5种中药材的黄曲霉毒素等农药残留的检测项，在中药材提取物中也有重金属及农药残留检测项。28种毒性中药材及麻醉、精神类中药材更是强调了其安全性方面的标准，规定其用法用量和限量标准及禁忌症，保证了临床用药安全、有效、稳定、可控。但由于中药材种类繁多，还有大量相关工作需要进一步展开。

作为中药大国，我们应该加大力量进行中药材有害污染物限量标准的研究，使污染物的控制成为中药材生产者共同关注并主动实施的行为，这样才能尽快解决相关的问题，以突破其他国家制定的药材质量标准的高技术壁垒，增强中药在国际市场上的竞争力，加速中药全球化的进程。因此，我国应积极开展有关国际标准的研究工作，参与国际有害污染物限量标准的制定，推动我国植物类中药材标准体系纳入国际标准体系，成为国际植物类中药材标准，让我国制定的既符合我国经济技术发展状况又能保护消费者健康和生产者利益的有害污染物限量标准为世界所认同。

（2）完善检验检测体系

中药材的外源污染物问题已严重影响中药国际化和现代化进程，而改进中药材外源污染物的分析方法将在推动中药国际化和现代化进程中发挥重要的作用。

目前，中药材外源污染物的检验检测体系还亟待完善。建立中药材农药的多残留检测方法是必然趋势，开发和建立中药材中农药高通量检测技术，可以改变现有基础研究和标准相对滞后的现状，使得中药材在种植、加工、流通和使用过程中有相应的监测方法并得到合理的管理，逐步使中药材中农药残留的情况可以控制（季申，2010）。我国缺少与农药残留标准制定有关的毒理学和社会学调查研究，农药残留危险性评估工作开展较少，缺少以危险性评估为基础制定中药材农药残留限量标准的科学依据。

中药材中重金属元素的检测方法也急需完善。从对各国药典和条例中有关中药重金属限量控制的分析中发现，目前对中药重金属的常规检测并未区别金属的形态、价态，仅在样品的前处理过程中将所有形态的元素统一转变为某一类离子，以此来计算其中重金属元素的含量，这样的控制方法显然不够全面、合理，因为不同形态、不同价态的重金属的毒性是不同的。例如，汞因易在肾脏蓄积引起肾病综合症和透过血屏障损伤中枢神经系统而被严格地控制，美国、日本等国禁止含汞的中药进入市场。事实上，汞的毒性与其化学存在形态和价态有很大关系。汞以无机汞和有机汞形式存在，无机汞不容易被吸收，毒性小；而有机汞特别是烷基汞容易被吸收，毒性大，尤其是甲基汞。由此可见，我们在对中药中重金属元素进行检测分析时，应该结合重金属的形态、价态与毒性的关系，建立不同形态及价态重金属的测定方法（贾薇，2009）。

（3）加快认证体系建设

我国的食品、农产品认证类别包括饲料产品认证、良好农业规范（GAP）认证、无公害农产品认证、有机产品认证、食品质量认证、HACCP管理体系认证、绿色市场认证等。

中药材大多属农产品，来源广泛，质量受诸多因素影响。为保障中药材质量，使中药材产品达到一定的安全标准，有必要对中药材生产企业的生产体系进行安全认证，通过中药材安全生产认证体系的建设和实施，将中药材生产安全认证与市场准入相结合，促进生产企业提高中药材生产安全水平，为整个中药产业的积极健康有序发展提供优质的原材料。通过加快中药材认证体系建设，促进药材在原产地的采收、加工工作的规范化，制定科学合理的中药材鉴别方法和收购标准规范，确保中药材质量稳定，解决中药材、中成药的农药残留及重金属超标等问题。

（4）加强技术研究和推广

中药的安全性问题已成为国内外关注的焦点，引起了政府和医药科技工作者的高度重视。近些年来我国学者在中药安全性问题上开展了大量的研究工作，并取得了丰硕的成绩。但由于中药数量多、成分复杂，且难以排除其他干扰因素，目前的研究离实际需要还有很大差距，缺乏系统性、广泛性，因此在以下几个方面的研究深度和指导性还有待加强：

①加强对药用植物种植以及中药材加工、运输和储藏等各个环节的病虫害情况及防治措施的研究。根据药用植物自身的特点，全面开展以生物防治研究、植物性农药研究为基本手段的无污染新技术、新方法的研究。

②降低中药材中重金属、农药残留的方法和技术研究。目前国内关于中药材重金属和农药残留的研究多集中在检测和分析方面，而有关其脱除技术的报道则较少（杨美华等，2008）。去除重金属的方法有吸附色谱分离法、吸附澄清法、超临界 CO_2配合萃取法。去除残留农药的方法有水洗法、炮制法、超临界 CO_2流体萃取法等（王冬 等，2009）。

③加强药用植物农药残留和重金属吸收特性方面的研究。药用植物中重金属和农药残留含量的高低，主要取决于外界环境中的重金属和农药残留情况以及药用植物对重金属和农药的选择和积累能力，而不同植物对不同重金属的富集、积累能力是不同的。有些药用植物对某些重金属有选择性吸收，导致即使栽培在达标土壤上，这些药用植物体内重金属仍会超标。在进行中药材的栽培时，要充分考虑到不同药材在对重金属元素种类的选择性和富集能力上的差异性，对易富集的重金属元素的含量水平应提出更高的标准，这一点对于从源头上控制中药重金属的含量，保证中药质量尤为重要。我们也可以看出我国现有的中药材 GAP 生产中有关土壤环境质量评价标准所存在的问题，即在中药材生产基地的规划中，对土壤中重金属元素含量的安全标准，仅根据国家土壤二级标准来评价是不够全面的，还应该根据每一种药材自身的吸收特性，对土壤中各种重金属元素的含量标准作出更科学、更合理的判断及要求。

此外，还应开展在药用植物生长过程中，基地土壤环境对其吸收重金属的影响研究，确定土壤污染状况与药用植物体内重金属含量的相关性，并深入开展重金属在中药材中存在状态及其危害的研究，了解重金属在药材中存在的形式及其有效性，为制定相关限量标准并防止重金属含量超标提供依据。

④加强环境中农药残留和重金属污染治理的方法和技术的研究。结合中药材的生产特点，选择适宜的治理方式。作为环保绿色的植物修复技术和结合基因工程的改良技术应是今后研究的重点。

⑤加强重金属的药理和毒理研究。在研究中药材重金属的同时，研究重金属含量及其存在状态与药材有效成分含量、药物功效的相关性，弄清重金属在治疗疾病中的作用，为科学评价重金属提供理论依据。加强中药材重金属安全评价研究，对中药材的安全用量进行探讨，研究重金属或农药残留的安全用量或最小有毒剂量，这是中药材走向世界的必然要求（李嫦玲，2006）。

⑥选育抗虫抗重金属中药材品种。农药的使用是为了防治病虫害以提高产量，如果利用现代生物技术培育出品质好且能抵抗病虫害的品种，就可以从根本上杜绝农药的污染。我国科学家已成功选育出抗虫棉，这种技术也可以在中药材上进行试验研究。另外，在同一地块中长出的药材，其重金属含量在植株间有差异，因为植株遗传上的个体差异可能改变药材重金属的含量，从而可从中选育抗御对重金属吸收的药材株系，培育抗重金属的优良品种。

1.4 中药材安全与监控的研究内容与任务

1.4.1 研究内容

中药材安全与监控的研究内容主要包括以下几个方面。

(1)中药材安全体系

中药材的安全问题是一个技术问题，更是一个管理问题，必须对安全体系进行研究。中药材的安全体系包括其法律体系、标准体系、监督管理体系、评价与认证体系、生产体系以及其他体系。

(2)中药材中有害成分的种类、来源、危害与控制

中药材有害成分包括外源性有害成分和内源性有害成分，前者如重金属、农药残留及有害生物源(如有害细菌、真菌及昆虫等)等，而后者是指来源于药用植物(或动物)在生长发育过程中经生物合成的和药材形成过程中(包括产地加工、储藏等)生成的化学成分。要消除中药材中有害成分对人体的危害，就需要对这些物质的种类、来源、可能造成的危害及原因，控制方法和技术等进行分析研究。

(3)中药材安全性评价

以毒理学为基础的中药材安全性评价需要进一步完善，以快速准确地对中药材中有害成分进行毒性和风险性进行评估，为中药材安全的控制与管理提供依据。

(4)中药材安全标准

中药材安全标准化工作是中药材安全的技术基础。加强中药材安全标准化，建立和完善中药材安全标准体系，是有效实施中药材安全战略的重要手段，为中药材安全的各项控制措施提供强有力的技术支持和保障。

(5)中药材的生产管理规范与安全监控

中药材的安全性问题涵盖了中药的种植、采收与初加工、包装、运输与储藏等各个环节。通过对中药材生产全过程的监督管理和质量监控，才能规范中药材生产，保证中药材质量，促进中药标准化、现代化。

(6)中药材生产安全认证

中药材生产安全认证是促进中药现代化，使中药生产从源头起规范、可控，并实现资源可持续利用的一项重要工作。本部分内容包括中药材生产质量管理规范(简称中药材 GAP)认证、危害分析与关键控制点(HACCP)认证、中药材绿色行业标准以及有机中药农业认证。

(7)中药材有害物质检测

中药材有害物质检测与限量标准已成为影响中药国际贸易的最重要技术壁垒之一，成为制约中药走向国际化、现代化的“瓶颈”。因此需要完善科学、可行的中药材有害成分的检测方法，为中药材有害成分限量标准的制定提供科学依据。

1.4.2 主要任务

中药材安全与监控的主要任务是研究和分析造成中药材安全问题的原因，进一步建立健全中药材安全体系，以达到规范中药材生产，提高中药材品质，指导中医临床用药，提高临床疗效的目的。具体来说，中药材安全与监控的任务，可以归纳为以下几点：

①阐明中药材内源性和外源性有害成分的种类、来源、可能造成的危害及原因，研究相应的控制方法和技术。

②完善中药材内源性和外源性有害成分的检测方法，尤其是开发和建立中药材中农药快速、准确、灵敏、高通量的检测技术，改变现有基础研究和标准相对滞后的现状，制定出合

理的中药材安全标准，为中药材安全的各项控制措施提供技术支持和保障。

③通过科学、有效、可行的生产管理规范和监控措施实现中药材生产全过程的科学化和现代化；通过中药材安全生产认证体系的建设和实施，促进生产企业提高中药材生产安全水平，在源头上保障中药材的安全、有效和质量稳定。

④将传统中医中药的优势特色与现代科学理论和技术相结合，建立具有现代科学内涵的中药材安全性评价体系。

（郭巧生　朱再标）

本章小结

无论从国内还是从国际环境看，中药产业都保持着前所未有的发展势头。但是伴随而来的挑战是如何正视中药产业发展进程中的瓶颈问题，即中药的安全性问题。中药材安全的概念和内涵与食品安全、药品安全相比有其自身特殊性。中药材安全性问题来源于外源性有害物质（如重金属及砷等有害元素、农药残留、真菌毒素等）以及内源性有害成分（如药用植物体内的一些有毒性次生代谢产物和药用矿物中的重金属等）。中药材安全问题产生的原因有环境中有毒有害物质本底、中药材生产和经营过程中污染问题、我国中药材安全管理体系建设亟待完善以及动植物本身的生理特性因素等。我国在中药材安全问题的科学研究、标准体系、法律体系、监督管理体系等方面取得了较大进展，但同时也必须承认还有许多地方需要进一步完善，中药材安全问题的现状暴露出目前存在的许多问题。中药材安全与监控的研究内容包括中药材安全体系，中药材中有害成分的种类、来源、危害与控制，中药材安全性评价，中药材安全标准，中药材的生产管理规范与安全监控，中药材生产安全认证，中药材有害物质检测等。

复习思考题

1. 简述中药材安全的定义及其内涵。
2. 论述中药材安全问题的现状。
3. 如何有效地应对中药材的安全问题?
4. 中药材安全与监控的研究内容主要有哪些?

本章推荐阅读书目

药品安全生产概论．李志宁，李钧．北京：化学工业出版社，2007.

食品安全管理体系实施与认证．季任天．中国计量出版社，2007.

食品安全性评价．赵文．北京：化学工业出版社，2006.

食品安全与控制导论．朱坚，张晓岚，张东平，等．北京：化学工业出版社，2009.

参考文献

陈盛新，蒯丽萍，舒丽芯．2007．药品安全的理念与实践行动[J]．药学实践杂志，25(6)：428－431.

陈晓辉，郭金华，张晖芳．2004．六味中药材中重金属含量的测定[J]．光谱实验室，21(5)：901－904.

蔡飞，高微微，李红玲，等．2010．中药上黄曲霉毒素的污染现状与防除技术[J]．中国中药杂志，35(19)：2503－2507.

范旭．2008．中国物品编码中心网站．天津《药用植物产地追溯 信息编码和标识规范》地方标准通过专家审定[EB/OL]．http：//www. ancc. org. cn/News/article. aspx? id＝4714．(2008－11－03).

韩广奇．2003．人参低农药残留生产与市场问题[J]．人参研究(3)：10－13.

韩小丽，张小波，郭兰萍，等．2008．中药材重金属污染现状的统计分析[J]．中国中药杂志，33(18)：2041－2048.

贾薇．2009．中药材中重金属的分析方法及其吸收富集特征研究[D]．广州中医药大学.

金红宇，戴博，田金改，等．2007．中药中外源性有害残留物的控制[J]．中国药事，21(12)：1013－1019.

季申．2010．中药材中农药残留检测方法研究的进展与展望[J]．中国药学杂志，45(17)：1287－1294.

李嫦玲．2006．镉、铅及其复合污染对菊科植物生长和品质安全性的影响[D]．南京农业大学.

李晶，董丰收，刘新刚，等．2008．我国中药材中农药残留现状及其对策[J]．农药研究与应用，12(1)：12－14.

刘佳，尚鹏辉，杨祖耀，等．2009．利用系统综述方法阐述药品安全定义的内涵[J]．中国药物警戒，6(5)：257－260 .

刘颖．2008．天津建中药材产地溯源系统从源头严把质量关[EB/OL]．中国物品编码中心网站．http：//www. ancc. org. cn/News/article. aspx? id＝4444．(2008－02－19).

马虹英，李新中，徐平声，等．2005．湖南省部分市售药材中有机氯农药残留情况研究[J]．中国药学杂志，40(16)：1260－1263.

潘志远，桂运安．2009．“亳州市中药材质量安全追溯系统”亮相亳州药博会[EB/OL]．中国物品编码中心网站．http：//www. ancc. org. cn/News/article. aspx? id＝5128．(2009－09－14).

天津市质量技术监督局．2008．天津市地方标准发布通告第35号[EB/OL]．天津市质量技术监督信息中心．http：//www. tjjj. gov. cn/xinwen/fabu_ info. asp? id＝812．(2008－12－12).

王朝梁，崔秀明．2003．三七农药残留重金属研究现状及对策[J]．现代中药研究与实践(增刊)：36－38.

王冬，关宏峰，刘晓秋．2009．中药中重金属和残留农药去除方法研究进展[J]．沈阳药科大学学报，26(2)：152－156.

徐杨祎．2010．中国首个物联网感知中药材追朔系统研制成功[EB/OL]．中国新闻网．http：//www. chinanews. com. cn/it/2010/11－26/2684700. shtml(2010－11－26).

薛健，金红宇，田金改，等．2007．中药农药残留问题研究与思考[J]．中草药，38(10)：1578－1581.

薛健，郝丽丽，彭非，等．2008 a．55种中药材的有机氯农药残留状况调查报告[J]．世界科学技术——中医药现代化，10(3)：62－65.

薛健，刘东静，陈士林，等. 2008 b. 中药外源污染物研究现状与分析[J]. 世界科学技术——中医药现代化，10(1)：91－96.

杨美华，王丽楠. 2008. 中药材农药残留检测及脱除技术研究进展[J]. 世界科学技术——中医药现代化(1)：107－112.

伊雄海，陆贻通. 2004 a. 我国中药材化学农药残留污染现状与防治方法[J]. 上海交通大学学报(农业科学版)，22(4)：423－428.

伊雄海，陆贻通. 2004 b. 川芎等8种中药材中农药及重金属残留情况研究[J]. 现代中药研究与实践，18(3)：7－9.

张晓萍. 2008. 不同调控措施对Cd污染土壤上菊科植物生长及品质安全的影响[D]. 南京农业大学.

中国物品编码中心天津分中心. 2008. 应用现代条码技术实现中药材种植溯源——《全球统一标识系统在中药材种植产地溯源中的应用》项目通过中国物品编码中心验收[EB/OL]. 中国物品编码中心网站. http：//www. ancc. org. cn/news/article. aspx？id＝4452.（2008－02－26）.

褚卓栋. 2008. 土壤－中草药重金属含量及中药中砷汞生物可给性研究[D]. 河北农业大学.

第2章 中药材安全控制体系

中药材是生产中药的原料，又源自农业生产，因此中药材既有药品的特性，又带有农产品的特性。中药材的安全关系到药品的安全，也关系到药品的疗效。同一个药方，如果药材质量有差异，药品使用的效果就会出现巨大的差距——真药能治病救人，假药劣药就可能贻误病情，甚至危及生命。所以，需要一个完整的控制系统来保证中药材及其制品的安全。

但是，因为中药材的安全控制既涉及药材本身的安全问题，又涉及农业生产的诸多方面。比如，中药材基地的水源问题、空气质量问题、土壤中的重金属含量问题等，都需要应用到农村生产中的相关技术和标准。另外，中药材在加工、运输和储存过程中，必定需要对生产工艺、生产过程及物流过程等加以规范化管理。因而，中药材安全控制体系是跨专业、跨行业的系统。

2.1 中药材安全的标准体系

2.1.1 国内药品及药品安全标准

2.1.1.1 药典

(1)新中国成立以来药典发展情况

药品标准是国家对药品质量规格及检验方法所作的技术规定，是药品生产、供应、使用、检验和管理部门共同遵守的法定依据，其中包括有关中药安全的内容。国务院药品监督管理部门颁布的《中华人民共和国药典》(简称《中国药典》)和药品标准为国家药品标准，在一定程度上反映了我国在医疗预防、医药工业、医药研究和分析检验等方面的科技发展水平。新中国成立以来，我国不同时期的药典委员会已经颁布了9版药典，即1953年版，1963年版，1977年版，1985年版，1990年版，1995年版，2000年版，2005年版，2010年版。自1985版药典以来，国家药典委员会根据我国医药技术的发展和提高，每5年修订药典一次，2010年版药典为现行版本。

(2)现行2010年版药典基本情况

2010年版药典根据第九届药典委员会的设计方案和要求于2009年12月编纂完成。本版药典共收载药品4567种，其中新增1386种。2010年版药典分三部出版，一部收载药材和饮片、植物油脂和提取物、成方制剂和单味制剂等。二部收载化学药品、抗生素、生化药品、放射性药品以及药用辅料等。三部为生物制品。一部收载品种 2165 种，其中新增 1019 种、修订 634 种；二部收载 2271 种，其中新增 330 种、修订 1500 种；药典三部收载 131 种，其中新增 37 种、修订 94 种。2010 年版药典在凡例、品种的标准要求、附录的制剂通则和检验方法等方面均有较大的改进和发展，特别是对药品的安全性、有效性和质量可控性方面尤为重视。本版药典具有以下几个特点：一是新增与淘汰并举，收载品种有较大幅度的增加；二是药品检测项目和检测方法增加，标准提高；三是中药标准有突破和创新；四是新版药典在凡例、品种的标准要求、附录的制剂通则等方面均有较大的变化和进步；五是力求覆盖国家基本药物目录品种和社会医疗保险报销药品目录品种。在药品安全性方面，除在附录中加强安全性检查总体要求外，本版药典在品种正文标准中也大幅度增加或完善安全性检查项目，提高对高风险品种的标准要求，加强对重金属或有害元素、杂质、残留溶剂等的控制，并规定眼用制剂按无菌制剂要求，明确用于烧伤或严重创伤的外用剂型均按无菌要求。

(3) 药典对于药品安全问题日益重视

药典中关于中药安全的问题在不断完善，标准日益提高。2010 年版药典在中药附录中加强安全性检查总体要求。如在附录制剂通则中，口服酊剂增订甲醇限量检查，橡胶膏剂首次提出不得检出致病菌检查要求等；在附录检测方法中，新增二氧化硫残留量测定法、黄曲霉毒素测定法、渗透压摩尔浓度测定法、异常毒性检查法、降压物质检查法、过敏反应检查法、溶血与凝聚检查法等。在中药正文标准中增加或完善安全性检查项目。如对易霉变的桃仁、杏仁等新增黄曲霉素检测，方法和限度与国际标准一致；在正文标准中全面禁用苯作为溶剂；对工艺中使用有机溶剂的均检查有机溶剂残留；对川乌、草乌、马钱子等剧毒性饮片，采用高效液相色谱法(HPLC)等更先进、更精确的方法加以限量检查。有重点地对重金属和有害元素予以控制，如采用电感耦合等离子体质谱(ICP-MS)测定中药中砷、汞、铅、镉、铜的含量；对一部所有中药注射剂、部分中药材和饮片(如枸杞子、山楂、人参、党参等)用药时间长、儿童常用的品种均增加了重金属和有害元素限度标准。

中药材质量不稳定、农药残留和重金属超标、指标成分不明确等问题已成为中药出口的瓶颈，严重阻碍中药现代化、国际化进程。2010 年版药典在重金属、农药残留限量标准和毒性成分含量等方面作出了更加具体的规定；对测定方法也进行了修改和完善。

①*重金属及有害元素限量标准* 《中国药典》1995 年版共收入重金属检查品种 10 个，其中总重金属含量不得超过百万分之三十的有阿胶，不得过百万分之二十的有白矾、玄明粉，另有不得过百万分之十的有石膏、煅石膏、芒硝、丁香罗勒油、薄荷油，不得过百万分之五的有冰片、八角茴香油。2000 年版药典增加了地龙的重金属限量，即不超过百万分之三十。2005 年版药典又增加了对西洋参、白芍、甘草、丹参、金银花、黄芪等的重金属限量控制，并且首次规定了上述药材重金属含量标准：铅(Pb) ≤5.0 mg/kg，镉(Cd) ≤0.3 mg/kg，汞(Hg) ≤0.2 mg/kg，砷(As) ≤2.0 mg/kg，铜(Cu) ≤20.0 mg/kg。2010 年版药典增加了山楂、枸杞子的重金属及有害元素检查。

②*农药残留限量* 2000 年版《中国药典》附录收载了有机氯类农药残留的测定方法及限量标准，测定的项目有六六六(总 BHC)、滴滴涕(DDT)和五氯硝基苯(PCNB)等。并在黄芪、甘草项下进行了具体的规定，同时对进口药材如西洋参、蛤蚧等也进行相关的检查。2005 年版药典除规定甘草和黄芪的农药残留限量外(即总 BHC $\leqslant 0.2\times10^{-6}$，总 DDT $\leqslant 0.2\times$

10^{-6}，PCNB≤0.1×10^{-6}），又增加了有机磷、拟除虫菊酯类农药的检测方法。有机磷农药残留测定的种类为：甲胺磷、对硫磷、甲基对硫磷、乐果、马拉硫磷、敌敌畏、氧乐果、久效磷、二嗪农、乙硫磷、杀扑磷、乙酰甲胺磷共12种；拟除虫菊酯类农药残留包括溴氰菊酯、氯氰菊酯、氰戊菊酯3种；有机氯类农药残留包括六六六、滴滴涕、五氯硝基苯等共9种。2010年版药典进一步增加了农药残留的监测种类，测定技术也有较大改进。监测的农药品种按不同类别扩增至123种，其中有机氯57种、有机磷53种、氨基甲酸酯类13种。

③含毒性成分药材的标准　对含毒性成分的药材，特别是一些毒性药材，药典对毒性成分进行了较为严格的控制，并且对毒性药物的用药剂量也进行了科学评价。随着对中药安全性研究的不断深入及根据临床用药时间情况，药典对毒性药材的标准也不断改进和完善。

比如，在文献研究中发现，尽管早在1964年国内就有关木通、广防己导致急性肾衰竭的报道，但1995年版以前的各版药典对两药的毒性均无任何提示，2000年版药典也只标明关木通"有毒"，对广防己的毒性仍然只字未提。同时发现，关木通最早出现于1963年版《中国药典》，历代本草中均无记载，可以认为关木通是近现代出现的品种。1935在陈存仁的《中国药学大辞典》中出现了关木通，推测其当时已在全国流通。至20世纪40年代，关木通在全国已成为主流商品。现在使用的广防己同样在历代本草中没有记载，清代《阳春县志》、《恩平县志》被认为是广防己的最早记载。《药物出产辩》记载广防己"产广东清远、平岗等处"，表明广防己于20世纪30年代已在全国流通。2000年版药典和国家药品标准收载的已明确含马兜铃酸的药材有7种，分别为关木通、广防己、青木香、天仙藤、马兜铃、寻骨风、朱砂莲。自马兜铃酸的肾毒性和致癌性等毒性反应被发现和不断报道后，国家于2001年1月正式启动"含马兜铃酸中药安全性研究"，历时4年完成。根据研究结果和临床用药情况，2005年版药典已将含肾毒成分马兜铃酸类的中成药和中药材关木通、广防己、青木香删去，保留了天仙藤、细辛、马兜铃、厚朴等4味药材，但未规定马兜铃酸类在药材中的限量。

2010年版药典对川乌、草乌、马钱子等剧毒性饮片，采用高效液相色谱法(HPLC)等更先进、更精确的方法对毒性成分加以限量检查；对朱砂、雄黄等根据其所含的毒性成分的性质建立了更精确、更有针对性的监测方法：对朱砂建立了HPLC-ICP-MS分析三价砷、五价砷、甲基砷、乙基砷和砷胆碱五种价态砷的分析方法；对雄黄建立了HPLC-ICP-MS分析二价汞和有机汞不同价态的分析方法。

④2010年版药典附录中有关中药材安全的内容

(a)附录Ⅱ A　药材取样法

(b)附录Ⅱ B　药材检定通则

(c)附录Ⅱ D　药材炮制通则

(d)附录Ⅸ B　铅、镉、砷、汞、铜测定法

(e)附录Ⅸ E　重金属检查法

(f)附录Ⅸ F　砷盐检查法

(g)附录Ⅸ Q　农药残留量测定法

(h)附录ⅩⅢ C　微生物限度检查法

(i)附录ⅩⅢ D　细菌内毒素检查法

2.1.1.2　国家食品药品监督管理局颁布的药品标准（局颁标准）

自2002年11月30日，国家废止了药品标准的两级管理，即药典标准、部颁标准和地方标准，全部药品管理实行国家药品标准，包括药典标准和局颁标准。原部颁标准品种以及由地方标准上升为国家标准的品种，与药典一样具有法律约束力。但这只是针对中成药制剂而言，即中成药制剂取消了地方标准。中药材标准还保留有国家标准和地方标准，各省根据自身特色和情况制定相应标准。具体见第7章有关内容。

2.1.1.3　药品卫生标准

药品卫生标准是药品的重要质量指标和安全指标。我国现行药品卫生标准为1986年12月由卫生部颁布实施的《药品卫生标准》以及1989年9月下达的《药品卫生标准补充规定和说明》。本卫生标准主要针对药品及制剂，对其中的细菌、霉菌、大肠杆菌等病原性微生物进行了限量规定，但没有直接规定中药材的卫生标准。

2.1.1.4　药用植物及制剂外经贸绿色行业标准

《药用植物及制剂外经贸绿色行业标准》（Green Standards of Medicinal Plants and Preparations for Foreign Trade and Economy Medicinal Plants & Preparations）由商务部于2005年2月16日颁布并于2005年4月1日起实施。本标准是中华人民共和国对外经济贸易活动中，药用植物及其制剂进出口的重要质量标准之一，适用于药用植物原料及制剂的进出口质量检验。本标准规定了药用植物及其制剂的绿色品质标准，包括药用植物原料、饮片、提取物及其制剂等的质量标准和检验方法。

该标准对重金属的限量标准：重金属总量≤20.0 mg/kg，Pb≤5.0 mg/kg、Cd≤0.3 mg/kg、Hg≤0.2 mg/kg、Cu≤20.0 mg/kg、As≤2.0 mg/kg；对农药残留的限量标准：六六六≤0.1 mg/kg、DDT≤0.1 mg/kg、五氯硝基苯（PCNB）≤0.1 mg/kg，艾氏剂≤0.02 mg/kg；黄曲霉毒素含量：黄曲霉毒素 B_1≤5 μg/kg（暂定）。

2.1.2　我国中药安全标准存在的问题

2.1.2.1　安全标准相对滞后

影响中药材安全的因素主要有重金属、农药残留以及药材本身含有的毒性成分。目前药典只对部分中药的安全性作了具体规定，大多数药材没有限量要求和限量标准。

（1）重金属、农药残留限量未做强制规定

国际上对有害元素和重金属限量早已有明确通行的规定，我国对食品及保健食品也规定了有害元素和重金属限量，并要求严格执行，对中药材及其制剂中可能含有的有害元素和重金属也开始实施强制性的限量规定。比如，分析2005年版药典（一部）可以发现：该版药典共收载1146个中药及其制剂，其中只有28个品种规定检查重金属和（或）砷盐，仅占2.44%。在551个药材和饮片中有15个品种规定检查重金属和（或）砷盐，占2.72%；在31个植物油脂和提取物中有8个，占25.81%；在564个成方制剂和单味制剂（其中不少是不经提取直接用药材粉制成的）中仅有5个，占0.89%。而在2010版药典中，在重金属和有害元素控制方面，采用电感耦合等离子体质谱仪测定中药中砷、汞、铅、镉、铜的含量；对一部所有中药注射剂及枸杞子、山楂、人参、党参等用药时间长、儿童常用的品种均增加了重金属和有害元素限量标准。

(2) 我国对含马兜铃酸的中药未作限量标准

自“马兜铃酸事件”以来，含马兜铃酸的药材及其制剂的安全性日益引起国内外的重视。然而我国对此问题的处理不够及时和科学。2005 年版药典仅简单地将含肾毒成分马兜铃酸类的中成药和中药材前 3 味如关木通、广防己、青木香删去，保留了其他含马兜铃酸的药材天仙藤、细辛、马兜铃等，但未规定马兜铃酸在此类药材中的限量，也不在“注意”项内加以说明。2010 年版药典有了一定改进，制订了细辛中马兜铃酸 I 的限量标准，在马兜铃、天仙藤项下注明了可能的不良反应和使用注意事项。限量标准和安全性说明有待进一步完善。

(3) 我国对于含肝毒性吡咯里西啶生物碱的中药未做限量规定

德国卫生行政部门规定：肝毒性吡咯里西啶生物碱每日内服不得超过 1 pg，外用不得超过 100 pg，日剂量 0.1 ~ 1 pg 内服或 10 ~ 100 pg 外用时，每年应用期总计不得超过 6 周，怀孕期和哺乳期不得应用。我国现行药典对此没有做出相应的规定。

2.1.2.2　标准的科学性有待进一步研究

目前有关法规规定的重金属种类偏少，一些重金属镍、铬、锑、锡等，还未做相关规定。已作规定的重金属中，有的检测项目不仅比国外相关标准偏低，如汞、镉的限度，即使与我国在其他食用作物上所规定的限度相比，也是偏低的。如镉，药材规定为≤0.3 mg/kg，低于国家规定的无公害蔬菜≤0.05 mg/kg；汞，药材规定为≤0.2 mg/kg，低于国家规定的无公害蔬菜≤0.01 mg/kg；铅，药材规定≤5.0 mg/kg，低于国家规定的无公害蔬菜≤0.2 mg/kg；砷，药材规定≤2.0 mg/kg，低于国家规定的无公害蔬菜≤0.5 mg/kg。因此，需要对我国中药材中的重金属进行大量研究，积累第一手资料，结合国际有关标准，制定切实可行的、科学的限量标准，以保证中药材的安全，促进中药材在国际市场上的销售。

2.1.2.3　对毒性中药的研究深度不够，缺乏较完善的质量控制标准

多数毒性中药缺乏安全控制标准，尤其是缺乏评价中药毒性级别的客观实验数据，有毒中药所特有的减毒增效限量标准和作用机理尚未能进行充分的研究。多数毒性成分含量只规定下限，而没有上限，对于毒性药材来说，这样的标准缺乏科学性。许多有毒药材未进行毒性成分含量控制，如半夏的毒性成分以及芫花、甘遂、商陆等。《中国药典》对重金属和农药残留量的限量要求与《美国药典》相比还有较大差距。因此，中药安全性的评价应提到相当的高度予以重视。

2.2　中药材安全的监督管理体系

药品监督管理是保证药品研究、生产、经营、使用和评价的重要环节。1998 年以前，我国的药品监督管理机构是各级卫生行政部门设立的药政管理机构，是中央、省(直辖市、自治区)、市(区) 和县四级工作体系。1998 年 4 月药政管理从卫生行政部门分离出来，成立了国家药品监督管理局，各省(直辖市、自治区)、市(区)和县也建立了相应的药品监督管理机构。2003 年，根据国务院机构改革方案，在国家药品监督管理局的基础上组建了国家食品药品监督管理局，直属国务院管理，各省(直辖市、自治区)、市(区)和县也进行了相应的机构改革。在中央、省、市、县设有药检部门，归各级食品药品监督管理局直接管

理。2008 年，国家食品药品监督管理局改为由卫生部管理。这样在我国就形成了相对独立的四级药品监督管理体系。药品安全的监督管理是伴随着药品监督管理的进行而同时进行的。

2. 2. 1　国内相关监督管理机构

2. 2. 1. 1　我国药品监督管理体系

我国的药品监督管理机构是在各级政府部门的领导下行使监督和管理职责，各级药检机构在药品监督管理部门的领导下负责对药品质量、安全进行检验。我国的药品监督管理体系见图 2-1。

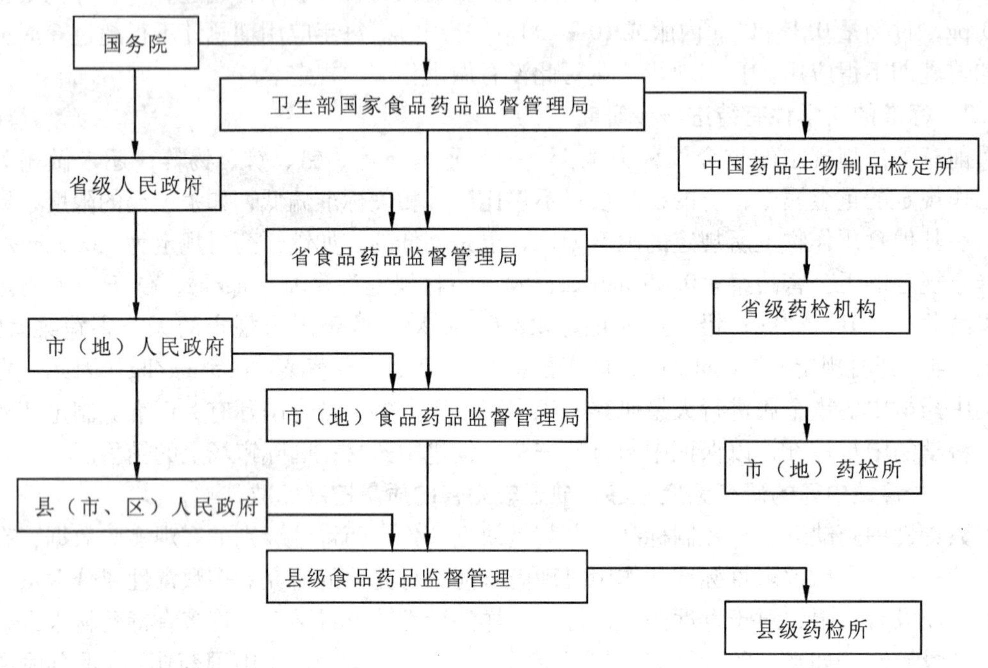

图 2-1　药品监督管理体系示意图

2. 2. 1. 2　国家食品药品监督管理局

(1) 国家食品药品监督管理局及其组织机构

国家食品药品监督管理局是国务院综合监管食品、保健品、化妆品安全管理和主管药品监管的直属机构，负责对药品(包括中药材、中药饮片、中成药、化学原料药及其制剂、抗生素、生化药品、生物制品、诊断药品、放射性药品、麻醉药品、毒性药品、精神药品、医疗器械、卫生材料、医药包装材料等) 的研究、生产、流通、使用进行行政监督和技术监督；负责食品、保健品、化妆品安全管理的综合监督、组织协调和依法组织开展对重大事故查处；负责保健品的审批。

国家食品药品监督管理局的组织机构主要有：局办公室，政策法规司，食品安全协调司，食品安全监察司，药品注册司，医疗器械司，药品安全监管司，药品市场监督司，人事教育司，国际合作司，驻局纪检组监察局 11 个部门。其直属单位有中国食品药品检定研究院(原中国药品生物制品检定所)，国家药典委员会，药品评审中心，药品认证管理中心，药品评价中心，中国药学会等共17个单位。

(2) 国家食品药品监督管理局药品安全监管司

国家食品药品监督管理局药品安全监管司具体负责药品的安全监督管理工作。其主要职责是：组织实施药品分类管理制度，审定并公布非处方药物目录，制定国家基本药物目录；负责药品再评价和淘汰药品的审核工作；建立和完善药品不良反应监测制度；拟订和修订中药材生产、药品生产、医疗机构制剂等质量管理规范并监督实施；商讨有关部门制定药物非临床研究、药物临床试验的质量管理规范并监督实施；审核药物临床试验机构；依法组织和监督药品生产质量管理规范认证工作；依法监管放射性药品、麻醉药品、毒性药品、精神药品等；负责药品生产许可、医疗机构制剂许可的监督工作；拟订保健品生产企业许可标准；负责全国药物滥用监测工作；负责对药品安全监管相关问题的核实并提出处理意见；承办局交办的其他事项。

2.2.1.3　中国药品生物制品检定所及各级药检部门

国家及各级药品检验机构具体负责药品质量的抽查检验和技术监督等工作，新修订的《药品管理法》规定：药品监督管理部门设置或确定的药品检验机构承担依法实施药品审批和药品质量监督检查所需的药品检验工作。目前我国已建立了由国家到省、市(地)、县的四级药品检验机构。

中国药品生物制品检定所为国家食品药品监督管理局的直属单位，承担了药品、生物制品、医疗器械、对照物质等具体的监督、评价和标准的制定等工作。其主要职责为：

① 承担依法实施药品审批和质量监督检查所需的检验和复验工作。

② 负责标定和管理国家药品标准品、对照品。

③ 负责组织药品、医疗器械的质量抽查检验工作并提供质量公告的技术数据。综合上报药品质量信息和技术分析报告。

④ 受国家食品药品监督管理局委托，对省、自治区、直辖市药品检验所及口岸药品检验所进行实验室技术考核及业务指导；对药品生产企业、药品经营企业和医疗机构中的药品检验机构或人员进行业务指导。

⑤ 受国家食品药品监督管理局委托，承担生物制品批签发的具体业务工作。

⑥ 对有关直接接触药品的包装材料和容器、药用辅料的药用要求与标准进行实验室复核并提出复核意见。

⑦ 承担司法机构委托的对涉嫌“足以危害人体健康”的假药进行药品含量和杂质成分等的技术鉴定。

⑧ 承担药品、生物制品、医疗器械注册检验；协助国家食品药品监督管理局参与药品、医疗器械行政监督。

⑨ 受国家食品药品监督管理局委托，承担有关药品、医疗器械、保健食品广告的技术监督。

⑩ 对有关药品、生物制品注册标准进行实验室复核并提出复核意见。

⑪ 受国家食品药品监督管理局委托，承担药学研究、工程类高级技术职称的评审；受国家食品药品监督管理局委托，承担国家食品药品监督管理局科技管理办公室的工作。

⑫ 承担国家委托的检定、生产用菌种、细胞株和医用标准菌株的收集、鉴定、保存、管理和分发。

⑬ 承担国家啮齿类实验动物保种、育种、供种和实验动物质量检测工作。

⑭ 承担国家药物安全评价工作。

⑮ 承办国家食品药品监督管理局和相关部门交办的其他事项。

2.2.1.4 企业管理

企业在生产销售环节中需按照国家相关要求和企业安全标准开展质量、安全管理与自我监督。中药材生产、加工、销售企业需根据有关法律、法规制定本单位的技术规程、企业标准、管理制度等以保证药材的安全和质量。企业的技术标准、质量标准等应不低于国家有关法规规定的标准。

2.2.2 中药材安全的技术管理

2.2.2.1 中药材安全的系统研究

①文献调研与系统分析。对古代文献中有关中药毒性、不良反应、配伍禁忌、饮食宜忌、中毒解救等文献，进行全面系统整理研究；对新中国成立以来公开发行的中医药期刊、书籍、会议论文、报刊文摘、实验报告中有关中药不良反应等现代文献进行系统全面收集整理，利用合理的分类方法进行分类，建立数据库，供医学研究工作者查询。对国内外有关研究中药安全性评价思路、方法等内容的文献进行收集、分类、归纳、研究，探讨目前中药安全性评价的基本方法，总结经验，吸取教训。

②实地调研。将同名异物、来源复杂等引起的安全问题澄清。

③实验研究。对于不良反应出现频率高的药物进行实验验证，找出发生的原因，重新评价安全性。根据发生的不良反应类型进行实验设计，通过急性毒性实验、长期毒性实验，从功能、形态上了解药物对整体功能状态、局部脏器功能、形态的损害和恢复情况。对新近发生的大样本不良反应人群进行实地调研，收集有关患者个体、药物、干扰因素等方面的信息，把握第一手资料，然后进行实验验证，科学、公正、客观评价其安全性。

④建立中药材安全数据库。

2.2.2.2 保障中药材安全的生产技术管理

（1）药材产地的土壤与环境分析

要进行中药材大规模种植，首先应对产地进行大气、水、土壤等环境质量进行调查、监测，选择生态环境优良，大气、水体和土壤环境符合国家规定质量标准，且无污染源的地区建立中药材生产基地。中药材生产基地的环境质量监控，可参照农业部颁布的相关技术规范实施，监测内容包括大气环境质量、水体环境质量和土壤环境质量。具体检测项目与标准见第 8 章。

（2）施肥管理

施肥是中药材生产中的重要环节。科学施肥不但能提高药材产量和质量，且不会对药材造成污染，从而提高药材的安全性。在施肥环节上应考虑到肥料对药材中重金属、农药残留、微生物以及药材中化学成分等的影响，进行合理、科学施肥。具体施肥原则参照中药材规范化生产 GAP 的有关规定。

(3)病虫害防治

中药材病虫害防治是影响药材产量和质量的重要因素，是保证中药材栽培获得优质、高产和稳产的关键步骤。中药材病虫害种类繁多，不同药材有不同的特点，需要进行综合防治。其中化学防治法(即使用化学农药)具有作用快、效果好、应用方便、能在短期内消灭或控制大量发生的病虫害等特点，因而在实际生产中被广泛使用。但长期使用化学农药也会引起农药残留慢性毒害问题，对人体产生潜在的威胁和毒害，特别是对于患者，其产生的危害会更加明显。

为了减少农药残留引起的中药安全问题，应在中药材生产中采取措施减少农药污染。从技术管理角度出发，可以采取以下措施：严格执行农业部有关规定，不得使用国家明令禁止和限制使用的农药；积极使用安全农药，如生物源农药、低毒低残留的矿物源农药和有机合成农药等；采用综合防治方法和技术，减少农药的使用；应用新的生物技术选育和推广抗病虫害的品种；建立农药使用技术操作规程；加强监督管理和政策引导，提高使用安全农药的积极性和技术水平。

为指导农药使用，农业部分别于2002年和2006年发布第199号和第632号公告，规定了在农业生产中禁止和限制使用的高毒和高残留农药。

(4)药材的采收、加工、包装和储藏管理

中药材的采收、加工和储藏也是保证药材质量和安全的中药环节，特别是对于一些毒性药材，科学的采收、加工尤为重要，而储藏过程最容易引起药材的腐烂变质和微生物污染。目前在这些方面的技术水平和技术管理相对薄弱，可从以下几方面提高技术水平，加强技术管理：

根据药典规定和GAP的要求，制定科学、可行的采收加工操作规程；

对毒性药材和副作用明显的药材，加强研究和管理，制定产地加工质量标准；

产地使用的包装材料应无污染、干燥、无破损，符合药材质量要求；

提高中药材的储藏条件和贮存养护水平，防止药材贮存过程中的变质和污染；

加强产地工人的技术培训，提高技术水平；

根据不同的药材种类和特点，研究制定相应的生产加工技术，如对矿物药材、动物类药材，为提高其安全性，应有合理的采收、加工技术或养殖技术。

2.2.2.3 保障中药材安全的技术规范与规章

(1)中药材生产质量管理规范(Guidelines for Good Agricultural Practice (GAP) for Chinese Crude Drugs)

《中药材生产质量管理规范(试行)》是国家食品药品监督管理局组织制定并负责实施的行业管理法规，是国家为了规范中药材生产全过程，保证药材质量，依据《中华人民共和国药品管理法》所制定的国家级规范。实施中药材GAP可以规范药材生产各环节及全过程，控制影响药材生产质量的各因子，确保药材的安全、有效和质量稳定可控。

《中药材生产质量管理规范(试行)》于2002年4月17日发布，6月1日起实施，共10章57条，包括中药材产前(产地生态环境要求，种质和繁殖材料，物种，种质资源的优质化等)、产中(优良的栽培技术措施，田间管理和病虫害防治)、产后(确定最佳采收期和产地加工技术，采收与产地加工，包装、贮存、质量控制与管理等)等内容。

(2)标准操作规程

中药材生产标准操作规程SOP(standard operating procedure)是企业或生产基地按照中药材GAP提出的要求和准则，根据各自的生产状况、环境特点、技术水平等制定的切实可行的方法和措施。SOP的制定和实施是企业行为，是GAP检查和认证以及企业自我质量评审的基本依据，同时也是药材生产企业的研究成果和实践经验。

制定中药材SOP所设计的各项措施与技术标准应符合国家食品药品监督管理局、农业部、环保局等部门颁发的政策法规。如《植物新品种保护条例》、《农业种子检验规程总则》、《中华人民共和国农药管理条例》、《农药安全使用规定》、《药用植物及其制剂进出口绿色行业标准》等，或者参考国际有关标准。

根据GAP的要求，中药材生产的重要环节应制定标准操作规程，以使操作和管理规范化，保证药材质量和安全。主要的操作规程有：

①栽培种植制度与操作规程。

②种子种苗、繁殖材料管理制度与操作规程。

③田间管理制度和操作规程。

④给、排水管理制度和操作规程。

⑤施肥操作规程。

⑥采收、加工和包装操作规程。

⑦仓储养护操作规程和管理制度。

⑧生产管理操作规程。

⑨质量管理操作规程。

⑩采样操作规程。

⑪卫生标准操作规程。

(3)药品经营质量管理规范

2000年4月30日，国家药品监督管理局第20号局令颁布了《药品经营质量管理规范》，自2000年7月1日起施行。本规范是药品经营质量管理的基本准则，适用于我国境内经营药品的专营或兼营企业。

本规范共4章88条，包括总则、药品批发的质量管理、药品零售的质量管理以及附则。对药品经营企业的管理职责、人员、设施与设备、进货、验收与检验、储存与养护、出库与运输、销售与咨询服务等都作出了明确和切实可行的规定。如在药品储存与养护管理中规定："易串味的药品、中药材、中药饮片以及危险品等应与其他药品分开存放"，"对中药材和中药饮片应按其特性，采取干燥、降氧、熏蒸等方法养护"，"对由于异常原因可能出现质量问题的药品和在库时间较长的中药材，应抽样送检"，"对检查中发现的问题及时通知质量管理机构复查处理"。这些管理规定体现了药品经营者应加强药品的质量管理，保证药品在经营过程中的质量，防止因经营管理导致药品变质，影响药品疗效或引起药品不安全问题。特别是对于中药材，经营过程中的科学管理尤为重要。

2.3 中药材安全的评价与认证体系

2.3.1 中药材安全评价的指标体系

客观、全面地评价中药材的安全性，有助于对药材的安全性进行全面掌握，为制定药材的安全性质量标准提供科学的数据基础。根据中药材的特点和药品安全性评价的一般方法，应从以下方面对药材进行安全性评价。

2.3.1.1 农药残留

在中药材生产过程中，由于大量使用农药或不当使用农药，特别是使用一些高毒、高残留的农药，对中药材和土壤等造成了一定程度的污染，残留在药材上的农药进入人体，在人体内具有浓缩、积累及胚胎转移现象，长期使用会造成严重伤害。

在农药残留检测方法上，2010年版《中国药典》附录中收载了农药残留的气相色谱测定法，包括有机氯农药、有机磷农药和拟除虫菊酯类农药的测定方法。但药典中具体控制的药材品种较少。根据文献报道，许多药材中的农药残留超出了我国的一般限量标准。如有人测定西洋参、三七、党参、丹参、广藿香等药材，部分样品中存在农药残留超标问题。

2.3.1.2 重金属和有害元素残留

重金属通常是指密度在5 g/cm^3 以上的金属，是一类在规定的实验条件下能与硫代乙酰胺或硫化钠发生显色反应的金属杂质，如铅、镉、铜、汞、银、铬等。营养化学、毒物化学和环境污染研究中公认铅、铬、镉、铜、汞、铍、铊等对生物和人体有毒害作用，被称为污染元素。砷虽然不是重金属，但由于其易形成三氧化二砷（剧毒），因此砷也是对人体有潜在危害的元素。

中药材中的重金属主要来自土壤（植物药）或食物（动物药）或其形成时的物质（矿物药），其次是工业三废排放到空气、土壤中被药材吸收，以及肥料、农药中的重金属被药材吸收，最终导致中药材中重金属超标。

关于重金属和有害元素残留，目前药典中具体规定需要监测的药材品种较少。根据文献报道，许多药材中的重金属残留超出了我国或国际的一般限量标准。如有人测定广东产部分何首乌藤、石菖蒲、巴戟天等药材铅含量超标，四川产部分川芎中汞含量超标，山西、四川产部分党参、黄芪中铅含量超标，甘肃产部分当归的砷含量超标。

2.3.1.3 有害微生物

中药材在种植、采收、加工、储藏和运输过程中由于操作不当，容易受到微生物的污染。如果微生物污染超标，服用后可能会对人的肌体造成危害。需要检测的微生物包括细菌、霉菌、活螨、大肠杆菌及其他常见致病菌，如金黄色葡萄球菌、绿脓杆菌等。虽然中药材易受微生物污染，但由于中药材需要加工成饮片或做成制剂后才进入人体，因此目前关于中药材中的微生物限量还没有明确规定，具体检查可以参考相关药品卫生标准执行，对细菌、霉菌进行含量限制，但不得检出活螨、大肠杆菌等致病菌。

除以上微生物外，中药材中的黄曲霉毒素已越来越引起人们的重视。黄曲霉毒素是由黄曲霉、寄生曲霉等所产生的，是一种毒性很强的肝毒素，可引起人类急性致死性中毒症并对许多实验动物具有致癌性，因此它不仅是有毒物质，也是致癌物质。黄曲霉毒素有好几种，其中以黄曲霉毒素 B_1（AFB_1）的毒性最大，黄曲霉毒素 B_2、G_1、G_2 的毒性也较大。能溶于氯仿、甲醇而不溶于己烷、乙醚和石油醚，在紫外灯下（365 nm）呈蓝色（B_1、B_2）或黄绿色（G_1、G_2）荧光。目前的检查方法有薄层色谱法、ELISA 法、高效液相色谱法与荧光光度法。根据文献报道，多种药材中均检出黄曲霉毒素 B_1，含量随不同药材有较大差异（张雪辉 等，2004，2005；陈建民 等，2006）。2010 年版药典对易霉变的桃仁、杏仁、僵蚕等新增黄曲霉素检测。ELISA 法测定黄曲霉毒素 B_1（AFB_1）比较常用的方法，该法操作简单，检测限达 0.01 ng。基本原理与操作为：将样品中的 AFB_1 经提取、脱脂、浓缩后与定量特异性抗体反应，多余的游离抗体与酶标板内的包被抗原结合，加入酶标记物和底物后显色，用酶标仪测定吸收值，与标准曲线比较测定含量。

2.3.1.4 内源性有害成分

根据化学结构，内源性有害成分主要为生物碱类、毒蛋白类、苷类、萜类以及内酯类化合物。根据有害成分在人体内的主要毒害部位将其分为 2 类，即肾毒性成分和肝毒性成分。另外，还有生殖毒性成分，致癌、致畸、致突变等毒性成分。

该类有害成分的检测方法主要有薄层色谱法、紫外分光光度法、高效液相色谱法、滴定法等。根据 2010 年版《中国药典》和文献报道，目前已对部分中药中的毒性成分进行了含量测定或制定了限量标准。如川乌、草乌中的乌头碱，马钱子中的士的宁，麻黄中的麻黄碱，斑蝥中的斑蝥素，巴豆中的脂肪油，朱砂中不同价态的砷，雄黄中不同价态的汞等。

2.3.1.5 中药材安全的毒理学评价

毒理学研究是保证药物安全性评价的重要一环，其目的在于揭示药物固有的毒性，认识毒性的性质及程度，了解毒性反应的靶器官及毒性反应的可逆性，为确定用药剂量和临床安全用药提供科学依据。

毒理学评价的内容主要包括急性毒性试验、长期毒性试验和特殊毒性试验，以及毒代动力学研究、安全性药理研究等。特殊毒性试验包括发育和生殖毒性试验、遗传毒性试验、致癌试验、依赖性试验等。在研究中可以根据具体中药材确定试验项目，试验研究应参照《中药、天然药物毒理学研究技术指导原则》和《药物非临产研究质量管理规范（试行）》执行。

2.3.2 安全评价机构

2.3.2.1 食品药品监督管理局药品评价中心

国家食品药品监督管理局药品评价中心具体负责全国的药品评价技术工作和业务组织工作，其主要职责为：

①承担国家基本药物目录制定、调整的技术工作及其相关业务组织工作。

②承担非处方药目录制定、调整的技术工作及其相关业务组织工作。

③承担药品再评价和淘汰药品的技术工作及其相关业务组织工作。

④承担全国药品不良反应监测的技术工作及其相关业务组织工作，对省、自治区、直辖市药品不良反应监测中心进行技术指导。

⑤承担全国医疗器械上市后不良事件监测和再评价的技术工作及其相关业务组织工作，对省、自治区、直辖市医疗器械不良事件监测机构进行技术指导。

⑥承办国家食品药品监督管理局交办的其他事项。

2.3.2.2　药品检验机构

药品检验机构是药品监督管理体系的重要组成部分，是政府对药品实行技术监督和评价的法定检验机构。国务院药品监督管理部门设置国家药品检验机构。省、自治区、直辖市人民政府药品监督管理部门可以在本行政区域内设置药品检验机构。地方药品检验机构的设置规划由省、自治区、直辖市人民政府药品监督管理部门提出，报省、自治区、直辖市人民政府批准。新修订的《药品管理法》规定：药品监督管理部门设置或者确定的药品检验机构，承担依法实施药品审批和药品质量监督检查所需的药品检验工作。

2.3.2.3　药物非临床研究安全评价实验室

2006年11月20日，国家食品药品监督管理局下发了“关于推进实施《药物非临床研究质量管理规范》的通知”，其主要内容为：

为贯彻实施药品管理法，国家食品药品监督管理局发布了《药物非临床研究质量管理规范(试行)》(简称GLP)，《药物非临床研究质量管理规范检查办法(试行)》等有关规定，并于2003年开始对药物非临床安全性评价研究机构进行GLP认证。

为进一步推动药物非临床研究实行GLP，从源头上提高药物研究水平，保证药物质量，自2007年1月1日起，未在国内上市销售的化学原料药及其制剂、生物制品；未在国内上市销售的从植物、动物、矿物等物质中提取的有效成分、有效部位及其制剂和从中药、天然药物中提取的有效成分及其制剂；中药注射剂的新药非临床安全性评价研究必须在经过GLP认证、符合GLP要求的实验室进行。否则，其药品注册申请将不予受理。

对于药典已收载的中药材，其安全性评价可以参照《药物非临床研究质量管理规范》进行，对于是否在通过GLP认证的实验室进行，没有明确的法律要求。但对于中药材新药应按照《药物非临床研究质量管理规范》执行。中药安全性评价有其特殊性，最好在专门的中药安全评价实验室进行。

2.3.3　有关中药材安全的行政规范与认证

2.3.3.1　《中药材生产质量管理规范(试行)》及其认证

《中药材生产质量管理规范(试行)》(GAP)于2002年4月正式颁布施行。为了进一步贯彻落实本规范，确保中药材GAP的全面实施和加强对中药材生产企业的监督管理，规范GAP基地的规范化建设，国家食品药品监督管理局于2003年9月19日颁布了《中药材生产质量管理规范认证管理办法(试行)》和《中药材GAP认证检查评定标准(试行)》。

国家食品药品监督管理局负责全国中药材GAP认证工作。负责中药材GAP的制定、修订和认证检查评定标准以及有关文件的制定、修订工作；负责建立国家GAP认证组织机构、负责委派GAP检查组、负责中药材GAP认证检查员的培训考核与聘任；负责国际药品贸易中中药材GAP互认工作。国家食品药品监督管理局药品认证管理中心承办中药材GAP认证具体工作。省、自治区、直辖市药品监督管理部门负责本行政区域内中药材企业GAP认证的资料初审和日常监督管理及跟踪检查工作。

认证通过的企业颁发《中药材GAP证书》，首次颁发证书的有效期不超过5年。中药材生产企业应在《中药材GAP证书》有效期满前6个月，按认证管理办法的规定，重新申请中药材 GAP 认证。取得《中药材 GAP 证书》的企业如发生重大质量事故，未按有关规定进行生产监控，或检查发现不符合中药材 GAP 标准的，国家食品药品监督管理局将撤消其生产资格，收回《中药材 GAP 证书》。具体认证办法、标准和程序见第 9 章。

2.3.3.2 《药品经营质量管理规范》的认证

为加强药品经营质量管理，规范《药品经营质量管理规范》认证（简称 GSP 认证）工作，2003 年 4 月 24 日，国家食品药品监督管理局发布了《药品经营质量管理规范认证管理办法》，自发布之日起实行。GSP 认证是药品监督管理部门依法对药品经营企业药品经营质量管理进行监督检查的一种手段，是对药品经营企业实施《药品经营质量管理规范》情况的检查、评价并决定是否发给认证证书的监督管理过程。

国家食品药品监督管理局根据认证工作的要求，依照《药品经营质量管理规范》及其实施细则和本办法的规定，制定《GSP 认证现场检查评定标准》、《GSP 认证现场检查项目》和《GSP 认证现场检查工作程序》。国家食品药品监督管理局药品认证管理中心负责实施国家食品药品监督管理局组织的有关 GSP 认证的监督检查；负责对省、自治区、直辖市 GSP 认证机构进行技术指导。省、自治区、直辖市药品监督管理部门负责组织实施本地区药品经营企业的 GSP 认证。省、自治区、直辖市药品监督管理部门应在本地区设置 GSP 认证机构，承担 GSP 认证的实施工作。

《药品经营质量管理规范认证证书》有效期 5 年，有效期满前 3 个月内，由企业提出重新认证的申请。

2.3.3.3 《药品非临床研究质量管理规范（试行）》及其认证

我国于 1994 年 1 月开始试行《药品非临床研究质量管理规定（试行）》（GLP），这是我国药品安全性评价规范化又一重要举措，也是我国药品安全性评价标准与国际标准接轨的一个重要举措。2007 年，国家食品药品监督管理局对《药品非临床研究质量管理规定（试行）》进行了修订，并更名为《药物非临床研究质量管理规范认证管理办法》。

GLP 认证是指国家食品药品监督管理局对药物非临床安全性评价研究机构的组织管理体系、人员、实验设施、仪器设备、试验项目的运行与管理等进行检查，并对其是否符合 GLP 作出评定。国家食品药品监督管理局主管全国 GLP 认证管理工作，省级药品监督管理部门负责本行政区域内药物非临床安全性评价研究机构的日常监督管理工作。

省级药品监督管理部门负责对本行政区域内已通过 GLP 认证的机构进行日常监督检查。在检查中发现严重问题时应及时报告国家食品药品监督管理局。国家食品药品监督管理局组织对已通过 GLP 认证的药物非临床安全性评价研究机构实行定期检查、随机检查和有因检查。定期检查每 3 年进行一次。实施检查前，提前 5 个工作日通知被检查机构和所在地省级药品监督管理部门，检查结束后将检查结果书面告知被检查机构，并抄送省级药品监督管理部门。对违反药物非临床研究质量管理规范的药物安全性评价研究机构，药品监督管理部门将依照《中华人民共和国药品管理法》有关规定进行处理，情节严重的收回 GLP 认证批件。

2.3.3.4 其他认证

如与产品安全认证相关的 ISO 9000 质量管理体系认证和 ISO 14000 环境管理体系认证。

2.4 中药材安全的法律体系

新中国成立以来，尤其是1984年《中华人民共和国药品管理法》发布实施以来，我国药品监督管理的法律法规建设取得了很大成绩，为药品管理工作提供了坚强的保证，提高了药品质量，维护了人民身体健康和用药的合法权益，促进了我国医药事业的发展。目前还没有专门的关于药品安全的法律法规，但在相关的药品法律法规中同时体现了关于药品安全的管理。

2.4.1 我国有关中药材安全的法律法规

安全、稳定、有效和可控是对药品的基本要求，也是药品的基本属性。有关药品的法律同样也包括药品的安全问题，中药材的安全也不例外。药典和局颁标准等既是药品标准，又具有法律效力，在此不再详述，主要介绍其他有关药品及药品安全的法律法规。

2.4.1.1 《药品管理法》及《药品管理法实施条例》

(1)《药品管理法》的颁布实施及修订

1984年9月20日，我国第一部全面的、综合的管理药品的法律《中华人民共和国药品管理法》颁布，自1985年7月1日起施行。1989年1月7日国务院批准《中华人民共和国药品管理法实施办法》，同年2月27日由卫生部发布施行。2001年2月28日九届人大常委会审议通过了修订后的《中华人民共和国药品管理法》，自2001年12月1日起施行。2002年8月4日，国务院公布了《中华人民共和国药品管理法实施条例》，自2002年9月15日起施行。

《中华人民共和国药品管理法》的颁布施行标志着我国药品管理立法取得了划时代的进步，其进一步的修订完善，体现了我国药品管理工作的发展。有利于依法加强药品监督管理，保证药品质量，保障人体用药安全，维护人民身体健康和用药的合法权益，也有利于和国际药品管理工作接轨，增强我国药品的国际竞争力。

修订后的《药品管理法》的主要变化及有关中药和中药安全的管理规定如下：

①明确了药品监督管理部门的执法主体地位："国务院药品监督管理部门主管全国药品监督管理工作"，"省、自治区、直辖市人民政府药品监督管理部门负责本行政区域内的药品监督管理工作"。

②增加了实践中行之有效的新的药品监督管理制度。如实行药品认证制度，实行处方药与非处方药分类管理制度，实行药品不良反应报告制度，实行中药品种保护制度，实行药品储备制度，制定药品委托生产制度，定期公告药品质量抽查检验结果，对药学技术人员和直接接触药品的工作人员提出具体要求等。

③改革和加强了对药品生产、经营企业的管理。

④明确了医疗机构药剂管理制度。

⑤药品标准由两级修订为一级，取消地方标准，全部实行国家药品标准。

⑥将中药材、中药饮片逐步纳入法制化管理的轨道：1984年的《药品管理法》规定，生产中药材、中药饮片不需要经审批并取得批准文号。由于管理不规范，技术水平低，导致我

国中药材、中药饮片质量不合格率较高，远远超过其他药品，而中药材和中药饮片的质量又影响和制约了中成药的质量。因此对中药材和中药饮片实行规范化和标准化的管理是非常必要的。修订后的《药品管理法》已将部分药材和饮片纳入规范化和法制化管理，规定部分药材和饮片实行批准文号管理，但考虑到中药材和中药饮片的特点，实行批准文号管理的药材和饮片品种应逐步实施，其品种目录由国务院药品监督管理部门会同国务院中医药管理部门制定。

⑦加强对药品包装的管理。

⑧对药品监督管理部门的执法行为进行了明确规定。

⑨明确了药品检验机构的法律地位。

⑩加大了对制售假、劣药品等违法行为的行政执法力度和打击力度。如药品监督管理部门对有证据证明可能危害人体健康的药品及其有关材料可以采取查封、扣押的行政强制措施，在7日内作出行政处理决定；对已确认发生严重不良反应的药品，省级以上药品监督管理部门可以采取停止生产、销售、使用的紧急控制措施，在5日内鉴定，自鉴定结论作出之日起15日内依法作出行政处理决定。

(2)药品管理法实施条例

2002年8月4日，国务院第360号令公布了《药品管理法实施条例》，于2002年9月15日起实施。本条例对药品生产企业管理、药品经营企业管理、医疗机构的药剂管理、药品管理、药品包装的管理、药品价格和广告的管理、药品监督以及法律责任等进行了明确和具体的规定。

如《药品管理法实施条例》中规定："药物非临床安全性评价研究机构必须执行《药物非临床研究质量管理规范》"；"国家鼓励培育中药材。对集中规模化栽培养殖、质量可以控制并符合国务院药品监督管理部门规定条件的中药材品种，实行批准文号管理"。

2.4.1.2 麻醉药品管理办法

麻醉药品是指连续使用后易产生身体依赖性、能成瘾的药品。麻醉药品具有两重性，使用和管理得当就是治疗疾病的药品，若失之管理，滥用，则成为毒品。因此国家对麻醉药品的管理历来严格。现行的《麻醉药品管理办法》是由国务院于1987年11月28日发布实施的。内容包括总则、麻醉药品的种植和生产、麻醉药品的供应、麻醉药品的运输、麻醉药品的进出口、麻醉药品的使用、罚则及附则，共8章38条。

中药材中，与麻醉药品相关的是罂粟壳。罂粟壳为罂粟科植物罂粟的干燥成熟果壳，具有敛肺、涩肠、止痛的功效，含有具有成瘾性的吗啡。《麻醉药品管理办法》规定：麻醉药品原植物的种植单位需经国务院药品监督管理部门会同有关部门审查批准，并报抄公安部；未经批准的单位和个人，一律不得从事麻醉药品的生产活动；对成品、半成品、罂粟壳及种子等，种植或生产单位必须专人负责，严加保管，严禁自行销售和使用。对罂粟壳的运输、供应和使用，也作了严格规定。

另外，为了加强对麻醉药品管制品种罂粟壳的管理，国家药品监督管理局于1998年10月出台了《罂粟壳管理暂行规定》。该规定的出台进一步规范了罂粟壳管理程序，加强了对罂粟壳生产、经营和使用的监督管理，有利于杜绝非法种植、贩卖和使用罂粟壳现象的发生。

2.4.1.3 医疗用毒性药品管理办法

医疗用毒性药品是指毒性剧烈，治疗量与中毒量接近，使用不当会使人中毒或死亡的药品。为了加强对该类药品的监督管理，科学合理地使用该类药品，国务院于 1988 年 12 月 27 日发布了《医疗用毒性药品管理办法》，自发布之日起施行。本办法对医疗用毒性药品的生产、配制、收购、供应、运输、储存、使用以及加工炮制毒性中药等作出了严格规定。

根据本办法，医疗用毒性药品分为毒性中药和毒性西药，中药品种是指原药材和饮片，共有 28 种，包括砒石、砒霜、生川乌、红升丹、生马钱子、生甘遂、雄黄、生草乌、红娘虫、青娘虫、生白附子、生附子、水银、生巴豆、白降丹、生千金子、生半夏、斑蝥、洋金花、生天仙子、生南星、红粉、生藤黄、蟾酥、雪上一枝蒿、生狼毒、轻粉、闹金花。

2.4.1.4 中华人民共和国农药管理条例

为了加强对农药生产、经营和使用的监督管理，保证农药质量，保护农业、林业生产和生态环境，维护人畜安全，1997 年 5 月 8 日国务院发布《中华人民共和国农药管理条例》，自发布之日起施行。根据 2001 年 11 月 29 日《国务院关于修改〈农药管理条例〉的决定》，对 1997 年发布的《农药管理条例》进行了修改。

国务院农业行政主管部门负责全国的农药登记和农药监督管理工作。省、自治区、直辖市人民政府农业行政主管部门协助国务院农业行政主管部门做好本行政区域内的农药登记，并负责本行政区域内的农药监督管理工作。县级人民政府和设区的市、自治州人民政府的农业行政主管部门负责本行政区域内的农药监督管理工作。

中草药病虫害防治、药材的贮存管理等使用农药，应当遵守《农药管理条例》的有关规定。

根据《农药管理条例》的规定，“使用农药应当遵守农药防毒规程，正确配药、施药，做好废弃物处理和安全防护工作，防止农药污染环境和农药中毒事故”；“使用农药应当遵守国家有关农药安全、合理使用的规定，按照规定的用药量、用药次数、用药方法和安全间隔期施药，防止污染农副产品”；“剧毒、高毒农药不得用于防治卫生害虫，不得用于蔬菜、瓜果、茶叶和中草药材”；“使用农药应当注意保护环境、有益生物和珍稀物种”；“林业、粮食、卫生行政部门应当加强对林业、储粮、卫生用农药的安全、合理使用的指导”；“任何单位和个人不得生产、经营和使用国家明令禁止生产或者撤销登记的农药”；“禁止生产、经营和使用假、劣农药”。

2.4.1.5 其他行政规章与地方性行政法规

GAP 等相关认证，具体见第 8 章。

2.5 中药材安全相关的农业生产体系

2.5.1 提高中药材安全的现代农业技术

中药材与普通农作物的区别在于它具有“药”的属性，但中药材也是一种农业产品，过去和将来都是农业生产的一部分。说到中药材生产，就必须回到大农业、农业生态体系中去。现代农业技术同样适用于中药材生产，特别是绿色农业、有机农业、无公害农业等新型农业理论和技术，对于改进和提高中药材生产技术，提高药材质量具有重要意义。本节介绍一些现代农业技术，在中药材生产中可以借鉴参考。

2.5.1.1 绿色农业

绿色农业是当今世界各国实施持续农业目标被广泛接受的模式。绿色农业，就是利用“绿色技术”进行农业生产的一种体系。其基本内容：一是指生物的多样性；二是指在农业发展过程中，保持人、环境、自然与经济的和谐统一，即注意对环境保护、资源的节约利用，把农业发展建立在自然环境良性循环的基础之上；三是指生产无污染、无公害的各类农产品，包括各类农业观赏品等。

绿色农业体现了经济环境与人口的协调发展，其核心是人与自然的和谐共处，是生态环境良好、生产经营规范、技术运用广泛的农业，体现在农业生产、生活与生态功能等的协调统一多个方面。

中药材种植作为一种农业活动，可以参考有关绿色农业和有机农业的技术要求和管理规定，实施绿色农业技术和有机农业技术，在提高中药材质量和安全的同时，也能保护环境，实现中药材种植的可持续发展。

2.5.1.2 有机农业

有机农业是一种强调以生物学和生态学为理论基础，并拒绝使用化学品的农业生产模式，其特点可以归纳为三点：一是建立一种多种种养结合的农业生产体系，二是系统内土壤、植物、动物和人类是相互联系的有机整体，三是采用土地（生态环境）可以承受的方法进行耕作。

有机农业的含义因各国的标准和规定而有所不同，在欧洲指一种通过使用有机肥料和适当的耕作和养殖措施，以达到提高土壤的长效肥力的系统。在美国，指一种基本不用或完全不用人工合成的肥料、农药、生产调节剂和畜禽饲料添加剂的生产体系。国际有机农业运动联合会所称的有机农业包括所有能促进环境、社会和经济良性发展的农业生产系统，这些系统将土壤肥力作为成功生产的关键。

我国的有机农业是一种遵循自然规律和生态学原理，按照国际有机农业技术规范的要求，完全不用化学合成的肥料、农药、生长调节剂、畜禽饲料添加剂等物质，也不使用基因工程生物及其产物的生产体系，其核心是利用可持续发展的农业技术，建立和恢复农业生态系统的生物多样性和良性循环，以维持农业的可持续发展。它是以现代科技为背景，在吸收传统农业经验的基础上，以生物学、生态学原理为指导进行科学试验，在试验中探索解决问题的办法，在试验研究中不断发展的新兴农业生产体系。在有机农业生产体系中，作物秸秆、畜禽粪肥、豆科作物、绿肥和有机废弃物是土壤肥力的主要来源，作物轮作，以及各种物理、生物和生态措施是控制杂草和病虫害的主要手段。

有机农业采用的技术包括选用抗性作物品种，建立包括豆科植物在内的作物轮作体系，利用秸秆还田、施用绿肥和动物粪便等措施培肥土壤保持养分循环，采取物理的和生物的措施防治病虫草害，采用合理的耕种措施，保护环境，防止水土流失，保持生产体系及周围环境的基因多样性。

在化学物质方面，有机农业与传统农业不同，因为他控制使用人工合成的农业投入物。如人工杀虫剂、除草剂、肥料、杀真菌剂、兽药（如抗生素、生长激素）、人工防腐剂、添加剂和辐射物质。因此，在最大程度上预防了人工合成投入物残留所造成的潜在危险。

在农业生产及农产品中，微生物污染是引起产品不安全的重要原因，有机农业技术可以有效防止农业生产中微生物污染。

2.5.2　中药材生产质量管理规范(GAP)

具体内容见第 8 章。

2.6　中药材安全的其他相关体系

2.6.1　卫生标准操作规程(SSOP)与中药材安全

2.6.1.1　概述

卫生标准操作规程在食品安全相关法规中有明确的规定，良好的卫生标准操作程序对于减少食品中微生物和有毒物的污染，保证食品安全具有重要作用。在中药材的种植、采收、加工、包装、储存、运输等过程中建立卫生标准操作规程对于提高中药安全同样具有重要意义。

一个良好的卫生标准操作规程(SSOP)概括了企业该如何在其内部保持卫生控制：SSOP 计划描述了企业使用的卫生程序并提出卫生程序的计划表；为员工的培训提供了一个工具；它确保问题发生的倾向并防止问题的再次发生；保证每个人，从管理者到生产者，都能理解可接受的卫生操作；提供了支持常规监测的基础；确保必要时采取纠正措施；促进企业卫生操作和卫生条件的改善；给购买者和检查者作出了一种承诺。SSOP 至少应包括以下 8 个方面：加工用水和冰的安全；食品接触面状况和清洁度；预防交叉污染；手的清洗、消毒及卫生间设施；防止食品、食品包装材料和食品接触面掺杂物；有毒物的标记、储藏和使用；员工的健康；虫害的控制。

每个卫生标准操作程序书写内容又大致包括 5 个方面：标准的要求；卫生标准操作程序；监测；修正措施；记录。

2.6.1.2　SSOP 应用评价的基本内容及要求

食品生产经营企业可以根据本企业的规模、性质、产品的用途等因素，制定切合实际的 SSOP 计划书 。一个食品生产企业是否实施 SSOP 管理，可以从以下 5 个方面进行评价：

①确认食品生产企业是否有书面的 SSOP 计划，并清晰描述了本企业每日生产经营前和生产经营过程，为了保证食品不被污染或掺假而必须采取的卫生措施及程序。并规定一旦某些食品卫生措施不起作用后，所应当采取的应急纠正或处理方法，绝对保证食品的安全。

②确认食品生产企业的 SSOP 计划书是否是由上层或具有权威领导签发。作为企业的 SSOP 计划书，只有是本企业具有权威的人士签发的，才能保证在本企业的有效执行。如果 SSOP 计划书执行时发生变动或改变，还应由原签发人审定并签字。

③确认食品生产企业的 SSOP 计划书是否明确了每日生产经营之前的卫生标准操作，并与生产经营过程中的卫生标准操作有所区别。

④确认食品生产企业制定的 SSOP 是否规定了负责每　项 SSOP 操作的工作人员，并有

验证其履行工作职责的程序。

⑤确认食品生产是否有实施 SSOP 计划的记录，包括应急措施的记录。记录可以是表格，也可以是计算机的电子硬件或软件。SSOP 实施的记录是证明 SSOP 计划执行情况的重要资料，一般应当保存 2 年以上。

2.6.2 危害分析与关键控制点安全控制体系(HACCP)

2.6.2.1 HACCP 的产生与发展

HACCP 是危害分析关键控制点（hazard analysis and critical control points）的简称，是国际食品法典委员会 1997 年公布的食品安全卫生的管理规则，由食品的危害分析（hazard analysis，HA）和关键控制点（critical control points，CCP）两部分组成。HACCP 于 20 世纪 70 年代初产生于美国，当时美国皮尔斯柏利（Pillsbury）公司应美国航空和航天局（NASA）的要求生产一种 100% 不含致病性微生物和病毒的宇航食品。为了保证每件食品的绝对安全，拟逐一对每件食品进行采样分析。但 NASA 要求不能对每一件食品造成破坏性损失，因此他们必须建立一种具有较高水平，能够有效评价食品安全质量的体系。后来 Pillsbury 公司在美国陆军 NATICH 实验室“故障模型”的启示下，由对终产品的卫生质量的检验转向对整个食品生产过程的卫生质量控制，提出了 HACCP 的概念。他们假定食品生产过程中可能因为某些操作方法或条件发生“故障”或“疏忽”而造成食品的污染。他们首先对这些“故障”或“疏忽”进行危害分析，然后确定有效控制的环节，这些环节被称为关键控制点。经过 Pillsbury 公司的反复实验和实际应用，HACCP 成功的保证了宇航食品的绝对安全。随后 FDA 将其作为酸性与低酸性罐头食品法规的制定基础。1989 年，美国国家食品微生物标准顾问委员会（NACM-CF）起草了《用于食品生产的 HACCP 原理的基本准则》，把它作为工业部门培训和执行 HACCP 原理的法规。该准则经多年的修改和完善，现已形成了 HACCP 基本准则，而且 HACCP 也从微生物扩展到化学和物理的危害分析，从而形成了微生物、化学和物理 3 方面食品危害相结合的危害分析与控制准则，对食品的安全性评价和管理提供了一个强有力的工具。

近 30 年来，由于 WHO 和 FDA 等组织在全球范围内竭力推广 HACCP 安全保证系统，目前欧盟、加拿大、日本、澳大利亚、新西兰、泰国等国家或组织都相继发布其实施 HACCP 原理的法规、法令。迄今为止，HACCP 已成为世界公认的能有效保证食品安全卫生的质量系统。我国从 1990 年开始在食品加工业中进行 HACCP 的应用研究，制定了“在出口食品生产中建立 HACCP 质量管理体系导则”及一些在食品加工方面的 HACCP 体系的具体实施方案。应用 HACCP 对乳制品、熟肉、饮料、水产品和水果等进行质量监督管理，取得了较显著的效果。

2.6.2.2 HACCP 的基本内容

(1)危害分析

对食品原料的生产、原料成分、食品的加工过程、食品贮运、食品市场和食品消费等各阶段进行危害分析，确定食品可能发生的危害及危害的程度，并提出控制这些危害的防护措施。危害分析是 HACCP 系统方法的基本内容和关键步骤。

(2)确定关键控制点

关键控制点(CCP)是指能对1个或多个危害因素实施控制措施的环节，它们可能是食品生产加工过程中的某一操作方法或工艺流程，也可能是食品加工的某一场所或设备，根据危害分析参数和防护措施，确定食品生产过程中的CCP，通过这些CCP来防止、排除食品生产过程中的潜在危害或使其减少到可接受的水平。CCP依其产生控制作用的性质与强弱，通常分为两类，一类是能完全消除危害因素的CCP，称为CCP_1，如巴氏消毒工艺，另一类则是仅能减轻而不能消除危害因素的CCP，即CCP_2。

(3)建立和确定每一个CCP所对应的标准指标

CCP被确定后，就应采取切实有效的控制措施。控制措施是否有效，应有相应的标准进行判断和监测。所以，对每个CCP都必须确定控制标准，以保证控制措施的正确实施。控制标准是判定CCP采取控制措施后，危害因素是否得到控制的技术依据。标准指标对于不同的产品有不同的选择。在对标准指标的分析上，可以采用定性或定量方法，但为了保证标准的可操作性与可比较性，应尽量设置定量指标。

(4)确定CCP的监测方法与监测程序

要确定控制措施是否符合控制标准，是否达到设定的预期控制效果，就必须对控制措施的实施过程进行监测，建立从监测结果来判定控制效果的技术程序。通常使用的监测方法有：现场观察、半成品或成品的感官评价、物理学测定，化学检验以及微生物学检验等5种方法。监测结果需详细记录，作为进一步评价的基础。

(5)制定和采取校正措施

如果监测结果表明生产加工失控或控制措施未达到标准时，则必须立即采取措施进行校正，这是HACCP系统的特性之一，也是HACCP的重要步骤。校正措施根据产品和CCP的不同而不同。

(6)建立审核程序，以验证HACCP系统的正确运行

验证的目的是要确认HACCP系统是否正常运行。验证工作可由质检人员、卫生或管理机构的人员共同进行，它包括HACCP方案的验证，以确定是否已查出所有危害，是否确定有效的CCP，以及控制措施是否正确，标准是否合理，监控程序在评价工作中是否有效等。审核过程必须在HACCP系统连续有效的工作条件下进行。

2.6.2.3　HACCP在中药材安全控制中的应用

(1)危害与危害分析

危害是指在中药材生产过程中存在或产生的一些有害于人类健康的生物、化学或物理因素，它们是每一个HACCP体系的基础。中药材中常见的危害有如下两大类。

①生物性危害　药材中生物性危害主要指生物(尤其是微生物)本身及其代谢产物对药材造成的污染。药材中常见的生物性危害有：细菌、霉菌、大肠杆菌、活螨及其他致病菌；微生物代谢产物，如黄曲霉毒素、细菌内毒素等；患有各种感染性疾病的药材生产人员携带的具有传染性的细菌、病毒等；寄生虫、昆虫等也可造成危害。

②化学性危害　中药材化学性危害是指化学物质污染药材或药材本身含有化学有害物质而引起的危害。中药材常见的化学性危害有重金属残留、砷盐残留、农药残留以及药材中的毒性成分等。

(2)CCP 的确定与安全控制措施

CCP 是药材生产加工过程中能有效地控制各种危害的重要环节。应充分分析中药材生产的产地环境(包括大气环境、水、土壤等)、产地气候、药材种类、种植和管理方法、采收加工方法等各个方面，根据具体的药材基地和药材品质确定合理的 CCP。中药材中常见的 CCP 的确定与控制措施如下。

①产地环境(包括大气环境、水、土壤等)可确定为 CCP 的情况　在对以往的药材检测中，产于该地区的药材其化学性危害往往超标；该地区周围有重工业或其他排污工业，大气或水质曾或正在受到污染；基地的土壤中重金属含量丰富或曾经大量使用高残留农药。

可以采取的安全控制措施有：加强对环境的检测，若环境检测结果认为该地区环境污染严重，超过相关标准，则取消在该地进一步发展药材生产的计划；对污染源采取一定的控制措施，防止环境的进一步污染或恶化；采用合理技术，减少药用植物对土壤中有害物质的吸收。

②药材种类可确定为 CCP 的情况　矿物类药材：矿物药材中重金属或砷盐含量容易超标；动物类药材：某些动物类药材重金属含量易超标，某些动物类药材可能存在兽药残留或微生物污染；对于采收的野生药材，应考察其生长环境；某些植物可能会对某些金属离子有特殊吸收或聚集作用。

对此，可以采取的安全控制措施有：对特殊的矿物类药材，应制定针对安全性的加工处理方法；对动物类药材，可制定无公害养殖方法或科学的加工方法；加强对大产量野生药材的环境研究制定出不可采收区域；运用现代科学技术，改善某些植物的生物学特性。

③施肥管理可以确定为 CCP 的情况　不合理的施肥容易引起微生物污染，有毒化学物污染。应加强施肥管理，采用有机农业或绿色农业技术，尽量不用或少用化学肥料、甚至调节剂等，对有机肥应加强用前处理。

④病虫害防治可以确定为 CCP 的情况　病虫害防治中，农药的使用带来的安全风险最大。对农药的使用种类、用量等应严格控制，严禁使用国家已禁止使用的农药，提倡使用安全农药、植物农药，或通过物理、生物和生态等综合措施控制病虫害。另外，在病虫害防治中，加强技术指导和监督管理也是减少农药污染的重要因素。

⑤采收、加工、贮存可以确定为 CCP 的情况　某些药材对采收加工有特殊的要求；某些药材在储存中容易生虫或霉烂；药材的产地为潮湿、多雨地区。

可以采取的安全控制措施有：对采收加工有特殊要求的药材应根据其要求制定合理可行的操作规程；加强药材养护和储存管理。

2.6.3　国际质量管理与质量保证标准体系(ISO 9000)

2.6.3.1　ISO 9000 的产生和发展

ISO 9000 是国际标准化组织（ISO）所制定的关于质量管理与质量保证的一系列标准，是在总结许多国家成功经验的基础上产生的。1959 年，美国国防部发布了军用标准 MIL-Q-9858A 质量保证大纲，通过多年的实施，发现此标准能极大地减少产品的质量事故，提高产品的竞争力。随后美国、英国、加拿大等国先后又制定了各种质量保证标准或质量保证大纲。随着国际贸易的不断发展，不同国家、企业之间的技术合作、经验交流和贸易日益频繁，但由于各国采用的评价标准和质量体系的要求不同，阻碍了国际间的经济合作和贸易往来。为了统一认识和遵守共同的规范，国际标准开始酝酿形成。1980 年国际标准化组织成立了质量管理与质量保证标准化技术委员会，专门负责制定有关质量管理与质量保证方面的国际标准。在总结各国经验的基础上，ISO/TC176 于 1987 年 3 月正式发布了 ISO 9000 系列标准：ISO 9000，ISO 9001，ISO 9002，ISO 9003 和 ISO 9004。1994 年又对其作了进一步的补充和完善，形成了 ISO 9000—1994 国际标准。这套标准的发布，使不同国家、不同企业之间在经贸往来中有了统一的认识和共同遵守的规范。

到目前为止，ISO/TC176 共正式发布了 19 个标准，有 90 多个国家将其直接采用为国家标准。ISO 9000 系列标准在我国经历了一个从等效采用到等同采用的过程。1988 年，我国等效采用 ISO 9000 系列标准，并以 GB/T 10300 系列标准号发布。1992 年，决定等同采用 ISO 9000 系列标准，并用双编号 GB/T 19000—ISO 9000 正式发布。

随着 ISO 9000 族标准应用的普及和标准用户的增加，ISO 9000 族标准中过多的标准数量、标准在不同经济技术领域中应用的难易程度、质量管理体系的有效性成为标准使用中普遍关注的焦点。后来，ISO/TC 176 在广泛征求用户意见的基础上，历经 5 年的修改和完善，于 2000 年 12 月 15 日推出 2000 年版 ISO 9000 标准，并由国际标准化组织正式颁布实施。ISO 9000、ISO 9001、ISO 9004 和 ISO 19011 4 项标准构成新版 ISO 9000 族标准的核心标准。

2000 年版 ISO 9001 标准在结构、内容、构思等方面与 1994 年版标准相比发生了明显的变化。新版标准采用了以过程为基础的质量管理体系机构模式，这与 1994 年版 ISO 9001 标准以 20 个要素为基础的机构模式完全不同。因为以过程为基础的结构模式比以要素为基础的结构模式更切合实际，所以被更多地运用在当今的管理活动中。

2000 年版 ISO 9000 新增加的一个非常重要的内容就是 8 项质量管理原则。它是新标准的理论基础，又是组织领导者进行质量管理的基本原则。这 8 项质量管理原则是：以顾客为中心的原则；强调领导作用；全员参与原则；以过程为基础的管理原则；管理的系统方法；持续改进原则；基于事实的决策方法；互利的供方关系原则。

2.6.3.2　ISO 9000 系列标准

ISO 9000 系列标准按其性质分为 5 类。

(1) 质量术语标准

ISO 8402—1994《质量管理与质量保证——术语标准》定义了与质量有关的 67 个术语，按其性质分为：基本术语、与质量有关的术语、与质量体系有关的术语、与工具和技术有关的术语。

(2) 质量保证模式标准

①ISO 9001 质量体系为设计、开发、生产、安装、服务的质量保证模式。其主要目的是防止从设计到服务的所有阶段中出现不合格产品。

2008 年，ISO 与 IAF 发布联合公报，一致同意平稳转换全球应用最广的质量管理体系标准，实施 ISO 9001：2008 认证。

②ISO 9002 质量体系为生产、安装和服务的质量保证模式。注重产品生产的过程控制能力。

③ISO 9003 质量体系为最终检验和试验的质量保证模式。

(3)质量保证要求标准

①ISO 9000 -1，质量管理和质量保证标准第一部分：选择和使用指南。阐明了与质量有关的基本概念以及这些概念之间的关系，并提供了 ISO 9000 系列标准的选择和使用指南。拟建立和实施质量体系的企业都应参照该标准。

②ISO 9000 -2，质量管理和质量保证标准第二部分：ISO 9001、ISO 9002 和 ISO 9003 通用实施指南。

③ISO 9000 -3，质量管理和质量保证第三部分：ISO 9001 为在软件开发、供应和维护中的使用指南。软件不存在明显的生产阶段，因此软件的开发、供应和维护过程不同于大多数其他类型的工业产品。软件不会损耗，所以软件设计阶段的质量活动对最终质量来说是至关重要的。

④ISO 9000 -4，质量管理和质量保证标准第四部分：可信性大纲管理指南。当企业要提供产品的可信性的保证时，应选用 ISO 9000 -4，此标准详细阐述了对资源进行策划、组织、指导和控制的综合性的可信性大纲的基本特征。

(4)质量管理指南标准

①ISO 9004 -1，质量管理和质量体系要素第一部分指南。本标准阐述了与产品寿命周期内所有阶段和活动有关的质量体系要素，以帮助企业选择和使用其需要的要素。

②ISO 9004 -2，质量管理和质量体系要素第二部分服务指南。全面阐述了服务业建立质量体系的概念、原则和所涉及的要素，适合于所有类型的服务。

③ISO 9004 -3，质量管理和质量体系要素第三部分流程性材料指南。流程性材料包括食品中的酒类、饮料和食用油等。

④ISO 9004 -4，质量管理和质量体系要素第四部分质量改进指南。本标准阐述了质量改进的原则，质量改进的管理，质量改进的方法以及支持工具和技术。

(5)质量技术指南标准

①ISO 9005 质量管理——质量计划指南。本标准为企业在制定、评审、认可和修订质量计划时提供指南。

②ISO 9006 质量管理——技术状态管理指南。本标准描述了产品的功能特性和物理特性，并提供了明确的控制方法。

③ISO 90011 -1，质量体系审核指南第一部分：审核。规定了审核的基本原则、步骤和方法，为质量体系审核的确立、计划、实施及文件化提供指南，为验证质量体系各要素的实施情况以及验证体系达到规定目标的能力提供指南。

④ISO 90011 -2，质量体系审核指南第二部分：质量体系审核员评定准则。对从事质量审核的人员，按体系审核人员的教育、培训 、经历、素质和管理能力等方面做了规定，为质量体系审核员有关的资格评定准则提供指南。

⑤ISO 90011 -3，质量体系审核指南第三部分：审核工作的管理。

⑥ISO 90012 -1，测量设备的质量保证要求第一部分：测量设备的计量确认体系。

⑦ISO 90013，质量手册编制指南。介绍了编制质量手册的目的和质量手册应包含的基本内容。

2.7 国外中药(植物药)安全监督管理与法规

中药的安全性是其扩大国内市场占有率、走向国际市场所必须突破的瓶颈，这是一场深刻的技术革命，也是一场医药文化革命。要促进中药走向国际市场，必须了解国外对药品安全的要求和进展，必须借鉴和参考国外有关中药安全的标准和相关监督管理法规。本节介绍了国外有关中药安全的标准和监督管理情况。

2.7.1 国际品质管理组织

2.7.1.1 联合国粮农组织

1943 年美国召开的食品和农产品会议使 FAO 正式成立于 1945 年 10 月 16 日，该组织主要是收集和传播有关食品营养及农产品方面的信息，它主要关心的话题是：建议和促进国家和国际行动以提高食品安全教育，并对食品行业进行统一管理，保护国家资源，调整有关农业方面的财政政策，调整本国政策适应国际政策，了解国际农产品贸易协定，同时还在罗马接任了国际农业组织的职责。

2.7.1.2 世界卫生组织

世界卫生组织(WHO)于 1948 年成立。其主要任务是：指导和调整国际健康工作，帮助政府提高健康服务，促进致力于提高人类健康的科学与专业组织间的合作，进行一些公众健康方面调查研究，提高公众健康意识。

2.7.1.3 国际食品法典委员会(CAC)法典

本法典主要涉及农药、兽药残留物限量标准，添加剂标准，各种污染物限量标准，辐射污染标准，感官、品质检验标准，检测、分析方法标准，取制样技术，设备标准，检验数据的处理准则，安全卫生管理指南等方面。

2.7.2 美国

2.7.2.1 美国的药品监督管理机构与法律

美国食品药品管理局(Food and Drug Administration，FDA)是美国的食品和药品监督管理机构，几乎触及每个美国公民的日常生活。FDA 是一个维护公众健康的机构，其工作就是确保美国消费者吃的食物安全、完美，所用的化妆品无危害，所用的药品和医疗器械安全而有效，以及任何发射射线的产品不会危害消费者。其执行的主要法律为《联邦食品、药品和化妆品法》(Food，Drug and Cosmetic Act，FDCA)，FDCA 是食品、化妆品和药品管理的强制执行法律。其他有关法律包括《公共卫生服务法》、《包装和标签法》、《婴儿药法》等。

FDA 应负责确保：

①食品是安全的、完美的和卫生的，人用药、兽药、生物制品和医疗器械是安全而有效的，发射出放射线的电子产品是安全的；

②所监管的产品具有正确、诚实和信息丰富的标签；

③保证产品符合法律和 FDA 法规的要求，任何不符合法规的情况一经发现即予以纠正，

一切不安全和非法产品均从市场中撤除。

2.7.2.2 美国药典

《美国药典》(USP)和《美国国家处方集》(NF)收载的71种中药中有重金属限量的品种1种和有农药残留量规定的品种19种，“绝大多数品种集中在NF中，只有麦麸(wheatbran)收载于US中。美国药典对重金属和农药残留量有规定的品种比例较大，多为晚期成为药用的品种。

2.7.2.3 中药(植物药)在美国的发展状况

1993年，出于对植物药安全和疗效的考虑，美国FDA考虑全面禁止植物药的销售，此举引起消费者的强烈反对，最终促成国会在1994年通过了《食品补充剂健康与教育法令》(Dietary Supplement Health and Education Act)，此法令明确地将维生素、矿物质、植物及其制品、氨基酸等列入食品补充剂管理。

1995年美国FDA开始酝酿制定相应的植物药管理规定，2001年《植物药行业指南》正式面世，标志着美国FDA在对包括中药在内的植物药的态度发生了质的飞跃。

2001年美国加利福尼亚州政府认定原产于我国的110种中药和中成药的重金属含量超过加州饮用水标准，因此要求从2001年9月1日起，所有在加州销售的上述中药和中成药必须以中英文标明“含毒”字样。

2.7.3 欧盟

欧盟在产品的质量标准方面有严格要求，进口商品要求必须符合ISO 9000国际质量标准体系。并且进入欧盟市场的产品必须达到以下3个标准之一：

①符合欧洲标准EN(European Normalization)，取得欧洲标准化委员会ECN(European Committee of Normalization)认证标志。

②与人身安全有关的产品，要取得欧洲安全认证标志CE。

③进入欧盟市场的产品厂商，要取得ISO 9000合格证书。

2.7.3.1 欧盟传统药品法案

由于欧洲在使用植物药过程中出现了“马兜铃酸中毒”事件，使得欧洲更加注重中药的安全问题。1999年英国政府禁止了在注册药物中使用马兜铃。2001年9月，英国卫生部药品管理局和药品安全委员会专门就中药安全问题举行新闻发布会，通报中药毒副反应事例，指出马兜铃类中药的肾毒性和致癌性，中药用砷、汞、砒霜等入药，告诫英国公众选用中药要慎重。最近，英国政府又禁止了一批中药的使用，包括川乌、草乌、附子、马钱子、蜂房、蝉衣、金钱白花蛇、全蝎、蜈蚣等。

2004年4月30日，《欧盟传统药品法案》生效。该法案对中药设置了较为苛刻的技术壁垒。

在《欧盟传统药品法案》中，对传统草药制品的推广使用作了严格的规定和限制：从2004年开始，在欧盟成员国境内已使用超过了30年以上的传统草药制品，或在欧洲已使用15年以上，同时能提供该产品在欧盟以外的国家或地区应用了30年以上的证明，才能通过登记注册，作为传统草药制品在欧洲销售和使用。

2.7.3.2　欧盟的 GAP

欧洲特殊药物制造业协会 1998 年 3 月在布鲁塞尔会议上提出了“药用植物与动物良好的质量控制”，后来欧盟起草了《药用植物与芳香植物种植管理规范》(简称《欧盟的 GAP》)。WHO 也正在起草“药用植物栽培与采集规范指南”(WHO Guidelines of Good Agricultural and Collection Practices (GACP) for Medicinal Plants)。

2.7.3.3　英国药典

《英国药典》(2002 年版)对植物药中残留农药的限量有明确的规定，见表 2-1。

表 2-1　《英国药典》(2002 年版)植物药中残留农药的限量　$\times 10^{-7}$

农药种类	限量	农药种类	限量
甲草胺(alachlor)	0.02	敌敌畏(dichlorcvos)	1.0
艾氏剂(Aldrin)和狄氏剂(Dieldrin)总量	0.05	二硫代氨基甲酸盐类(dutguicarbanates)	2.0
甲基谷硫磷(azinphos-methyl)	1.0	硫丹(endosulfan)	3.0
溴螨酯(bromopropylate)	3.0	异狄氏剂(endrin)	0.05
杀螟松(fenitrothion)	0.5	乙硫磷(ethion)	2.0
氰戊菊酸(fenvalerate)	1.5	六氯苯(hexachlorobenzene)	0.1
地虫磷(fonofos)	0.05	六六六 hexachlorocyclohexane	0.3
七氯(heptachlor)和环氧七氯总量	0.05	林丹(lindane)	0.6
氯丹(chlordane)	0.05	马拉硫磷(malathion)	1.0
毒虫畏(chlorfenvinphos)	0.5	杀扑磷(methidathion)	0.2
毒死蜱(chlorpyrifos)	0.2	对硫磷(parathion)	0.5
甲基毒死蜱(chlorpyrifos-methyl)	0.1	甲基对硫磷(parathion-methyl)	0.2
氯氰菊酯(cypermethrin)	1.0	苄氯菊酯(permethrin)	1.0
滴滴涕(DDT)	1.0	伏杀磷(phosalone)	0.1
溴氰菊酸(deltamethrin)	0.5	胡椒基丁醚(piperonyl butoxide)	3.0
二嗪农(diazinon)	0.5	虫螨磷(pirimiphos-methyl)	4.0
五氯硝基苯(quintozene)	1.0	除虫菊酯类(pyrethrins)	3.0

(引自《英国药典》2002 年版)

2.7.4　日本

2.7.4.1　日本的药品医疗安全局

药品医疗安全局(PMAB)是日本的卫生、劳动和福利部组织。PMBA 主要致力于解决和维护与公众生命和健康密切相关的各种问题，采取各种措施确保药品/准药品、化妆品和医疗设备的安全和有效，对医疗机构实施安全性措施以及管理麻醉药品、兴奋剂和血液制品。

2.7.4.2　日本药局方

《日本药局方》为日本国家药典，《日本药局方》2006 年版收载植物来源的生药 172 种。日本汉方协会于 2005 年 6 月提出了农药残留的行业标准，并且收载于 2006 年版的《日本药局方》中作为正式标准执行。对于药材的农药残留，有机氯类农药仅规定了滴滴涕(总 DDT)和六六六(总 BHC)的残留限度，涉及的中药材有黄芪、远志、甘草、肉桂、细辛、山茱萸、苏叶、大枣、陈皮、枇杷叶、牡丹皮、人参、红参和番泻叶，同时，还对含有相应上述药材的中成药中农药残留进行了限量规定。农药残留的检测方法为气相色谱法，规定的相应限度见表 2-2。有重金属限量要求的 18 种，包括矿物药 6 种、动物药 1 种、挥发油 5 种、加工品和制剂 6 种。

表 2-2　日本药典对生药中农药残留的限量　$\times 10^{-6}$

农药种类	总 BHC	总 DDT	对硫磷	甲基对硫磷	杀扑磷	马拉硫磷	氰戊菊酯	氯氢菊酯
限量	0.2	0.2	0.5	0.2	0.2	1.0	1.5	1.0

（引自《日本药局方》2006 年版）

2.7.5　韩国

韩国是我国中药出口的主要市场之一，仅次于日本、美国之后，列第三位。韩医韩药基本源于中医中药，韩药 70% 以上要依赖于从中国进口。对中药技术标准，韩国分别有韩国药典（KPA）及天然药物技术标准（NDS）共计 589 种。

韩国于 2004 年对中药材（生药）中的重金属、农药残留的标准（草案）由食品医药安全厅进行公告。其重金属的限度为：植物性生药中铅≤5 mg/kg，砷≤3 mg/kg，汞≤0.2 mg/kg，镉≤0.3 mg/kg，对鹿茸规定砷的限度为 3 mg/kg，采用原子吸收分光光度法进行测定。其农药残留测定的种类比较多，如属于有机氯类农药的有总 BHC、总 DDT、艾氏剂、安特灵、狄氏剂、甲基 DDT、五氯硝基苯、四氯异苯腈等，属于菊酯类的农药有氯氢菊酯（赛灭宁）。

2.7.6　澳大利亚

《联邦治疗性药物法令 1989》是澳大利亚的全国性法令，《治疗性药品管理》是一个行业规定，澳大利亚药物管理局（TGA）是植物药申请注册登记的主管部门。

TGA 对我国出口中药的主要担心是种植时的污染问题，特别是重金属超标问题。澳大利亚禁止进口的中药有附子、麻黄等，附子、麻黄、金银花、半边莲、半夏、马钱子、藜芦等因其毒性而被禁止向公众销售，被宣布为毒品的有马钱子、罂粟壳、巴豆，被宣布含危险成分的中药有马兜铃、青木香、天仙藤、广防己、关木通、款冬花、千里光（本属植物含吡咯里西啶类化合物，具有肝脏毒性）。

2.7.7　国际上植物药安全性评价标准化建设的现状

包括中药在内的植物药在国外的法律地位大致有 3 种情况：保健食品（营养补充剂）、药品、无相应的法律地位。

由于法律地位不同，故对其安全性评价的标准也各不相同。美国目前仍将植物药归入营养补充剂范畴进行管理，FDA 对营养补充剂的安全性不进行审评，即在营养补充剂上市销售之前，无须 FDA 的审批，仅仅上报 FDA 进行备案即可。其安全性由生产企业自行评价，一切有关安全性问题均由生产企业自己负责。根据 FDA2001 年出台的有关《植物药管理指南》（草案）中的规定，根据植物药是否已在美国上市销售，以及是否具有广泛长期的应用史等具体情况，植物药的安全性在初期临床（Ⅰ和Ⅱ期临床研究）之前的评价标准可适当放松，而在Ⅲ期临床之前，植物药的安全性评价标准基本等同于西药的标准。其宗旨仍是按西药的安全性评价标准来要求包括中药在内的植物药。只是在初期临床阶段的安全性“临床准入标准”适当降低，而在Ⅲ期临床之前，那些未做的安全性试验研究工作，则需要全部补齐才能进入Ⅲ期临床。

欧盟诸国有关草药的管理规定（草案）有别于美国。一个最明显的区别是：欧盟对草药进行分类管理，将草药分为传统草药和非传统草药两大类。前者可按简化申请程序办理新药生产上市审批，而简化申请审批的安全性评价标准相当宽松，不需要提供安全性的试验资料，也不需要进行临床研究。从管理角度来看，既然是传统草药，也就意味着经过广泛长期的临床应用，它的安全性实质上已经有了充分的评价和认可，因此，对其安全性不再另作要求。此外，在欧盟，草药也可按保健食品申报和审批，其安全性评价标准基本上与美国 FDA 的审批管理原则相同。

总之，草药或植物药在美国和欧盟有 2 个上市的载体：一是药品，二是营养补充剂（保健食品）。它们的安全性评价标准根据其申报和审批的管理类别不同而大相径庭。

日本对来自《伤寒论》的 210 个经典方，只要是按照传统工艺进行制备，其经典方的制剂则不需要审批便可合法地进行生产销售。除此之外，其他中药制剂均需按照西药的标准进行申报和审批。

（王建华　郭巧生　房信胜）

本章小结

中药材的安全管理与控制是一个系统性的工作，涉及多方面的标准、法规、规范以及管理机构等。本章对关系到中药材安全的各个环节进行了系统阐述，具体包括中药材安全控制与管理的标准体系、监督管理体系、评价与认证体系、法律体系、相关的农业生产体系以及可作为进一步提高中药材安全管理与控制的其他相关体系。标准体系是评价中药材安全的依据，监督管理体系是保证中药材安全的行政手段，评价与认证体系是检验中药材安全和规范中药材安全生产的技术力量，法律体系是保证中药材安全生产和使用的法制保障，相关的农业生产体系是提高中药材安全的基础环节。同时，中药材的安全控制体系需要不断发展和改进，因此需要借鉴有关食品、农业生产等有关法规和规范来完善和提高中药材的安全管理。

复习思考题

1. 目前保障中药材安全的法规标准有哪些？
2. 通过查阅资料，分析我国中药材安全标准存在的问题。
3. 国家食品药品监督管理局药品安全监管司的主要职责有哪些？
4. 保障中药材安全的生产技术管理包括哪些方面？
5. 什么是中药材生产标准操作规程？它对于保障药材安全有何意义？
6. 中药材安全评价的指标或内容包括哪些方面？

7. 有关中药材安全的法律法规有哪些？
8. 通过查阅文献，分析如何通过现代农业技术提高中药材的安全。
9. 列举国外有关中药（植物药）安全的技术标准。

本章推荐阅读书目

国家中药技术标准战略与对策. 肖诗鹰，王智民. 北京：中国医药科技出版社，2005.

药物安全性评价. ［美］谢恩 C. 加德，范玉明等，译. 北京：化学工业出版社，2006.

国际药事法规解说. 胡廷熹. 北京：化学工业出版社，2004.

绿色农业生产技术原则应用手册. 刘连馥. 北京：中国财政经济出版社，2009.

参考文献

白研，钟上欢，蔡俊生. 2004. 广东地产中药中几种重金属元素的含量测定［J］. 广东微量元素科学，11（7）：60－65.

陈建民，张雪辉，杨美华，等. 2006. 中药中黄曲霉毒素检测概况［J］. 中草药，37（3）：463－466.

李连达. 2006. 加强中药安全性的系统研究［J］，临床药物治疗杂志，4（6）：1－6.

梁世凯，许菲菲. 2005. 马兜铃酸致癌性研究进展［J］. 国外医学泌尿系统分册，25（2）：256－260.

史文慧，郭蓉，罗朝利. 2008. 59 例马兜铃酸肾病的报道［J］. 药物流行病学杂志，17（2）：101－102.

宋秉智，施怀生. 2001. 肝毒性中药及其与药性和有效成分的关系——对 55 种中药肝毒性文献资料的分析报告［J］. 山西中医学院学报，2（1）：18－19.

王宁生. 2001. 马兜铃酸的毒性作用［J］. 中药新药与临床药理，12（6）：394－395.

叶祖光. 1999. 国外中药毒副作用事件之探讨［J］. 中药新药与临床药理，10（5）：184－185.

张明发. 2006. 提高中药安全标准推进中药现代化［J］. 首都医药（10）：29－30.

张雪辉，陈建民. 2004. 高效液相色谱法与荧光光度法检测中药材中黄曲霉毒素的比较［J］. 药学学报，39（12）：997－1000.

张雪辉，陈建民. 2005. 免疫亲合柱净化 HPLC 柱后溴衍生化方法检测中药中黄曲霉毒素［J］. 中国中药杂志，30（3）：182－184.

张震，井立霞，程合丽. 2005. 加强中药安全性研究是促进中药现代化的重要途径［J］. 齐鲁药事，24（8）：482－483.

宗良纲，李常玲，郭巧生. 2006. 中药材中重金属污染及其研究综述［J］. 安徽农业科学，34（3）：495－497.

第3章 中药材外源性有害物质

随着工业化大规模发展，环境污染日益严重，许多中药已由野生转变为种植，化肥与农药的不规范使用和中药饮片的不当炮制、加工，都可能造成中药材或植物药中重金属和农药残留超过允许水平，极大地影响药材质量，影响人民群众的用药安全。现代科学研究表明，超过最低限度农药残留、重金属及砷盐、黄曲霉素、微生物等，对人类生命健康有着很大危害。造成中药材外源性有害物质超标的主要原因有农药、重金属、有害工业化学物质残留等。

3.1 农药残留

农药是现代农业的重要生产资料，对于保证农作物优质高产具有不可缺少的作用。我国已成为世界第二大农药生产国，同时也是农药出口大国，为农业生产提供了重要支持。农业生产水平的提高、农业生态环境的保护和农民收入的增长，更与农药行业的发展密切相关。我国农药行业近年取得了长足发展，规模大幅增长，质量稳步提高，品种不断增加。然而农药残留问题却始终困扰着农产品的质量，影响绿色食品的发展，中药材的安全生产就是其中之一。

3.1.1 常用农药分类

农药指用于预防、消灭或者控制危害农业、林业的病、虫、草害等有害生物，以及有目的地调节植物、昆虫生长的化学药品，或者来源于生物、其他天然物质的一种物质或几种物质的混合物及其制剂。随着科学不断发展，农药品种越来越多，专一性愈来愈强，迄今已有1500多种商品农药上市流通，常用的有几百种之多。除进口农药外，我国自主研发了许多农药和复方制剂。依据不同的分类方法，主要可以将农药划分成以下几类。

3.1.1.1 按农药的来源分类

按农药来源分类可分为矿物源农药、生物源农药和有机合成农药。

(1)矿物源农药

矿物源农药是指来源于天然矿物的无机化合物，有的是无机矿物原料经加工而成，有的是用矿物油加工成乳剂。早期农药有一些无机化合物品种，像砷、氟等制剂作为杀虫剂，在有机合成农药不发达时期，常用砷酸铅、砷酸钙等天然矿物原料作农药。这类农药毒性大、药效低、药害重，已被逐渐淘汰。目前仅使用少数矿物源农药（无机农药），如铜制剂（波尔多液、碱式硫酸铜悬浮剂等）与硫制剂（硫悬浮剂、石硫合剂等）。矿物源农药使用浓度高，容易使植物产生药害，所以要谨慎使用，使用时注意喷药质量和天气条件。

(2)生物源农药

生物源农药是利用天然生物资源（如植物、动物、微生物）开发的农药。根据来源不同，分为植物源农药、动物源农药和微生物农药。

① *植物源农药* 植物源农药历史悠久，古人就曾用天然产物防治病虫害，例如用烟叶浸水后的汁液杀虫、用大蒜捣碎出汁杀菌等。植物源农药种类繁多，性能各不相同。主要有除虫菊和烟碱，除虫菊干花磨成粉可直接作为杀虫剂或蚊香原料，也可以从除虫菊干花中提取除虫菊素，配成药剂使用。烟草中含有杀虫烟碱，用废次烟叶或烟梗为原料提取烟碱，配成杀虫制剂。此外，鱼藤酮、藜芦碱等也具有杀虫活性，藤黄具有杀菌活性，海藻酸钠能抗烟草花叶病，川楝、苦楝具有拒食性能，丁香油具有引诱果蝇的性能，香茅油有驱避蚊子作用，油菜素内脂具有调节植物生长发育作用，芝麻素具有杀虫剂增效作用等。目前，在直接使用天然植物的基础上，研发了许多植物源农药制剂。植物源农药具有毒性较低，对植物无药害，有害生物不易产生抗药性，环境污染少等优点。但是，植物来源有限或栽植占用耕地，难以大规模生产，并且品种较为单一。

② *微生物源农药* 微生物源农药是通过微生物发酵工业大规模生产，利用微生物次生代谢合成的化学物质，与化学合成农药相似，亦称之“生物化学农药”。微生物源农药发展较快，包括农用抗生素和活体微生物农药2大类。农用抗生素是由抗生菌发酵产生的具有农药功能的次生代谢物质，现已发展成为生物源农药的重要大类。如用于防治真菌病害的井冈霉素、灭瘟素、春雷霉素、有效霉素等；用于防治细菌病害的链霉素、土霉素等；用于防治螨类的浏阳霉素、华光霉素、橘霉素（梅岭霉素）等；用于防治害虫的阿维霉素、多杀菌素、虫螨霉素、敌贝特等；用于除草的双丙膦；用作植物生长调节剂的农用赤霉素、比洛尼素等。

活体微生物农药是利用有害生物的病原微生物活体作为农药，以工业方法大量繁殖其活体并加工成制剂用于生物防治。按病原微生物分类有：

真菌杀虫剂，如白僵菌、绿僵菌。

细菌杀虫剂，如苏云金杆菌（Bt制剂）、日本金龟子芽孢杆菌。

病毒杀虫剂，包括核多角体病毒、颗粒体病毒、质多角体病毒，均有高度专一性。

微孢子原虫杀虫剂，如防治蝗虫的微孢子原虫。

真菌除草剂，真菌除草剂是用于防除目标杂草的具有特定剂型的植物病原真菌制剂，如砖红镰刀菌、平头炭疽菌、球炭疽菌、平头炭疽菌、大孢链格孢等。

细菌杀菌剂，如地衣芽孢杆菌、蜡状芽孢杆菌、假单胞菌、枯草芽孢杆菌、木霉菌、菇类蛋白多糖等。

③ *动物源农药* 由动物资源开发的农药。包括动物毒素、昆虫激素、昆虫信息素和天敌等。动物源农药主要分为2类：一类是直接利用人工繁殖培养的活动物体，如寄生蜂、草蛉、食虫食菌瓢虫及某些专食害草的昆虫，以杀死植物病虫害；另一类是利用动物体代谢物或其体内所含有特殊功能的生物活性物质，如昆虫产生的各种内、外源激素等，通过调节昆

虫各种生理代谢，以杀死害虫，或使其丧失生殖能力、危害功能等。

(3)有机合成农药

有机合成农药是由人工合成的有机化合物的农药。滴滴涕是第一个由人工合成的杀虫剂。现在广泛使用的绝大部分农药，如有机磷类杀虫剂、氨基甲酸酯类杀虫剂等均是有机合成农药，占农药品种的绝大部分。由于有机化合物的多样性，有机合成的农药品种繁多，作用方式多样。

3.1.1.2 按防治对象分类

防治对象就是农业有害生物，包括动物、植物、微生物。

(1)杀虫剂

杀虫剂用于防治有害昆虫。昆虫属节肢动物门昆虫纲，节肢动物身体分节，还长有分节的附肢，全身长有外骨骼，分为头、胸、腹3部分，胸节有6条足。有害昆虫简称害虫，如麦蚜、棉铃虫、玉米螟等。杀虫剂如乐果的作用机理为当被植物种子、根、茎、叶吸收并输导至全株后，在一定时期内，以原体或其活化代谢物随害虫取食植物组织，或吸吮植物汁液而进入虫体，起到毒杀作用等。

(2)杀螨剂

杀螨剂主要用于防治害螨。螨属节肢动物门蛛形纲，分为头胸部与腹部两部分，头胸部长8只腿。肉食性螨多是有益的，植食性螨多是有害的，如麦蜘蛛、棉叶螨等。有些杀虫剂如甲基对硫磷、水胺硫磷等也能兼治害螨，此类杀虫剂确切分类名称为杀虫杀螨剂。典型的杀螨剂只杀螨而不杀虫，或基本不杀虫，如速螨酮、三氯杀螨醇、三唑锡等。

(3)杀菌剂

杀菌剂用于防治植物病害。植物生病多是真菌为害，称植物病原真菌。常见真菌病害如小麦锈病、稻瘟病、黄瓜霜霉病等。杀菌剂是对真菌或细菌有杀灭和抑制生长或对孢子产生有抑制能力的药剂，如硫酸铜、硫磺粉、氨基苯磺酸、甲醛等。农业上使用杀菌剂的主要方式是喷雾或喷粉，或对种子、土壤以及各种场所和农具进行消毒。也可将药剂注入植物体内。工业上也用杀菌剂以保护纺织品、皮革、涂料和塑料等。

(4)杀线虫剂

杀线虫剂用于防治植物病原线虫。植物有一类病害是线虫造成，线虫小如针尖，它不是微生物，而是一种动物，但它对植物为害时出现的症状却像病害。丙线磷是一种杀线虫剂，可防治甘薯茎线虫等多种植物病原线虫。杀虫剂涕灭威、甲基异柳磷等同样兼有杀线虫活性，可用于防治花生根结线虫。

(5)除草剂

除草剂用于防除杂草。除草剂是指可使杂草彻底地或选择地发生枯死的药剂。氯酸钠、硼砂、砒酸盐、三氯醋酸对于任何种类的植物都有枯死的作用，但由于它们均具有残留性，所以不能直接应用于田地中。选择性除草剂特别是硝基苯酚、氯苯酚、氨基甲酸的衍生物多数都有效，其中有O-异丙基-N-苯基氨基甲酸、二硝基-O-甲酚钠等。具有生长素作用的除草剂最著名的是2,4-D，一般认为它能打乱植物体内的激素平衡，使生理失调，但对禾本科以外的植物却是一种很有效的除草剂。一般认为这种选择性是决定于植物的种类对2,4-D解毒作用强度的大小，或者由于2,4-D的浓度因植物种类的不同而有差异。

(6) 杀鼠剂

杀鼠剂用于防治害鼠。害鼠属脊椎动物门、哺乳纲、啮齿目。农田、粮仓、居室到处都有害鼠的踪迹，常见杀鼠剂如敌鼠纳盐。

(7) 杀软体动物剂

杀软体动物剂用于防治有害软体动物。带壳的蜗牛和不带壳的蛞蝓是菜园里的主要有害软体动物，属于软体动物门，防治药剂如蜗牛敌。

(8) 植物生长调节剂

植物生长调节剂用于调节植物生长，不用于防治有害生物。如刺激生长的赤霉素；抑制生长的矮壮素；改善植物内在或外在质量的乙烯利等。

3.1.1.3 按作用方式分类

(1) 杀虫剂

①胃毒剂　胃毒剂指经昆虫取食进入其体内引起中毒的杀虫剂，如敌百虫是典型的胃毒剂，药液喷在蔬菜叶片上，菜青虫、小菜蛾幼虫嚼食菜叶吃进药剂，引起中毒死亡；甲基异柳磷也是一种良好胃毒性杀虫剂，其药液拌小麦种子，可防治地下害虫蛴螬、金针虫等。胃毒剂主要用于防治咀嚼式害虫。

②触杀剂　触杀剂指经昆虫体壁进入体内引起中毒的杀虫剂，如有机磷、氨基甲酸酯类等具有强烈触杀作用，药液喷洒在虫体上即可发挥作用。有时药剂喷在昆虫活动场所，如用拟除虫菊酯类杀虫剂喷洒棉花叶片，幼龄棉铃虫在叶片上爬行，药剂可以通过昆虫的足底富集并进入体内达到致死剂量。此外，松脂合剂、机械油乳剂等亦具有触杀作用。松酯合剂可以腐蚀破坏昆虫表皮，使昆虫体液流失而死；机械油乳剂可以在昆虫气门处形成油膜堵塞气门，使昆虫窒息而死。

③熏蒸剂　熏蒸剂指施用后，呈气态或气溶胶态的生物活性成分，经昆虫气门进入体内引起中毒的杀虫剂，如有机磷杀虫剂敌敌畏熏蒸作用强，在密闭空间形成一定浓度而杀死该空间的昆虫，如卫生害虫、仓库害虫。在田间较郁闭的空间里敌敌畏可以防治食心虫、豆荚螟、玉米螟等。有的熏蒸剂如溴甲烷，通常以液态贮存于钢瓶，使用时以气态发挥作用。磷化铝是固体，使用后与湿空气作用，水解形成剧毒的磷化氢气体，可杀灭仓库害虫。

④内吸剂　内吸剂指由植物根、茎、叶等部位吸收、传导到植株其他部位，或由种子吸收后传导到幼苗，并在植物体内贮存一定时间而不妨碍植物生长，被吸收传导到各部位的药量，足以使危害该部位的害虫中毒致死的药剂。内吸剂主要防治刺吸式口器害虫，如氧化乐果可防治蚜虫。植物茎叶上喷洒氧化乐果，易于溶入植物体内，蚜虫吸食后中毒死亡。用甲拌磷处理棉籽，可使棉苗带毒，防治蚜虫、红蜘蛛，有效期为 45 天。有的杀虫剂虽能渗入植物体内，但不能在植物体内输导，称为“内渗”。如蚜虫、红蜘蛛多集中在叶片背部为害，严重时造成卷叶，若施用触杀剂防治，操作不便，虫体不易接触药剂，而施用甲基对硫磷等具有内渗作用的杀虫剂，喷施叶片正面，可以杀死叶片背面的刺吸式口器害虫。

(2) 杀菌剂

①保护剂　指在病原菌侵染之前喷施杀菌剂于植物表面而起到保护作用的杀菌剂。较早的杀菌剂以保护为主，如波尔多液，福美类和代森类有机硫杀菌剂等。保护剂使用应掌握施药时机，一般在病菌可能侵染之前不久为宜。大田中施用保护剂，最晚须在田间刚发现所谓

“中心病株”之时，以保护大多数植株。保护剂具有较长的持效期，必要时可多次施药。

②治疗剂 指在病原菌侵入植株后施用，抑制病菌生长发育甚至致死，缓解植株受害程度或恢复健康的杀菌剂。内渗性杀菌剂具有治疗作用，如代森铵，但是经典治疗作用的杀菌剂是内吸剂，像多菌灵、三环唑、三唑酮等含氮杂环类杀菌剂及井冈霉素等农抗杀菌剂均具有强的内吸治疗作用。

③铲除剂 是直接接触植物病原并杀伤病菌防止其侵染植株的杀菌剂。铲除剂作用强烈，有的不能用于生长期的植株，有的虽可使用，但需注意施用剂量或药液浓度。铲除剂多用于处理休眠期植物或未萌发的种子，或处理植物或病原菌所处环境，如土壤。高浓度石硫合剂药液有铲除作用，在桃树萌芽前施药，可杀死枝干上的桃缩叶病菌。

(3) 除草剂

①触杀除草剂 杀死直接接触到药剂的杂草该部位活组织。此类除草剂施药应该均匀全面，但只能杀死杂草的地上部，对接触不到药剂的地下部无效，因此，一般用于防除种子萌发的杂草，而不能很好防除多年生杂草的地下根、茎。如敌稗是触杀性除草剂，在稻田中稗草1叶1心至2叶1心期，施药可杀死稗草，稻苗可以解毒敌稗。百草枯是一种灭生性触杀型除草剂，植物绿色部分接触该药剂会很快受害干枯，但它不影响植物褐色的茎或树皮，没有内吸作用不会影响到植物的地下部分，它接触土壤后会很快失效，不影响施药土壤种植其他作物。

②内吸除草剂 药剂施用于植物体或土壤，通过植物的根、茎、叶吸收，传导于植物体内，杀死杂草植株。如莠去津可喷雾植株茎叶或用于土壤处理，玉米等一些作物可以对其解毒，一般用于玉米地防除多种杂草。草甘膦有强烈内吸传导作用，可以向顶性、向基性双向传导，施用于杂草植株，杀死其地上部，也能杀死其地下根、茎等地下部，可以防除多年生宿根性杂草。但草甘膦接触土壤后很快分解失效，它只能用于茎叶处理。

3.1.1.4 按化学结构分类

按化学成分来源和发展过程分为无机杀虫剂和有机杀虫剂。无机杀虫剂，如砷酸钙、亚砷酸、氟化钠等，无机化学农药品种较少。有机杀虫剂包括天然的有机杀虫剂、人工合成有机杀虫剂和生物杀虫剂。杀虫剂和除草剂也具有类似无机和有机剂型。

(1) 天然有机杀虫剂

天然有机杀虫剂包括植物性杀虫剂(如鱼藤、除虫菊、烟草等的提取物)和矿物性杀虫剂(如机油、柴油等)。

(2) 人工合成有机杀虫剂

人工合成有机杀虫剂包括有机氯类杀虫剂，如三氯杀虫酯、林丹等；有机磷类杀虫剂，如久效磷、敌百虫等；氨基甲酸酯类杀虫剂，如西维因、克百威等；拟除虫菊酯类杀虫剂，如氯氰菊酯等；有机氮类杀虫剂，如杀螟丹等。

(3) 生物杀虫剂

生物杀虫剂包括微生物杀虫剂、生物代谢物杀虫剂和动物源杀虫剂。

3.1.2 中药材常用的生物农药种类和特性

药材生产每年因病虫害造成减产达10%～30%，严重年份达50%以上，同时药材的外观与内在品质下降。生物农药因其副作用小，对环境兼容性好而日益成为全球农药发展的趋势和方向，目前我国登记使用的有近 80 种。生物农药包括植物源农药、微生物农药、抗生素和生物化学农药。使用生物农药既可有效地防治病虫害，又不杀伤天敌，而且施药后病原菌和害虫不易产生抗性，对人、畜无毒，因而有利于可持续发展和绿色中药材的生产。

3.1.2.1 生物杀虫剂

(1) Bt 乳剂

即苏云金杆菌，是一种杀虫细菌。主要是胃毒作用，对人、畜和天敌无毒，不污染环境，对药用植物无药害。害虫吞食后患败血症死亡。剂型有可湿性粉剂，防治药用植物上的刺蛾、尺蠖、豆天蛾、造桥虫、菜青虫、小菜蛾、棉铃虫、地老虎、蛴螬等多种害虫。

(2) 阿维菌素

又名齐螨素、爱福丁、农哈哈、虫螨克，是一种广谱、高效的具有杀虫、杀螨、杀线虫活性的大环内酯类杀虫抗生素，兼触杀和胃毒作用，无内吸性。能杀灭害虫，对人、畜十分安全。用于防治枸杞、佛手等药用植物的锈螨、瘿螨、潜叶蛾、蚜虫等。

(3) 白僵菌

是一种杀虫真菌。其活性孢子接触害虫后产生芽管，透过表皮侵入体内长成菌丝并不断增殖，使害虫代谢紊乱而死亡，害虫体内水分被吸干而呈僵状。可用于防治蛀果蛾、卷叶蛾、叶蝉、蛴螬等害虫。

(4) 昆虫病毒制剂

具有高度特异性的寄生范围，不易引起生态平衡的破坏。能形成包涵体，尤其是核型多角体病毒和颗粒体病毒，稳定性好。对靶标昆虫具有毒性，能引起区域性昆虫流行病。对植物、人、家禽及水生生物等均无害。用于生产的主要有甘蓝夜蛾核型多角体病毒、棉铃虫核型多角体病毒、甜菜夜蛾核型多角体病毒、小菜粉蝶颗粒体病毒等。

(5) 灭幼脲

是一种昆虫生长调节剂，属特异性杀虫剂，害虫接触或取食后，抑制其表皮几丁质合成，使幼虫不能正常蜕皮而死亡。主要表现为胃毒作用，也具触杀作用，无内吸性，对鳞翅目和双翅目幼虫有特效，毒性低，对人、畜和天敌安全。可以防治刺蛾、天幕毛虫、舞毒蛾等。

(6) 吡虫啉

又名一遍净、蚜虱净、康复多，属高效、广谱、低毒、低残留农药，施药后害虫不易产生抗性，对人、畜、植物、天敌安全。害虫接触药剂后中枢神经传导受阻而麻痹死亡，属触杀、胃毒、内吸性杀虫剂，用于防治药用植物上的蚜虫、木虱、卷叶蛾等害虫。

(7) 烟碱

从烟草中分离的杀虫剂，其溶液或蒸气可渗入害虫体内，使其神经迅速中毒而死亡，主要表现为触杀作用，也具有熏蒸和胃毒作用，对植物安全，残效期短，对人、畜有一定毒性。防治药用植物的蚜虫、叶螨、叶蝉、卷叶虫、食心虫等。

(8) 其他

如浏阳霉素、华光霉素、扑虱灵、杀蚜素、杀螨素、微孢子虫、杀灭菊酯、川楝素、苦参碱等生物杀虫剂。

3.1.2.2　生物杀菌剂

(1)农抗120

对人、畜低毒，对植物和天敌安全，无残留，不污染环境，并有刺激植物生长的作用。可防治药用植物的白粉病、炭疽病、枯萎病等。

(2)多抗霉素

对多种真菌病害有效，杀菌谱广，低毒，无残留，无环境污染，对人、畜、天敌和植物安全。可防治药用植物斑点病、轮纹病、灰霉病、霜霉病、褐斑病等。

(3)武夷菌素BO-10

为内吸性强的广谱、高效、低毒杀菌剂，抑制真菌活性，对革兰阳性、阴性菌均有抑制作用，防治药用植物白粉病、灰斑病、茎枯病及假单孢菌等，对人、畜及天敌安全。

(4)农用链霉素

防治细菌性病害，杀菌谱广，有内吸性。用于药用植物的细菌性软腐病、腐烂病、疫病、霜霉病及细菌性穿孔病的防治，对人、畜低毒，但对鱼类毒性较高。

(5)其他

井冈霉素、春雷霉素、公主岭霉素、木霉菌制剂、胶霉素、土霉素等。

3.1.2.3　细菌农药使用注意事项

细菌农药属生物制剂农药，杀虫率高，污染环境小，人、畜较安全，不诱发害虫抗药性。细菌性农药的杀虫作用与细菌数量和活性相关，使用时对天气条件要求严格。要提高细菌生物农药的药效，使用时必须注意以下问题。

(1)掌握合适温度

适宜喷施温度为20℃以上，因为此类农药活性成分由蛋白质晶体和芽孢组成，低于此温度，芽孢在害虫机体内的繁殖速度缓慢，而且蛋白质晶体难于发挥作用，防治效果差。试验资料表明，在25~30℃条件下，喷施后的生物农药效果较10~15℃的杀虫效率高1~2倍。

(2)掌握合适湿度

生物农药对湿度的要求严格，环境湿度越大，喷施生物制剂农药的药效越显著，特别是粉状生物制剂农药。其原因是细菌的芽孢不适于干燥环境，只有在高湿度条件下，药效才能充分发挥。

(3)增强芽孢活力、避免强光

太阳紫外线对芽孢有致命杀伤作用，研究表明，阳光直射30 min，杀死50%的芽孢，照射1h，芽孢死亡率为80%，而且紫外线的辐射对伴孢晶体产生变形降效作用，因此，应选择在16时以后或阴天使用，效果更好。

(4)适时用药、避免暴雨冲刷芽孢

雨水可以冲刷芽孢，喷洒时应关注天气；因为暴雨会将喷施菌液淋洗，失去杀伤力。如果喷施5~6 h后下小雨，不但不会降低药效，反而可提高防效，因为小雨对芽孢发芽有利。

对中药材的病虫害必须采用综合防治措施，这是中药材GAP生产和认证的关键项目。大多数中药材品种属于大面积栽培，栽培时间较短的植物，病虫害发生、预报、防治规律不清，对防治各种病虫害所使用的农药类型了解较少，“预防为主，综合防治”处于被动状态，防治效果较差。在研究各种农药对病虫害的防治效果的同时应避免农药残留超标。

3.1.3　农药残留对人体的危害

农药是人类研制用于消灭病虫害的有效药物。自从人们利用农药以来，它给人类带来了种种好处，如农作物增产，预防和控制人类的传染病等。然而农药给人类造成的破坏也逐渐显现。由于大量使用化学农药，空气、水源、土壤和食物都不同程度受到污染，毒物积累在家畜和人体中引起中毒等等。长期使用某些化学农药会使害虫产生抗药性，目前已有 417 种害虫具有抗药性。我国从 1983 年开始全面禁止使用有机氯农药，尽管如此，以往积累的农药仍然会在很长时间内继续发挥作用。

农药残留是指农药使用后残存于生物体、农副产品和环境中的微量农药原体、有毒代谢物、降解物和杂质的总称。农药残留主要有 2 种形式：一是附着在植物表面，另一种是在植物生长过程中农药被吸收进入根、茎、叶。与附着在植物表面农药残毒相比，内吸性农药残毒危害更大。

农药残留对人体的危害分为 2 种：一是引起人体的急性中毒，造成身体不适，如心悸、呼吸加快、头晕、腹痛、呕吐、腹泻等，重者导致死亡；二是长期食用农药残留超标的农产品引起慢性中毒，引发各种疾病。农药残留超标不严重的食品对人体的损害程度一般比较浅显、缓慢，但应该引起我们的关注。

农药一般是通过消化道、呼吸或皮肤 3 个途径进入体内。多数农药对人体有害，农药对人的毒性分为急性和慢性。急性中毒是指一次，或短期内大量摄入农药发生的急性病理反应。慢性中毒是指长期连续少量摄入农药最终发生病理反应，主要的方式是农药通过食物进入人体。慢性中毒中以致癌、致畸和致突变较为常见。农药有效成分或有毒代谢物被人体长期微量摄入后，因代谢和排泄量少，在人体的某些器官、组织中积存，称之农药积蓄性毒性，属慢性中毒。农药施用后，毒性有效成分及其降解产物、衍生物和代谢物长期滞留于农作物和环境，形成农药残留和环境污染问题，造成人畜慢性中毒。

我国在 20 世纪 80 年代末，制定了《农药安全使用标准》、《农药合理使用准则》等，由于还没有强有力的法律和执法机构的监督管理，这些标准难于有效实施。随之而来的就是农药对食品的污染，导致食品中农药残留过高。目前农药残留已成为人们膳食中主要食品安全性问题。中药材也是一样，受到农药残留的严重影响。

农药污染的途径主要是施用农药后对作物或食品的直接污染；施用农药对空气、水体、土壤的污染造成植物体内含有农药残留，间接污染中药材；运输及贮存过程中与农药混放而造成污染。

3.1.3.1　中药材农药残留的主要原因

①缺乏科学管理　多数中药材生产由农户自行经营，缺乏相关的科学种植技术，田间管理粗放、品种退化等致使病虫害频发，多次超量喷洒农药，滥用、误用农药导致农药残留。

②农药使用不当　有机氯类杀虫剂、有机磷类、氨基甲酸酯类、卤代烷类熏蒸杀虫剂均为高毒或高残留类农药，有些地区仍在大量使用。有机氯类农药和有机磷类农药在土壤中残留期较长。如 DDT 在土壤残留期为 4 ~ 30 年，在中药材种植过程中难免被吸收而引起残留。

③采收加工及储存不当　一些药材产区在施用内吸性农药后不久（降解期未过）就开始

采收，或在储存过程中为防止虫蛀而过量使用农药造成农药残留。

3.1.3.2 有机氯农药残留农药对人体的危害

虽然有机氯农药(如六六六、滴滴涕等)已停止生产和使用，但其已有30多年的使用历史，而且化学性质稳定，不易降解，易蓄积于体内，导致该类农药在食品中的残留较为普遍，但总的趋势是在逐渐减少。该农药有高度的选择性，多贮存在脂肪组织或含脂肪多的部位。其残留规律是动物性食品高于植物性食品，而植物性食品残留的顺序为植物油大于蔬菜、水果。植物性食品中的六六六和滴滴涕残留量与施药量有直接的关系，而动物性食品其农药残留来源于饲料和环境。

有机氯农药属低毒和中等毒性，主要是对神经系统和肝、肾的损伤，长期低剂量摄入可导致慢性中毒。有机氯还可通过胎盘屏障进入胎儿体内，使用这类农药较多的地区，其畸胎率和死胎率比使用该类农药较少的地区高约10倍。

3.1.3.3 有机磷农药残留对人体的危害

有机磷农药是我国使用的主要农药。早期发展的多为高效高毒品种，如硫磷、甲胺磷、内吸磷等，尔后发展了许多高效低毒低残留品种，如乐果、敌百虫、马拉硫磷等，目前仍使用剧毒的有机磷农药，有机磷农药化学性质不稳定、分解快，在作物中残留时间短。有机磷农药主要污染植物性食物，尤其含有芳香物质的植物，如水果、蔬菜易于吸收有机磷，而且残留量较高。甲胺磷属高毒低残留农药，禁用于蔬菜，短期作物易发生农药中毒。在我国总膳食表中，甲胺磷农药残留最突出。

有机磷农药是神经性毒物，进入人体后主要是抑制血液和组织中的乙酰胆碱酶的活性，引起神经功能紊乱、出汗、震颤、精神错乱和语言失常等一系列表现症状。

大量使用的杀菌剂、除草剂等也会造成农药的污染和在药材中的残留。

残留农药类型主要是有机磷类和有机氯类。食用少量的残留农药，人体自身会降解，不会突然引起急性中毒，但长期食用没有清洗干净带有残留农药的产品，必然会对人体健康带来极大危害，其危害主要有：

①导致身体免疫力下降　长期食用带有残留农药的菜，农药被血液吸收后，可以分布到神经突触和神经肌肉接头处，直接损害神经元，造成中枢神经死亡，导致身体各器官免疫力下降。如经常性的感冒、头晕、心悸、盗汗、失眠、健忘等。

②可能致癌　残留农药中含有的化学物质可促使各组织内细胞发生癌变。

③加重肝脏负担　残留农药进入体内，依靠肝脏制造酶分解这些毒素，如果长期食用带有残留农药的瓜果蔬菜，肝脏负担加重，容易引起肝硬化、肝积水等一些肝脏病变。

④导致胃肠道疾病　胃肠道消化系统黏膜血管丰富、胃壁褶皱多，易存毒物，残留农药容易积累其中，引起慢性腹泻、恶心等症状。

3.1.4 中药材中残留农药的来源

农药的生产和使用曾经给人类带来明显的经济效益，是提高农业产量的重要措施之一。在相当长的时期内，人们对农药的使用主要是为了防治有害生物和提高经济效益，而对于农药施用后进入人类生存的生态环境，乃至于留存食物中产生不良影响未给予应有的重视，直到20世纪中叶，大量化学合成农药施用造成严重恶果后才引起人们对此问题的关注。

人们意识到每年数百万吨化学农药被投放于生态系统之后带来一系列问题，例如：这些农药将在生态系统的物质循环过程中如何转移，与环境中的有关物质作用后可能产生什么样的变化，这些物质及其衍生物将对生态系统中的各类生物产生哪些影响，农药的施用将会对生态平衡产生何种作用等。通过对这些问题研究，逐步认识到化学农药，特别是性质稳定的有机农药随着物质循环在生态系统的生物之间及其环境之间进行着广泛的传递和转移。其次，农药通过降解、转化作用后所产生的一些物质对生态系统和人类自身可能带来更大危害。第三，农药的研制和应用不能仅关注于农药使用和经济价值，更要注意农药对人类的安全和减少对环境的污染。

3.1.4.1 农药污染环境的主要途径及对健康的影响

农药在生产与使用过程中可导致环境污染。农药污染不只局限于生产和使用该农药的地区，由于农药可经水体、土壤、大气、生物等媒体携带而迁移，其分布范围广泛，尤其是难以转化与降解的农药更是如此。

农药在环境中迁移和分布与环境中物理、化学、生物等多种因素有着错综复杂的关系。影响分布与移动的内因包括农药本身溶解度、极性、挥发性、电荷分布、分子大小、离子常数等；外因包括农药的吸附作用、水及空气的流动、光线、温度、pH 值等作用以及植物、动物、微生物等各种生物作用。

环境对药材的污染常被人们忽视。药材生长的土壤、水源、大气的污染是一些高残留性农药污染的主要来源。六六六、滴滴涕尽管被禁用生产，但许多药材中被检出，是药材植株从环境中摄取的。其次是种植过程中施于土壤中被植物吸收或直接喷洒用药时间不合理和大量滥贮存引起的。另外药材采收、加工、运输过程中也会被污染；为防止生虫变质用农药对库存药材进行熏蒸；药材炮制过程中辅料的污染。

(1)大气污染与健康

①*生产过程中有毒气体的污染* 农药厂不仅排出废气污染环境，有时将生产中的有毒气体直接排入大气，造成大气污染并对人体健康产生危害。例如，1976 年 7 月 10 日意大利一家生产 2,4,5-三氯酚(杀虫剂)工厂，由于间歇式反应器过热，反应器内蒸汽通过泄气阀排入大气，此蒸汽随风飘移，覆盖了大约 10^9 hm^2 市区，造成严重大气污染。由此造成的直接后果是 134 人被确诊为“氯唑疮”。另外，有的患者还有头痛、眼部刺激及胃肠道症状。再如，1984 年 12 月 3 日印度的一家农药厂由于 30 多吨异氰酸甲酯及其水解产物泄漏而直接排入大气，波及 65 hm^2 的市区，致使 3300 人死亡，数万人受伤。这些污染为人们的生命和健康造成了严重的危害，必须引起重视。

②*施用过程中的污染* 用机器对大面积草原和森林杀虫会造成大气、土壤和水域污染，导致急性或慢性健康损害。地面喷洒是农田常用的施药方法，喷洒地上方的空气会受到污染，对人体健康造成损害。据报道，用敌对杀虫烟剂(含有敌敌畏、对硫磷和助燃油剂)烟熏竹林，致使附近村民因吸入而发生急性中毒，出现头痛、头晕、胸闷、恶心和呕吐等中毒症状外，严重者呈现多汗、视力模糊和瞳孔缩小等症。

(2)水体污染与健康

①*生产废水的污染* 农药厂排放未经处理的工业废水，会造成水体污染，如遇事故性排放，则后果更为严重，不仅引起水生生物的死亡，甚至对人体健康造成不良影响。检测某化

工厂六六六车间的排污口与江河汇合处水质，其江水中含六六六0.4 mg/L，另一化工厂生产对硫磷、马拉硫磷、乐果和六六六，其废水在未进行治理直接排入附近湖水，使该湖生态环境严重破坏，鱼类大量死亡，幸存的鱼类中有40%出现畸形，鱼体内的六六六残留达15～30 mg/kg。

②*施用过程中的污染*　农田施用化学农药之后，如遇降雨，尤其大暴雨，农药会随地表径流而流向河川，对地面造成严重污染。农药施用也会对地下水造成污染，甚至引发急性中毒。

(3)土壤污染与健康

喷洒农药，约70%落入土壤，农药拌种、药剂直接用于土壤处理等，土壤是农药进入环境的主要载体。大规模地将化学废弃物，包括农药生产过程中废渣埋入土壤，造成土壤污染，威胁人体健康。

(4)食品污染与健康

食品在生产、加工、运输、贮存、销售、烹调和食用过程中，皆可受到农药的意外污染，严重时可引起食用者发生急性中毒。对于植物性食品，农药或附着于植物体表，或吸入到体内，造成农药残留，其残留浓度较低。而动物性食品，通过食物链将环境中的农药富集于动物体内形成农药残留，其残留量较高，但一般不致引起农药急性中毒。食品农药残留是人们接触农药的主要途径，接触人群广泛，接触时间长。对食品的农药残留，各国及世界卫生组织皆有相应的规定，并进行广泛的监测。此项工作也是我国卫生防疫系统的一项经常性工作，我国曾广泛施用过大量有机氯农药，致使一段时间内食品中的DDT、六六六超过了允许残留量，造成了出口的困难，现在情况不断改善。

3.1.4.2　农药在土壤中的迁移与分布

农药在田间大面积反复施用，污染土壤。不论采取何种方式使用农药，黏附在植物上的药量约占30%，大部分落于土壤。使用除草剂及应用浸种、拌种、毒谷等施药，土壤污染更为严重。此外，雨水挟带农药及洗涤植株体表的农药也进入土壤。

农药在土壤中的移动一般通过流动与扩散两种作用。流动作用系由外力造成，如农田土壤翻耕引起农药移位，地表径流和土壤水渗滤淋溶引起农药转移等。扩散作用则与土壤性质有关，土壤含水量、土壤比重、孔隙度、温度及吸附作用等均影响其扩散。

土壤的吸附作用对农药行为影响较为重要。在土壤的无机颗粒中，以直径小于0.002 mm的黏粒表面积最大，对农药吸附力强；土壤有机质中以腐殖质为主体，是不定形胶体，其巨大的表面积使之在土壤与农药相互作用中占重要地位。农药通过3种机理被吸附而固定于土壤中：物理吸附；化学吸附(包括离子吸附、质子化作用、氢键结合等)；配位作用。农药亦可通过非吸附机理被固定。例如，农药被土壤中微生物同化而留存于其细胞内，当土壤形成有机-无机复合体时，可能将农药包含其中而免受外界影响。

农药进入土壤生态系统后，会发生非生物降解，这是消除土壤中残留农药的重要途径，其主要降解过程包括化学水解、光化学分解及氧化还原等。其次是生物降解途径，土壤中单细胞藻类参与降解过程。在农药的降解过程中，生物因素很重要，生物降解可以将农药分子分解为无机物，且速度较快。

3.1.4.3 农药在水体的迁移与分布

中药材的栽培需要灌溉，而灌溉水的清洁及被农药污染程度是外源污染途径之一。水体受农药污染的主要途径有：

①农药直接施入水体 例如为控制水体有害生物像蚊虫、钉螺及杂草等，而将农药直接施入水体，造成水体直接受到农药污染。此类污染限于局部地区。

②从含农药的土壤迁移 农药通过地表流入水体或经渗滤液通过土层而至地下水。这种污染以地面径流为主，污染面积较广，不论可溶性或不溶性农药均被雨水或灌溉水冲洗或淋洗，经小沟、溪流而流入海洋。

③农药厂排污 农药厂及农用化学品生产厂通过排放污水而使大量农药进入水体，此种污染集中，浓度较高。近年来，大部分农药厂已建立污水净化装置，此类污染有所控制。

水体中常见的有机氯农药为DDT、DDE、DDD，其次为狄氏剂、艾氏剂、七氯等。此类农药溶解度低，常附于颗粒物上悬浮于水中，在静止水体或缓流水中逐步沉降，常富集于河流或湖泊底泥中。只有在湍流的水环境中，农药才有可能送至较远的地方。

土壤渗透液借助毛细管与重力作用在土壤中向侧面及下层运动。土壤孔隙是水溶液或悬液在土壤中移动的通道。水体中未被土壤吸附或生物降解的农药，逐步迁移地下水层，使地下水受到污染。

3.1.4.4 农药在大气中的迁移与分布

农药污染大气途径主要有3个方面：

①农药以液剂、粉剂或雾剂喷洒农田，有部分农药颗粒进入大气。

②农药由作物表面或土壤表面挥发进入大气，农药在喷洒过程中有部分挥发成气体进入大气。

③农药配制、加工生产运输、农作物废弃燃烧、仓库车船熏蒸后的通风排放、粮食保存、纤维防蛀等也会造成大气污染。

在防治作物、森林及卫生害虫、病菌、杂草和鼠类等有害生物时，部分农药会直接飘浮大气中，尤以飞机喷洒或使用烟雾剂时进入大气较多。附着于植物体表面或落于土壤表层的农药有一部分被浮尘吸附，并逐渐扩散入大气，或者从土表蒸发进入大气，由农药厂排放出的废气也是大气中农药污染源之一。

农药进入大气后随气流作用，被带到非施药区，出现农药“重新分配”现象。早在20世纪60年代人们就已查知，施用于西非洲的农药在大气作用下，跨越大西洋落到5000 km之外的巴巴多斯岛上。农药气体及微粒由对流带至高空凝结，再被气流送至远方；一般由热带地区迁移至温带及寒带降落，从而使南冰洋与北冰洋地区也有了农药污染。部分农药会在大气中消失，原因是少部分农药的光解，更多的是因雨水洗涤及微粒沉降落在地面及水体中。但这些农药在适当条件下又可由地表再度挥发或风蚀而重返大气，由此形成循环过程。

3.1.4.5 农药在生物间的转移与分布

农药施入环境后，部分进入到动物、植物和微生物等生物体内，继而随生物的移动而发生转移，尤其重要的是通过生态系统中的食物链而导致生物体间农药的转移与分布。

农药在生物间的转移与分布通过食物链的转移会产生生物富集。生物富集指环境中的农药残留被生物取食或其他方式吸入后积累于体内而造成高浓度储存，农药在生物体内累积量可达到环境含量几倍甚至更多。食物链由低向高逐级增大，导致处于食物链顶端的高位营养级生物(顶端捕食者)诸如猛禽、猛兽以及人类发生中毒和死亡。尤其是那些难于被生物代谢降解的农药更易产生生物富集现象，如DDT、狄氏剂、氯丹等有机氯农药。广泛而轻微的农药污染环境，可经食物链的逐渐富集，使最终进入人体的量成千上万倍地增加，由此造成对人类健康的严重威胁。

导致和影响农药残留的原因很多，其中农药本身的性质、环境因素以及农药的使用方法是影响农药残留的主要原因。

3.1.5 中药材生产中农药的安全使用

农药是一类生物活性物质，多数农药对人畜均有毒性。农药使用不当，会直接使施药人中毒，或者使误食和接触农药的家禽、家畜中毒，有的会污染河流、水塘、鱼池，对水生动物造成毒害或污染。因此，安全使用农药是非常重要的。

3.1.5.1 严格遵守农药使用准则

科学、安全地使用农药，防止农药对环境和中药材的污染，是生产中药材的关键。为了安全使用农药，我国制定了《农药合理使用准则》国家标准，准则中对农药品种(有效成分)、剂型、常用药量、最高药量、施药方法、使用次数、最后一次施药与收获的间隔天数(安全间隔期)和最高残留限量做了具体规定，必须认真遵守。首先，在施用农药的时候，要针对病虫草害发生的种类和情况，选用合适的农药品种、剂型和有效成分，根据规定剂量用药，不能随意加大用药量。其次，施药次数对蔬菜等鲜食产品和环境污染影响很大，不能随意增加施药次数。再次，种植中药材应尽可能减少农药使用的次数，遵守农药使用的安全间隔期，限制产品中农药残留量。而要特别强调的是，在中药材采收前不能随意施药。

3.1.5.2 选用安全高效低毒农药和生物农药

农药被禁用或限用的原因，一般是指农药对人畜有高毒，使用不安全；有高残留、各种慢性毒性作用(如迟发性神经毒性)；二次中毒及二次药害；引起致畸、致癌、致突变；含特殊杂质或代谢产物有特殊作用以及对植物不安全，有毒害；对环境和非靶标生物有害的农药等。为保护人民健康，国家禁止高毒农药、高残留农药用于蔬菜、果树、茶叶、中药材等作物。在无农药污染蔬菜或绿色食品生产中推广综合防治技术，发挥抗病(虫)品种、农业技术等措施的控害作用，减少农药的使用。农药使用的策略是，禁用高毒及高残留农药，慎用中毒农药，选用高效、安全、低残留的生物农药、激素类农药、低残留农药，以确保中药材上市前农药的残留量符合或低于国家标准。

3.1.5.3 中药材生产禁用的农药

(1)剧毒农药

通常品种是3911、甲基1605、1059、久效磷、甲胺磷、呋喃丹、氰化钠、氰化钾等。这些农药容易被中药材吸收并渗透于根茎、叶片及果皮等植物组织内，即使风吹雨淋也不易消失。往往中药材收获期临近，有部分农药成分还未降解，加工使用后就极易发生急性中毒。因此，禁止在中药材生产上使用。

(2)高残留农药

如六六六、DDT、氯丹等，尽管对人畜的急性毒性不大，但残留期长，积累性强，在中药材内不易分解，进入人体会长期积蓄造成慢性中毒，因此也禁止施用于中药材。

3.1.6 中药材中残留农药的限量

世界卫生组织和联合国粮农组织(WHO/FAO)对农药残留限量的定义为，按照良好的农业生产(GAP)规范，直接或间接使用农药后，在食品和饲料中形成的农药残留物的最大浓度。根据农药及其残留物毒性评价，按照国家颁布的良好农业规范和安全合理使用农药规范，适应本国各种病虫害的防治需要，在严密技术监督和有效防治病虫害的前提下，从取得的一系列残留数据中取有代表性的较高数值。它的直接作用是限制农产品中农药残留量，保障公民身体健康。在世界贸易一体化的今天，农药最高残留限量成为贸易国之间重要的技术壁垒。

3.1.6.1 农药残留的危害

各国都存在着程度不同的农药残留问题，农药残留会导致以下几方面危害。

(1)农药残留对健康的影响

食用含有大量高毒、剧毒农药残留引起人、畜急性食物中毒事故。长期食用农药残留超标的农副产品，虽然不会导致急性中毒，但可能引起人和动物的慢性中毒，导致疾病的发生，甚至影响遗传。

(2)药害影响农业生产

由于不合理使用农药，特别是除草剂，导致药害事故频繁，经常引起大面积减产甚至绝产，严重影响农业生产。土壤残留的长效除草剂是重要原因之一。

(3)农药残留影响进出口贸易

世界各国，尤其是发达国家对农药残留问题高度重视，规定了严格的农副产品农药残留限量标准。许多国家以农药残留限量为技术壁垒，限制农副产品进口，保护本国农业生产。2000 年，欧共体将氰戊菊酯在茶叶中的残留限量从 10 mg/kg 降低到 0.1mg/kg，使我国茶叶出口面临严峻的挑战。

3.1.6.2 解决农药残留问题的策略

长期以来，由于对农药的药害、残留性、毒性等问题的重视程度不够，一旦作物生病，就使用效果最好的农药而不管其毒性、残留性等问题。尽管国家三令五申禁止使用剧毒、高毒、高残留农药，但在农村市场仍能买到，由于这些农药效果较好，农民仍在频繁使用，对环境造成的污染令人担忧。采取对药农宣传培训，还应执行两个“必须”：药农使用农药必须在基地技术员处领取方可使用；药农使用农药必须在基地技术员指导下使用。采用以下几种方法可避免药农擅自使用农药。

(1)合理使用农药

解决农药残留问题，必须从根源上杜绝农药残留污染。我国制定并发布了七批《农药合理使用准则》国家标准。药材生产过程中应严格按照《准则》中的有关规定合理使用农药。与此同时，加大宣传，加强技术指导，使《准则》发挥作用。而农药使用者应积极学习，树立公民道德观念，科学、合理使用农药。

(2)加强农药残留监测

开展全面、系统的农药残留监测工作，即时掌握农产品中农药残留状况和规律，查找农药残留形成原因，为政府提供有效数据，以便制定相应的规章制度和法律法规。

规范农药残留检测方法和相关技术，面对我国目前市场上农药残留检测方法和种类繁多，检测数据缺乏或不同检测单位数据缺乏可比性，建议加快规范农药残留检测技术及其配套试剂，加强对速测仪市场的监督管理。加强农药残留检测技术研究和标准制定，政府应对国际标准和先进检测方法加以引进和验证、国内检测方法的研究制定在资金上给予支持。制定农业生产中经常使用、并且影响到进出口贸易农药品种的残留检测方法。根据农业发展需要，制定残留检测方法标准的长期规划。

(3) 加强法制管理

加强《农药管理条理》、《农药合理使用准则》、《食品中农药残留限量》等相关法律法规的贯彻执行，加强对违反有关法律法规行为的处罚，是防止农药残留超标的有力保障。加快农药残留限量标准的研究和制定，制定我国农药残留标准，首先要研究国际标准，特别是我国农产品主要出口国的限量标准；第二，对于我国农药限量标准中存在太笼统和数量少的问题，进行梳理，加快补充和修订限量标准，重点制定对于人体健康和进出口贸易影响的农药品种的限量标准；第三，及时了解限量标准设置规则和最新动态，适时做出相应政策调整，以保护我国农产品生产者和消费者利益。

在中药材种植过程中，尤其是病虫害高发季节，要定期或不定期下乡调查，密切关注中药材生长和病虫害情况，做好预防工作。若发生病虫害，要及时调查，及时采取防治方案，及时将农药分发到药农，及时指导使用，这项工作做的不好，药农有可能因怕减产带来损失而自行购买农药防治。根据种植土地进行分类收获，对有可能用药的地块，可单独收获，单独检验，以免“一颗老鼠屎坏一锅汤”。

(4) 建立健全农产品农药残留监测体系

应针对每种药材的病虫害发生规律来试用农药，科研单位和企业应组织力量研究某种或某几种农药对病虫害的防治效果和在这种药材上的农药残留动态，制定最佳农药使用方法，保证收获时药材中的农药残留不超标又有好的防治效果，建立农药安全使用标准，严格控制农药安全间隔期，减少施药次数和降低农药浓度。根据各药材病虫害发生特点，可通过种衣剂的研究，提高农药利用度及病虫害防治效果，降低农药用量和残留量。

在病虫害发生期使用高效、无毒生物农药，并保护天敌，建立生物防治的病虫害综合技术。从 20 世纪 80 年代以来，我国先后研制出 Bt 乳剂 7216、Bt 病毒复合剂、螨虫素、拒食剂等生物杀虫剂与生物拒避剂；井岗霉素、农用链霉素等生物杀菌剂。这些生物农药也已经用于药材病虫害防治。如应用 200 mg/L 农用链霉素液灌根防治药材软腐病、青枯病，用井岗霉素 1000 ~ 1500 倍液防治药材炭疽病、霜霉病，用 Bt 乳剂 300 ~ 500 倍液防治药材菜青虫、小菜蛾等方面，均取得了明显效果。

(5) 加强宣传培训，阐明利害

宣传中药材种植过程中使用违禁农药的危害，使其知之而不为之。通过宣传资料、技术培训等形式向农民宣传。除此之外，必须在合同上写明“发现擅自使用农药者，公司拒绝收购其产品”等规定，务必使种植中药材的药农理解农药污染危害性。

(6) 多批次收购，控制每批次数量，严把质量关

在收购中药材时，可按地点采收批次划分。因为一个小的区域内，病虫害发生情况及防治方法有其一致性，不宜把甲村与乙村放在一起。

除上述方法外，还应该从其他方面避免或减少农药的使用，如水旱轮作可减少土壤传播病害的发生，尽量选用生物农药，开发当地的植物性土农药，如把榨过油的桐子饼和壳混入有机肥中可以驱避蛴螬等。

3.1.6.3 农药最高残留限量

农药残留监测的两个基本条件：一是必须有农药残留检测方法标准，二是必须有农药残留判别标准，即农药残留限量标准。农药最高残留限量是指按照国家颁布的良好农业规范或安全合理使用农药规范，适应本国各种病虫害的防治需要，在严密的技术监督下，在有效防治病虫害的前提下，在取得一系列残留数据中取得有代表性的较高数值，定为最高残留限量。如果不遵守国家农药合理使用规定，最终收获的农产品中农药残留量很可能超过国家规定的最高残留限量，则该农产品属于不合格产品，不准出售或出口。因此制定最高农药残留限量有利于提高本国农产品质量和促进农产品国际贸易，以技术方式保护国内农产品和农药产品生产。

农药污染已成为国际上日益关注的问题，各国均将农药残留标准的制定列为重要工作。由于农产品进口国对农药残留要求严格，出口国要求较松，加之各国人民膳食结构不同，各国制定的残留限量也不尽相同，为了减少国际贸易纠纷，做到互相兼容，FAO/WHO 食品法典委员会下设两个专门负责制定和协调农药残留法规和食品中农药最高残留限量的组织：农药残留专家委员会联席会议(Joint FAO/WHO Meeting on Pesticide Residues，JMPR)以及农药残留法典委员会(Codex Committee on Pesticide Residues，CCPR)。JMPR 负责农药安全性毒理学评价，修订农药的每日允许摄入量(Acceptable Daily Intake，ADI)，从学术上评价各国政府、农药企业、公司提交的农药残留试验数据、市场监测数据，提出最高残留限量推荐值。CCPR 负责提交进行农药残留和毒理学评价的农药评议优先表，审议 JMPR 提交的农药最高残留限量草案，制定食品(和饲料)中农药最高残留限量法典。各国都不同程度的制定多项农药最高残留限标准。与发达国家相比较，我国现行的农药残留限量标准制定工作还有待于进一步加强。

3.1.7 中药材中残留农药及毒性的控制

药用植物残余农药问题越来越引起人们的重视，若不及早研究解决，将严重制约中药材的发展。控制中药材农药残留，应立足于植物自身的抗性，培育抗病抗虫的品种，选育优良种苗，提高栽培管理水平，开展生物防治研究与植物性农药研究。但新培育的抗病抗虫品种，能否具有地道中药材的品质又是一个新课题。

3.1.7.1 农药残留的控制

中药材种植中过量施用农药或施药不当导致农药残留量超标，不但影响药材品质，而且危害人体健康。衡量中药材质量标准，除了考虑中药自身有效成分外，还要考虑中药材中化学农药的残留。因此，加速无公害中药材的生产，是提高中药材质量的重要环节(任红兵，2007)。

(1)控制措施

①科学规划中药材生产基地　中药生产基地，应按中药材产地适宜性原则选定，因地制

宜，合理布局，应重视“道地药材”的地理学和“原产地”概念。生产基地应选择大气、水质、土壤无污染地区，要求在一定范围内没有各种污染，灌溉水质要达到农田灌溉水质标准 GB 5084—2005；中药加工，应达到生产加工水质标准；生产基地大气环境要达到“大气环境”质量指标 GB 3095—1996 二级标准；药园土壤环境质量要达到土壤质量 GB 15618—1995 二级标准。一般选择生地，以避免土壤经多年种植后遗留的农药影响所种植药材的质量。由于药材是商品性很强的经济作物，必须考虑中药产量和品质的关系、生产与消费间的关系，以及国民经济的发展水平等因素。

②栽培抗病、抗虫品种　不同品种的中草药对病虫害抵抗能力有很大差异。如川麦冬从叶形、株形分为 4 个类型，川芎从茎色上分就可分为 3 个类型，味连从花、果、叶分可分为 3 个类型。这些类型的产量、抗性都有一定差异，因此，栽培抗病虫害的优质高产中草药是防治病虫害最经济有效的措施。例如栽种地黄，小黑英品种比其他农家品种抗地黄斑枯病；有刺型红花比无刺型红花抗红花炭疽病和红花实蝇；阔叶矮秆型白术，其苞片较长，能盖住花蕾，有阻挡术籽虫产卵的优良特性。故进行品种培育不但要以质量、产量为重要指标，同时也应重视中药材品种的抗性特征。

(2)综合防治中药材病虫害

①生物防治　生物防治就是用生物或生物代谢物及生物技术获得的生物产物，如抗生素、生物农药或天敌来治理有害生物。这些生物产物或天敌，一般对有害生物选择性强、毒性大；而对高等动物毒性小，对环境污染少，一般不造成公害。

②农业防治　农业防治是通过科学栽培管理措施减少或防止病虫害发生，促进药材生长发育。常用的方式有合理轮作、合理间套作、调节播种期、合理施肥等。合理轮作使病菌和害虫的寄主发生变化，对病菌和害虫的生长、繁殖造成影响，从而减少药材的病害与虫害。合理间套作，作物间对害虫的食料产生一定隔离作用，微环境的差异对有些病菌繁殖条件的形成产生影响，减轻或控制病虫害的发生。冬播或春季早播使红花花期提前，避开红花实蝇成虫产卵盛期与红花现白期的重叠，减少实蝇产卵于花蕾，降低虫害。避免盲目施肥造成药材营养失衡而产生生理病害。在生产栽培中，如果不注意肥料的选择，特别是施用有机肥时不注意肥料的充分发酵，就会因肥料本身的污染而造成药材的污染。比如，用污水兑粪尿肥浇灌药材，会造成药材的严重污染。因为污水中含有大量病菌、虫、卵、毒物和重金属离子，容易诱发病虫害，造成土壤污染，影响后季作物。

③化学防治　选用恰当的药物种类。对病害或虫害的发生特性和农药特性进行分析，以免将生理病害当作病理病害，喷施农药不但起不到防治作用，反而造成了浪费和农药污染。防治病理性病害选用杀菌剂，防治虫害选用适宜杀虫剂，如西洋参、三七含有相当数量的挥发油，属多年生根茎类植物，易受有机氯农约污染，因此对此类中药材应选择脂溶性小的农药。使用高效、低毒、低残留的新农药和无公害的农药，如马拉松对害虫毒性高，对天敌毒性低。灭蚜威对菜蚜毒性大，不杀伤天敌。氨基甲酸酯类农药也有这个特点。性诱剂、激素杀虫剂等都不污染环境和药材。许多内吸杀菌剂，如多菌灵、粉锈宁等表现高效低毒。无公害农药如植病灵、豆浆等防治沙参、半夏病毒效果好。改进施药方法及时间，通过采用微囊剂、颗粒剂代替粉剂，节省投入，提高药效。根据病虫害种类或病害发生规律找出防治方法，适时防治。在幼虫出现时实施防治方能取得较好效果。对有些喜欢中午钻入土中的幼虫

应在清晨或傍晚喷药。为保证药效，下雨前后不应喷药。最后一次施药距采收间隔天数不得少于规定的安全日期，如除虫菊酯最后一次施用要在收获前 90 天进行；而除虫菊酯的最后一次施药离收获的时间比较短，只要 2 天以上。

④*物理防治*　如果虫害较轻，可在田间实行人工捕杀。也可利用害虫的趋光性或趋化性进行诱杀，如用灯光诱杀危害麦冬、地黄、丹参的蝼蛄、灯蛾、银纹夜蛾等成虫，控制虫口基数，用炒香的麦麸拌药诱杀蝼蛄，糖醋酒液诱杀小地老虎等。

(3)改进加工与储藏技术

①*规范中药材加工技术*　目前多数中药材的采收加工较分散，多为药农沿用自家传统的方法进行，很难保证质量稳定和统一。建立规范的中药材初加工厂，分散种植的中药材可通过收购鲜药材进行加工，通过晾晒或烘干，尽量降低药材中农药的残留。保证中药材质量，规范分级包装提高药材附加值。这是中药材产地加工的发展趋势，也是实施《中药材生产质量管理规范》的基本要求。

②*规范中药材储藏技术*　虫蛀是中药材储藏的常见问题，传统方法是喷洒防虫药剂，这是中药材受到药剂污染并引起质量变化的主要原因。改进传统包装、建立规范的储藏设施，如实行真空包装或充入惰性气体保存中药材，破坏虫害与微生物的繁殖条件，有效地防治药材虫蛀和霉变。

中药材的农药残留控制是一个复杂的系统工程，要加强中药材基地建设，建立以道地药材产区为主的中药材产业化基地，严格控制使用化学农药和化肥，逐步推行 GAP 标准化生产和无公害栽培，为中药现代化提供合格原材料。

3.2　重金属污染

中药材重金属污染已经成为当前中药材生产中亟待解决的重要问题。重金属通常是指密度在 5 g/cm^3 以上的金属，如金、银、汞、铜、铅、镉、铬等。食品卫生方面的主要限制是汞、铅、铜、铬、镉 5 种重金属元素；营养化学、毒理学和环境污染研究中公认汞、铅、铍、镉、锑、铊、锆等对生物和人体有毒害作用，被称作污染元素，而锰、钴、铜、钒、硒、钼、铬等在含量过高或形态不同时，对生命体系亦有毒害。按照目前的国际标准，中药材中重金属主要包括铅、镉、汞、铜、砷等(陈怀满，1996)。

重金属元素的毒性作用主要是由于其进入人体内能与体内酶蛋白上的—SH 和—S—S—键牢固结合，从而使蛋白质变性，酶失去活性，组织细胞出现结构和功能上的损害。其中铅主要损害神经系统、造血系统、血管和消化系统；汞主要损害肾脏，造成肾功能衰竭；砷主要是扩张毛细血管，麻痹血管舒缩中枢，使腹腔脏器严重失血，引起肝、肾、心等实质器官的损害；镉可抑制肝细胞线粒体氧化磷酸化过程，使组织代谢发生障碍，对人有致畸、致癌、致突变作用；如较高浓度的铜具有溶血作用，能引起肝、肾良性坏死等(徐顺清 等，2005)。

中药材一旦被重金属污染，将可能对人体产生潜在的威胁，尤其是体弱多病者往往解毒功能较差，造成的危害比常人更大。因此，重金属对人类乃至所有生物的危害已引起世界各国的重视，进口中药材和中成药的国家和地区对中药材、中成药的重金属含量都提出了严格要求；我国也明确规定，在中草药制成的注射剂中，重金属含量不得超过0.15 mg/kg，在其他药品中，不得超过20 mg/kg(李敏，2005)。中药材重金属含量超标也已成为影响中药出口、中药进入国际市场的主要制约因素之一。

20世纪80年代以来，随着生物有机化学的诞生和人类预防疾病，治疗疑难杂症的实际需要，以及营养化学、毒理学和环境污染研究的深入，重金属对人体的影响受到关注。表3-1是有关中药材中重金属含量的数据。表中的3组标准值数据是我国、东南亚与德国等三国对重金属的限量规定。

表3-1　中药材中重金属含量的调查以及与标准值的对比

重金属名　称	中国标准值(mg/kg)	东南亚标准值(mg/kg)	德国标准值(mg/kg)	调查的中药材数量(个)	超标的中药材名称及含量(mg/kg)	超标数量(个)	超标率(%)
砷	≤2.00	≤5.00	—	44	川辣>5.00；菟丝子>5.00；人参>5.00	3	6.82
汞	≤0.20	≤0.50	≤0.10	16	生地：1.67；当归：0.67；绞股蓝：30.00	3	18.75
铅	≤5.00	≤20.0	≤5.00	33	党参：11.00；绞股蓝：8.65	2	6.06
铜	≤20.0	≤150.00	—	124	蔓荆子：25.00；杜仲：50.10；款冬花：23.60；火麻仁：28.10；味连：21.00~23.00；细辛：24.00；黄莲：28.00；川芎：23.00	8	6.45
铝	—	—	—	—	含量最低的高山红景天为0.2304，最高的川贝母为21.27~1762.42	—	—
铬	—	—	—	95	0.50 mg/kg以下44种，0.50~1.00 mg/kg 35种，1.00~2.00 mg/kg 23种，2.00 mg/kg以上6种，最高的朝鲜当归为4.06 mg/kg	—	—
镉	≤0.30		≤0.20	24	绞股蓝：1.06	1	4.17
镍	—	—	—	70	1.00 mg/kg以下35种，1.00 mg/kg以上35种，最高的大茴香为5.15 mg/kg	—	—
锰	—	—	—	70	50 mg/kg以下52种，50~100 mg/kg14种，100 mg/kg以上4种，最低的淮山药位2.1 mg/kg，最高的莪术达1000 mg/kg	—	—

我国以及一些国家建立了中药材中重金属砷、汞、铅、铜和镉的限量标准，而铝、铬、镍和锰，这些生物体内所需的少量元素在中药中尚无规定。世界卫生组织已提出，应根据人体中这些元素的平衡情况推断，暂定人体每周允许摄入量。

过量的重金属摄入将会危害人体健康，引起疾病。由表3-1的调查结果可知，中药材中重金属含量对国内和东南亚国家只有较少种类超标，但由于美国、日本等国家对我国进口的中药材重金属含量制定了更为严格的标准。据此，表3-1中的中药材重金属含量对日本和大部分的西方国家已是超标。近年来，有关学者分别对国内不同产地的白茅根、狗脊、厚朴等19种药材进行了重金属含量测定，结果根据我国《药用植物及制剂外经贸绿色行业标准》

(WM/T 2—2004)进行分析，砷的总超标率是17.07%，汞的总超标率是34.15%，镉的总超标率是14.63%，铅的总超标率21.95%，铜的超标率11.54%。

同种药材重金属含量因产地和其自身的特殊性会有所不同，如贝母因产地不同，其含铜量最大相差了6倍，铬含量相差5倍，而且同种中药材不同药用部位重金属含量也不尽相同，秦当归头中的铜、锰含量是归身或归尾的1.5~6.8倍，归尾中的铁含量高，为归身或归头的1.5~2倍。同一地域的各种中药材重金属含量也呈现明显的地域性特点，若本地区某种重金属污染严重或该地土壤中含有某种重金属矿源，那么该地区所产的中药材也会出现相应的重金属含量高的现象，如贵州由于汞、砷、铅等重金属矿产资源丰富，其矿区所产的中药材中，这几种重金属含量比非矿区高出十几甚至二十几倍。川产药草的铜、砷和镉的含量普遍不同程度的超标，这与当地的相应的重金属污染状况有关。

由于中药材成分的复杂性和分布的地域性差别，至今国内还没有对全国的中药材重金属含量进行系统的调查和研究。但从现有的数据来看，中药材中重金属污染是一种普遍存在的问题。

3.2.1 铅的污染

3.2.1.1 中药材中的铅及来源

中药材中的铅来源于药用植物生长的环境，包括灌溉用水、土壤和大气漂尘。

(1) 灌溉水中铅

铅在自然界中以各种化合物的形式存在，这些化合物易溶于酸性液体，酸雨很容易溶淋含铅矿渣和地面灰尘，造成水体污染，弱酸性的水可能溶出含铅金属自来水管中的铅，导致饮用水和灌溉用水铅污染。水体含铅来源于岩石、土壤、大气降尘和含铅废水的排放。水中的铅通过灌溉水被药用植物根系吸收，被输送到地上部分。

(2) 土壤中的铅

土壤铅的含量因土壤的类型不同而异，同时亦受到各种其他因素的影响。全国土壤背景值A层算术平均值为(26.0±12.37)mg/kg；C层为(24.7±11.89)mg/kg。土壤中的铅来源于其母质、采矿、金属冶炼、污泥使用、污水灌溉和大气沉降。对药用植物而言，栽培过程中铅直接或间接地来源于土壤。

(3) 大气中的铅

在城市、公路沿线、有色金属冶炼厂区域，铅主要通过大气污染环境，对水体和土壤污染的比例较大气要小。大气中的含铅尘埃，可以沉积在药用植物上，或进入土壤而被植物吸收。而城市大气铅污染的主要来源是含铅汽油的使用。含铅汽油燃烧后85%的铅排入大气，大气铅污染80%~90%源于由机动车尾气排放。有色金属冶炼及煤燃烧产生的废气是大气铅污染的另一个主要原因。工业含铅烟尘、某些含铅涂料的使用以及室内煤制品的燃烧也会造成室内空气的铅污染。

(4) 容器中的铅

铅对中药材的污染还可能源于使用含铅量过高的容器进行储藏和加工。

3.2.1.2 铅的摄入及对人体的危害

铅及其化合物可以通过粉尘、烟或蒸气等形式经呼吸道进入人体，但主要见于职业暴露。铅进入人体内的主要途径是消化道。铅从消化道的吸收较呼吸道慢，据估计成人吸收率为 10% ~15%，婴儿和儿童为 50%，在饥饿和食物中缺少钙、磷、铁时吸收更快。铅一般不会经过完整的皮肤吸收。铅可以随大气中的降尘进入土壤和水体，通过水生和陆生生物链蓄积放大，并进入人体；此外，铅还可以通过重金属农药的残留及食品加工、贮存过程污染食品。儿童除经食物、水及空气吸收铅外，还通过啃咬涂有油漆的学习用品和玩具摄入铅。母亲孕期的铅暴露和哺乳也可以造成儿童额外的铅吸收。吸收的铅约 90% 贮存于骨骼中，主要经尿(占 76%)和粪排出。血铅值可以反映近期的铅摄入量，常作为儿童铅暴露评价的指标；尿铅还能反映体内铅的负荷情况。

铅进入人体数小时后有 95% 即被吸入血液，抑致血红蛋白的合成，导致溶血性贫血。血铅进入脑组织，由于血液质量下降，使营养物质和氧供应不足，造成一系列神经系统症状。铅对神经系统有较强的亲和力，尤其儿童脑组织对铅敏感，受害尤重。铅还能引起流产、死胎、致胎儿畸形作用。铅在人体内通过血液循环分布到全身各组织器官，90% 以不溶性的磷酸铅沉淀于骨骼，其他存于肝、肾、脑、肌肉等组织中。存在于骨骼中的铅，在人们疲劳过度、外伤、感染及缺钙情况下，血中的酸碱平衡发生变化，骨骼中的磷酸铅可转化为可溶性的磷酸氢铅进入血液，引起内源性铅中毒。铅在骨骼中的半衰期为 10 年，在软组织中的半衰期约半年。

铅在体内 90% 通过尿、便、胆汁和汗液排泄，汗液中的铅浓度最高。铅中毒主要涉及肠胃、肾脏、血液和神经等组织系统。急性铅中毒的主要表现是，有金属味、腹痛、呕吐、腹泻、少尿、昏睡等。慢性中毒表现为，贫血、体重减轻、牙龈基部出现黑色铅线、腹部绞痛及逐渐加重的消化道症状、乏力、四肢关节钝痛、手和手腕麻木、运动失调、脑神经麻痹、痉挛等。铅是全身性的毒物，可以影响多个系统，对神经系统、消化系统、造血系统、泌尿系统、心血管系统、免疫系统和内分泌系统均有不良影响，但是主要的靶器官是脑和造血系统。急性中毒主要见于职业暴露人群。

近年来研究发现，儿童的胃肠道对铅的吸收率比较高(李兴祥 等，2004；徐顺清 等，2005)环境铅中毒主要影响儿童的神经行为功能和智力发育。儿童的户外活动多，单位体重的呼吸次数、体表面积、饮水量和食物摄入量都高于成人。铅可以选择性地蓄积并作用于脑的海马部位，损害细胞的形态和功能，造成神经行为功能和智力的损害。儿童由于血脑屏障和多种机能发育尚不完全，对铅更为敏感。儿童的血铅小于 10 μg/dL，就可以出现学习、记忆能力的下降。儿童铅中毒主要表现为注意力不集中，记忆力降低，缺乏信心，抑郁、淡漠或多动，强迫行为，学习能力和学习成绩低于同龄儿童等。铅暴露可使儿童视觉运动反应时间延长，视觉辨别力下降；还可造成听力下降、脑干听觉诱发电位改变、听觉传导速度降低。儿童铅中毒的主要临床表现：多呈慢性经过，早期为消化机能紊乱、食欲减退、恶心、呕吐、腹泻和便秘等。婴幼儿则表现为无故哭闹和厌食，同时还可有中枢神经系统机能失调的症状。较大的儿童可自诉腹痛，还可以出现智力障碍。X 线检查，在长骨的干骺端可见铅线。妇女孕期铅暴露可降低婴儿的出生体重，婴儿发育迟缓及智力低下的频率增高。此外，母体内的铅可以通过胎盘或乳汁进入婴幼儿体内，造成母源性铅中毒或过量铅吸收。

3.2.1.3　中药材中铅的安全限量

按照中药材 GAP 基地环境质量标准的要求，我国环境空气质量标准中铅的季平均限值是1.50 μg/m³，年平均限值是1.00 μg/m³。土壤中铅的限量标准按GB 15618—1995 土壤环境质量标准二级执行。灌溉水中总铅含量应小于0.1 mg/L。世界各国对中药材中铅的限量标准不一。新加坡规定中药材中铅含量小于20 mg/kg，美国规定中药材中铅含量小于10 mg/kg，德国规定中药材中铅含量小于5 mg/kg（卢进 等，1995）。我国《药用植物及制剂外经贸绿色行业标准》（WM/T 2—2004）中规定绿色药用植物及制剂的铅（Pb）≤5.0 mg/kg。

3.2.2 镉的污染

镉是银白色有光泽的金属，质地柔软，抗腐蚀，耐磨。在101 kPa之下，熔点321℃，沸点767℃，稍经加热即可挥发，其蒸气可与空气中的氧结合成氧化镉，氧化镉在水中不易溶解。

3.2.2.1 中药材中的镉及来源

大气中的镉污染主要来自镉矿的开采和冶炼以及煤和石油燃烧等工业过程，甚至城市垃圾废弃物的燃烧都能造成镉对大气的污染。生产颜料，不锈钢，电镀等工厂排出的含镉废水是水体镉污染的主要来源。而镉对土壤的污染是镉对环境污染的主要方面。土壤中的镉污染也是主要来源于工业废气中的镉和灌溉农田所用的含镉废水。另外，土壤还可受到合成肥料（如磷肥）和含镉农药的污染。事实上，土壤、大气和水体中的镉含量密切相关，它们之间维持着动态平衡。由于一般情况下空气和灌溉水中镉污染甚微，中药材中的镉直接或间接地来源于其生长的土壤。

3.2.2.2 镉的摄入及对人体的危害

镉可经消化道、呼吸道及皮肤（镉溶液）吸收。肠道对镉的吸收情况，视镉在食物中呈何种化合物存在而异。一般肠道吸收率为1%～6%，同时也可受消化道存在的其他物质影响。例如食用高钙食物后镉在肠道的吸收率降低，从粪便的排泄率增高，维生素D亦可降低镉的吸收。镉进入人体后随血液在所有脏器分布，大部分进入肾脏和肝脏。

镉进入人体后对多个脏器和器官均有损害。镉集中在肾小管，使金属硫蛋白耗竭，可使肾近曲小管再吸收发生障碍，患者出现低分子蛋白尿、糖尿等症状。镉对骨骼的损害主要表现为骨质疏松、脱钙、骨质软化等。由于镉中毒会抑制赖氨酸氧化酶的活性，从而使尿中脯氨酸和羟脯氨酸的排泄量增加，因此尿中脯氨酸和羟脯氨酸浓度可作为镉中毒的早期诊断指标。镉对肺部也有损害，可引起肺水肿，肺气肿等。睾丸组织对镉的毒性非常敏感，可发生睾丸萎缩，并可出现去睾丸现象。镉是一种被高度怀疑的致癌物。

痛痛病即慢性镉中毒，是首先发生在日本富山县神通川流域的一种奇病，因为病人患病后全身非常疼痛，终日喊痛不止，因而取名“痛痛病”（也称骨痛病）。本病在日本大正年代即已开始出现，被认为原因不明的地方病，第二次世界大战后，发病人数增加，通过十几年的流行病学、临床、病理等方面深入细致的研究，于1968年证实并指正“痛痛病”是由镉引起的慢性中毒。本病有明显的地区性，以神通川为中心多发。神通川上游锌矿排出的含镉废水污染了神通川，镉通过灌溉农田进入土壤，被水稻吸收，人们长期食用这种含镉稻米，并直接饮用含镉的水而得病。本病发生在40～60岁的绝经妇女，经产妇多见，男性病例少。主要症状为疼痛，开始为腰背痛、膝关节痛，以后遍布全身。患者极易骨折，从而引起骨骼变形（徐顺清 等，2005）。

3.2.2.3　中药材中镉的安全限量

按照中药材GAP基地环境质量标准的要求，土壤中镉的限量标准按GB 15618—1995土壤环境质量标准二级执行。灌溉水中镉的限量标准为总镉<0.005 mg/kg。与其他重金属相比，世界各国对中药材中镉的限量标准要低得多。德国规定中药材中镉含量小于0.2 mg/kg。我国《药用植物及制剂外经贸绿色行业标准》（WM/T 2—2004）中规定绿色药用植物及制剂的镉（Cd）≤0.3 mg/kg。

3.2.3　汞的污染

汞又称水银，为银白色液态金属，熔点为－38.9℃，是常温下唯一能挥发的白色液态金属，随温度增高，蒸发量也增大。汞表面张力大，洒落在地面或桌面上，立即形成许多小汞珠，增加蒸发的表面积，易被墙壁、衣服、毛发及皮肤吸附，成为二次污染源。汞在自然界以金属汞、无机汞和有机汞的形式存在。有机汞的毒性较大，包括甲基汞、二甲基汞、苯基汞和甲氧基乙基汞。无机汞在微生物的作用下会转化为有机汞。

3.2.3.1　中药材中的汞及来源

（1）大气中的汞

煤和石油的燃烧、含汞金属矿物的冶炼和以汞为原料的工业生产所排放的废气是大气中汞污染的主要来源。

（2）土壤中的汞

首先是形成土壤的母质本身就含有汞，而且变幅很大。超基性岩含汞7～250 μg/kg，酸性岩含汞7～200 μg/kg；正长石等富碱岩含汞40～1400 μg/kg。其次，土壤中汞的含量来源则是施用含汞农药、含汞污泥肥料和使用含汞污泥，以及大气中汞的沉降。

（3）水体中的汞

汞在天然水中几乎不存在，它的来源主要是工业含汞废物直接被倒入河流和港湾；或者有毒废物被填埋后污染了地下水；或者地壳和火山中汞的蒸气挥发、废物焚烧、金属冶炼和化石燃料燃烧中产生的汞蒸气等进入空气后通过降雨进入水体。大气中气态和颗粒态的汞随风飘散，一部分降落到地面或水体中。土壤中的汞亦可挥发进入大气，由降水淋洗进入地表水和地下水中。地表水中的汞也可部分挥发进入大气，大部分则沉积于底泥。底泥中的汞不论呈何种形态都会直接或间接地在微生物的作用下转化为甲基汞或二甲基汞。二甲基汞在酸性条件下可分解为甲基汞。甲基汞溶于水，可从底泥重新进入河水中。中药材中的汞主要来源于其生长的土壤，其次是污水灌溉和大气飘尘。

3.2.3.2　汞的摄入及对人体的危害

金属汞主要以蒸气或粉尘形态经呼吸道进入人体，侵入呼吸道后被肺泡完全吸收并经血液运至全身。金属汞可通过血脑屏障进入脑组织，在脑组织中被氧化成汞离子。由于汞离子不易从脑内排除，汞逐渐蓄积而损害脑组织。汞蒸气易透过肺泡壁吸收，占吸收量的75%～85%。金属汞经皮肤吸收仅在皮肤破损、溃烂或使用含汞油膏等药物时遇到。金属汞经消化道吸收的量极少，有机汞有90%经肠道吸收。其他组织中的汞，也能被氧化成离子状态转移到肾脏中富集。

汞及汞化合物对人体的损害与进入体内的汞量有关。汞对人体的危害主要累及中枢神经系统、消化系统及肾脏。此外对呼吸系统、皮肤、血液及眼睛也有一定的影响。

汞中毒的机理目前尚未完全清楚，目前已知道的是，Hg-S 反应是汞产生毒性的基础。金属汞进入人体后，很快被氧化成汞离子，汞离子可与体内酶或蛋白质中许多带负电的基团如巯基等结合，使细胞内许多代谢途径，如能量的生成、蛋白质和核酸的合成受到影响，从而影响细胞的功能和生长。汞通过对核酸、核苷酸和核苷的作用，阻碍细胞的分裂过程。无机汞和有机汞都可引起染色体异常并具有致畸作用。此外，汞能与细胞膜上的巯基结合，引起细胞膜通透性的改变，导致细胞膜功能的严重障碍——位于细胞膜上的腺苷环化酶 Mg、Ca-ATP 酶及 Na、K-ATP 酶的活性都受到强烈抑制，进而影响一系列生物化学反应和细胞的功能，甚至导致细胞坏死。

因种类不同，汞及汞化物进入人体后，会富集在不同的部位，从而造成这些部位受损。如金属汞主要富集在肾和脑；无机汞主要富集在肾脏，而有机汞主要富集在血液及中枢神经系统。汞也可通过胎盘屏障进入胎儿体内，使胎儿的神经元从中心脑部到外周皮层部分的移动受到抑制，导致大脑麻痹。有关调查表明，当尿汞值超过 0. 05 mg/L 时即可引起汞中毒。汞中毒分为急性中毒和慢性中毒。

由呼吸道或消化道进入体内的大量金属汞或汞化物，数小时至数日内可致人体出现头晕、全身乏力、发热、口腔炎以及恶心、腹痛、腹泻等症状，这就是急性汞中毒，严重时可导致急性肺水肿和急性肾衰(近曲小管坏死)。长期接触低浓度汞及汞化物引起的职业性中毒为慢性汞中毒。它可以分为轻度中毒、中度中毒和重度中毒。

①*轻度汞中毒* 神经衰弱症候群，如全身乏力、头昏、头痛、睡眠障碍等；轻度情绪改变，如急躁、易怒、好哭等；手指、舌眼睑轻度震颤；消化道功能紊乱，患者有口腔炎，口中有金属味。

②*中度汞中毒* 精神性格有明显改变；记忆力显著降低，影响到工作和生活；手、舌、眼睑震颤明显，情绪紧张时震颤加剧。

③*重度汞中毒* 明显的神经精神症状；汞中毒性脑病，表现为四肢及全身粗大震颤、共济失调、痴呆(徐顺清 等，2005)。

水俣病是世界上第一个出现的由环境污染所致的公害病。水俣病是由于长期摄入富集有甲基汞的鱼、贝类而引起的神经系统疾病，因最早在日本熊本县水俣湾附近的渔村发现而得名。1956 年 8 月，主要由熊本大学医学院有关人员组成的水俣病研究组对本病进行调查。研究人员经过反复调查，从环境调查、临床表现、病理改变和动物试验等方面进行了研究，发现人们的中毒与水俣化工厂排放的污水有关。该化工厂废水排放渠中汞含量达 2020 mg/kg 湿重，且随排水渠距离的延长污泥中汞含量降低。1958 年水俣化工厂废水排放渠改道，直接将废水排入水俣河，导致汞污染范围进一步扩大。1959 年 11 月，熊本大学水俣病研究组得出结论，水俣病是由于水俣化工厂废水中所含甲基汞引起的慢性中毒，患者多为长期食用含甲基汞甚高的鱼贝类所致。

3. 2. 3. 3 中药材中汞的安全限量

世界卫生组织(WHO)提出能引起成人甲基汞中毒神经症状的最低汞量，发汞为 50 μg/g，血汞为 0. 4 μg/g，据此推出每人每周的甲基汞摄入量不得超过 0. 2 mg。日本则提出甲基汞的周摄入限量为 170 μg(按成人体重 50 kg 计)，鱼体总汞的限量值应为 0. 4 μg/g。从发现水俣病以来，世界各地对发汞做了大量的调查工作。发汞含量可反映体内汞的负荷水平和甲基汞的蓄积情况。关于发汞正常值，目前尚无统一规定。一般认为，超过30～50 μg/g认为有明显的汞蓄积，也可检查出阳性体征；超过50 μg/g可出现汞中毒。发汞值已成为估计一个地区居民受汞污染程度和范围的常规指标。我国饮用水中汞的限值为0.001 g/L，对甲基汞的卫生标准，我国目前尚未制定。

按照中药材GAP基地环境质量标准的要求，土壤中汞的限量标准按GB 15618—1995《土壤环境质量标准》二级执行。灌溉水中汞的限量标准为总汞<0.001 mg/L。各国对中药材中汞的限量标准不一。美国规定中药材中汞含量小于3 mg/kg；德国规定中药材中汞含量小于0.1 mg/kg；新加坡规定中药材中汞含量小于0.5 mg/kg；东南亚规定中药材中汞含量小于1 mg/kg。我国《药用植物及制剂外经贸绿色行业标准》（WM/T 2—2004）中规定绿色药用植物及制剂的汞（Hg）≤0.2 mg/kg。

3.2.4　砷的污染

砷是广泛分布于自然界的非金属元素，属于"类金属"。元素砷不溶于水和强酸，几乎没有毒性。砷化物种类很多，其中三氧化二砷、三氯化砷、亚砷酸、砷化氢等都有剧烈毒性。砷及其化合物是剧毒污染物，可致畸、致突变、致癌。砷进入人体后排出较缓慢，可长期蓄积于肾、脾、骨胳、皮肤、指甲及毛发等处。其毒性作用主要是与体内酶蛋白的巯基结合，使细胞酶系统发生作用障碍。从而影响细胞的正常代谢，并可引起神经系统、毛细血管和其他系统的功能性与器质性病变。

3.2.4.1　中药材中的砷及其来源

(1) 土壤中的砷

砷在土壤中是天然存在的，只是一般自然土壤中其含量甚微而已。由于母质等5种成土因素的综合作用，土壤中平均含砷量变幅很大（0～195 mg/kg）。世界自然土壤的平均含砷量为9.36 mg/kg，测定了2691个未污染土壤的含砷量，平均为10.0 mg/kg。我国一些地区自然土壤的含砷量的算术平均值为（11.5±8.41）mg/kg，从总趋势看，石灰岩、浅海沉积物、冲积物发育的质地较细、有机质较多的土壤含砷量较高，而发育于花岗岩、凝灰岩等火成岩母质之上的砂性土壤含砷量较低。

(2) 工业冶炼和电子产业带来的砷

随着化学工业、有色金属开采和冶炼工业及电子工业的不断发展，含砷三废进入土壤环境中，成为重要的污染源。砷化物的开采和冶炼，特别是在我国流传广泛的土法炼砷，常造成砷对环境的持续污染。在某些有色金属的开发和冶炼中，常有或多或少的砷化物排出，污染周围环境。

(3) 其他来源

砷化物的广泛利用，如含砷农药和含砷高的磷肥的生产和使用，煤的燃烧，以及含砷废水、废渣的排放均增加了环境中的砷污染量。

3.2.4.2　砷的摄入及对人体的危害

砷及其化合物常通过消化道或呼吸道进入人体。无论是三价砷还是五价砷，均可被胃肠道和肺脏所吸收，并散布于身体的组织和体液中。砷还可经皮肤吸收，对儿童甚至可致命。

在我国，地方性砷中毒分为饮水型与燃煤型。饮水型砷中毒主要由饮用了被砷污染的水造成，而燃煤型地方性砷中毒发生的原因多为当地农民燃高砷煤做饭取暖，炉灶无烟囱，玉米、辣椒等放于炉灶上层烘烤，使食物受到室内煤烟污染，农民通过食入与吸入途径摄取大量的砷。

三价砷和五价砷易被胃肠道吸收，吸收率一般大于95%。血液中的砷能迅速分布于肝、肾、肠、脾、肺等组织，还能通过胎盘屏障。动物摄入砷后，大部分在24～72 h由尿排出。砷还可通过头发、皮肤和乳汁排出。砷进入人体内两周左右，皮肤、毛发和指甲含砷量才开始升高。由于这些组织含有丰富的硫基，易和砷牢固结合，故含砷量特高(吴顺华 等，2002)。

急性砷中毒主要表现是重度胃肠道损伤和心脏功能失常。表现为剧烈腹痛、呕吐、阵痛性痉挛、快而弱且不规则、青灰色焦急面容、眼睛凹陷等；部分患者可出现神经系统症状。表现为衰竭、昏迷、惊厥、麻痹甚至死亡；仅少部分病人可出现继发性皮肤反应。慢性中毒主要表现为末梢神经炎症状，早期有蚁走感，四肢对称性、向心性感觉障碍，四肢疼痛，肌肉萎缩，头发变脆易脱落，皮肤色素高度沉着，手掌脚趾皮肤高度角化、易裂，溃疡经久不愈，可转成皮肤癌，并可死于合并症。

台湾台南附近居民长期饮用含砷0.5 mg/L以上的深井水而发生的“乌脚病”，便是慢性砷中毒的典型病例。我国新疆医学院于1982—1983年在新疆奎屯高氟地区调查了一口含砷量为0.6 mg/L的自流井，并对饮用此井水的常住人口941人进行了检查，按照所订标准，共检出砷中毒者444人，患病与饮水年限呈正相关。患者的主要体征为皮肤病变，心电图异常率也显著增高(吴顺华 等，2002)。

3.2.4.3 中药材中砷的安全限量

由于砷对人体和生物有不少有害的影响，故有关部门根据研究资料，先后制定了砷的环境质量安全标准。据GB 3838—2002之规定，Ⅰ～Ⅲ类地表水之砷浓度为0.05 mg/L，工业用水和灌溉用水为0.1 mg/L。GB 2762—2005《食品中污染物限量》规定，大米中的无机砷限量为0.15 mg/kg，面粉中的无机砷限量为0.1 mg/kg，杂粮的无机砷限量为0.2 mg/kg。其他各国的砷环境标准大体上一致。因土壤种类的复杂性，又因作物吸砷能力的差别，土壤中含砷量最高允许浓度随土壤性质不同而异。例如，酸性土壤中砷的临界含量为40 mg/kg，而中、碱性土壤中则为20 mg/kg(陈怀满，1996)。

按照中药材GAP基地环境质量标准的要求，土壤中砷的限量标准按GB 15618—1995土壤环境质量标准二级执行。灌溉水中砷的限量标准为总砷 <0.1mg/L。各国对中药材中砷的限量标准较为一致。美国规定中药材中砷含量小于3 mg/kg；新加坡和东南亚规定中药材中砷含量小于5 mg/kg；我国《药用植物及制剂外经贸绿色行业标准》(WM/T 2—2004)中规定绿色药用植物及制剂的砷(As) ≤ 2.0 mg/kg。

3.2.5 铜的污染

在本节所述的污染元素中，唯有铜是一种非常重要的生命元素，它是植物叶绿体、蛋白质体的组成部分，在叶绿体中浓度相当高，对叶绿素和其他色素起稳定作用，并参与光合作用。铜也是人体必需的微量元素之一，在成人体内约含 0.1 g，占体重的$(1.4\times10^{-4})\%$，分布于器官与组织中，对于维持人的生命活动发挥着重要作用。

3.2.5.1　中药材中的铜及其来源

铜污染的来源主要有：采矿、金属冶炼及加工、含铜农药及固体废弃物(如污泥、养殖场废弃物)的使用、污灌等。矿区污染土壤的全铜含量可达 1600 mg/kg 以上；冶炼厂附近农田土壤的全铜含量可达 5000 mg/kg 以上。长期使用含铜农药(如波尔多液)的果园土壤全铜含量可达 500 mg/kg。随着工业污染源的有效控制，对于农田土壤，铜污染的来源将集中到含铜农药和废弃物上。因此，严格控制含铜农药和固体废弃物的使用是防止土壤—植物系统铜污染的关键所在，也是农产品和中药材安全生产的基础(王昶 等，2005；卢进 等，1995)。

3.2.5.2　铜的摄入及对人体的危害

人体摄入过量的铜会引起一系列病变。过量铜可能影响婴儿免疫功能的建立，研究表明，反复上呼吸道感染婴儿的发铜含量高于健康婴儿。人体血清铜含量过高会使血液黏稠度增大，肺动脉血压升高，加重肺心病，并伴有低氧血症，铜代谢紊乱可能还与脑血管意外有关。肾病综合症(肾功能不全)患者尿铜含量明显高于健康对照。过量铜能明显降低精子活力，影响精子运动，甚至直接灭活精子，导致不育；利用铜环避孕的原理也在于此。调查研究结果表明，不育症男性精液中的铜含量显著高于正常生育男性。人体摄入过量的铜最易蓄积在肝脏，肝硬化、肝癌患者的血清铜含量显著高于正常对照。

3.2.5.3　中药材中铜的安全限量

按照中药材 GAP 基地环境质量标准的要求，土壤中铜的限量标准按 GB 15618—1995 土壤环境质量标准二级执行。灌溉水中铜的限量标准为总铜≤100 mg/L。与上述重金属相比，只有新加坡、香港对中药材中铜的限量标准有严格的规定。新加坡规定中药材中铜含量应低于 155 mg/kg。相比之下，我国对中药材中铜的限量要严格得多。我国《药用植物及制剂进出口绿色行业标准》(WM/T 2—2004)中规定绿色药用植物及制剂的铜(Cu)≤20.0 mg/kg。

3.2.6　中药材中重金属的控制

中药材中含有多种微量元素，对人体所缺乏的各种微量元素起到重要的补充与调节作用，同时也能对各种微量元素在人体新陈代谢中的吸收、排泄产生影响，并通过络合、螯合作用间接起到解毒作用，从而达到治病的目的。但中药材一旦被重金属污染，将可能对人体产生潜在的威胁，尤其是患病者，往往解毒功能较差，造成的危害比常人更大，这样不但不能治病反而加重和延误患者的疾病治疗。所以，加强对中药材中重金属的控制不仅关系到中药材产业的发展，更是涉及健康与生命的重大问题。

3.2.6.1　控制中药材重金属污染的主要措施

(1)科学规划中药材生产基地

中药材的营养主要来源于土壤，施肥的绝大部分养分也要经过土壤才被植物吸收(根外追肥除外)。中药材生产基地时，不但要考虑生态、气候条件的适应性、土壤的肥力状况、供肥特性，还要对土壤的重金属含量进行考查。

首先，在规划中药材生产基地时需对成土母质进行研究与分析，确定成土母质是否富含重金属，准备建立生产基地的地区是否有重金属矿区及该矿出露的地质岩层与生产基地成土母质形成的地质年代关系等；其次是对土壤的成土过程与污染情况进行研究。主要研究对象是土壤形成过程成土母质是否与该地出露的岩石相一致，从而确定成土母质的真实来源；成土过程中是否有大量的客土倾倒和是否有工业污水污染过。第三是进行土壤利用情况调查。主要了解土壤在利用过程是否被污染，土壤施用肥料、农药的有关情况，以及作物生长情况等方面的调查分析。

中药材生产基地环境对中药材中重金属含量有着直接的影响。为了有效控制环境污染源对中药材重金属含量的影响，中药材基地一般选择远离城市的郊区、远离公路、工厂等环境较好的地方。

中药材基地的环境质量监测和评价应包括水质监测与评价标准，建议参照《绿色食品产地环境质量现状评价纲要》和国家《地表水环境质量标准》(GB 3838—2002)的二级和三级标准；大气质量监测与评价标准参照《绿色食品产地环境质量现状评价纲要》；土壤环境质量监测与评价标准也可参照《绿色食品产地环境质量现状评价纲要》。

(2)开展有关中药材特性方面的研究

通过对中药材及其生长环境的有关生物学和酶学研究可以使我们更好地了解不同中药材的特性，为科学管理中药材基地土壤环境和生产质量控制提供依据。

(3)控制和减少农药及化肥的使用

科学合理施用农药，或采用生物防治、农业综合防治等技术防治药用植物病虫害，选择相邻作物病虫害较轻的区域种植中药材，可以避免相邻作物因施用农药，造成飘尘或流失，或前茬作物施用农药在土壤中的残留而导致的中药材的污染。中药材 GAP 规范对中草药生产中施肥准则做了明确规定：即根据不同种类药用植物的营养特点及土壤的供肥能力来确定肥料施用种类、时间和数量；以基肥有机肥为主，土壤施肥和叶面追肥相结合，允许施用经充分腐熟达到无害化卫生标准的农家肥，禁止施用城市垃圾、工业垃圾及医院垃圾和粪便。但应注意的是目前国内大型畜禽养殖场和大部分农户均采用混合饲料喂养，其中含有相当数量的铜、锌、砷和一些生长激素。因此，应加强对农家肥和有机肥的重金属检测，以达到控制有机肥中重金属对中药材的污染。同时加强中药材专用肥的研究及推广应用，控制因施肥造成的重金属元素的富集。

(4)改善中药材仓储条件

禁止使用重金属制品仓储熏蒸剂，改革中药材加工、炮制技术，改进传统包装，在精加工的基础上采用新型的包装方法和技术，最大限度的控制重金属污染的发生。

(5)加强无公害中药材栽培技术的研究

国内外对粮食、蔬菜、水果等开展了大量无公害化栽培技术的研究，近年来我国在中药材栽培方面推广 GAP 基地，大力提倡推行中药材无公害化和有机栽培技术的研究和推广，这是控制中药材重金属污染的最理想和最有效的途径。

3.2.6.2　中药材重金属污染研究的现状及主要存在问题

①由于受东西方文化和现代医学与传统医学思维方式差异的影响，目前中药材(生药)和中成药(复方)制剂出口受到很大限制，其焦点集中在中药中重金属的种类及其限量标准。问题的关键是世界各国对重金属的认识有较大差异，其一是重金属包括哪些元素；其二是重

金属的总含量高低是否和毒性有关。如自然界中存在无机砷和有机砷，有机砷的毒性大约是无机砷的100倍；在无机砷中，三价砷的毒性约是五价砷的60倍。目前，一些国家对进口中药重金属的限量要求差异较大。我国《药用植物及制剂外经贸绿色行业标准》(WM/T 2—2004)限量指标：重金属总量≤20.0 mg/kg，铅(Pb)≤5.0 mg/kg，镉(Cd)≤0.3 mg/kg，汞(Hg)≤0.2 mg/kg，铜(Cu)≤20.0 mg/kg，砷(As)≤2.0 mg/kg。

②深入开展重金属在中药材中存在状态及其危害的研究，弄清重金属在药材中存在的形式及其有效性，为制定相关限量标准并防止重金属含量超标提供依据。在研究中药材重金属的同时，研究重金属含量及其存在状态与药材有效成分含量、药物功效的相关性，弄清重金属在治疗疾病中的作用，为科学评价重金属提供理论依据。加强中药材重金属安全评价研究，对中药材的安全用量进行探讨，提出中药材达到多大用量才可能导致重金属对人体产生毒副作用的科学依据，这是中药材走向世界的必然要求。

③深入开展土壤中重金属形态与中药材重金属含量相关性的研究，搞清土壤性质和类型与重金属有效性和中药材重金属累积的关系，以便因地制宜采取栽培和土壤改良措施控制中药材中的重金属含量。目前，我国制定的《土壤环境质量标准》和《绿色食品产地环境质量现状评价纲要》是以土壤中重金属全量为基础的。由于污染物对人体和动植物的影响主要取决于有效态的多少，而非全量。因此，深入开展不同土壤类型、不同重金属污染条件下，土壤中重金属形态与中药材重金属累积关系的研究，对科学合理的评价土壤污染状况、因地制宜地改良污染土壤、控制中药材栽培过程中重金属污染具有十分重要的意义(何忠俊 等，2007；孙歆 等，2006)。

3.3 其他有机污染物

有机污染物，包括有酚类、酮类、酸类及其他环状、链状烃类。这些有机物排入大气后，会同其他气体、蒸汽进行反应，合成新的生成物、中间生成物，或含有危害性的有机污染物。例如，石油系燃料排出的气体，仅有百万分之几的浓度，也能和臭氧反应，生成臭氧化物，这些生成物再分解变成过氧化物和醛类，对人体及植物均有害。因此，有机性气体，特别是烃类的芳香烃和醛类以及大气污染物的硫氧化物和氮氧化物，均视为重要的有机污染物。

3.3.1 有机污染物的种类与来源

有机污染物是指进入并污染环境的有机化合物。按其来源分为天然有机污染物和人工合成有机污染物。天然有机污染物主要是指自然化学反应或生物体代谢所产生的各种有害于人体健康、污染环境的有机化合物，如黄曲霉素、萜烯、氨基甲酸乙酯、麦角等；人工合成有机污染物是指由现代化工业生产的各类有机合成物，如染料、洗涤剂、农药、塑料等。这些有机物在自然环境中难降解、滞留时间长，被生物体摄入后不易分解，沿着食物链浓缩放大，并在大气环境中远距离迁移，如果处理不当易导致大范围污染。根据《关于持久性有机污染物的斯德哥尔摩公约》，首批列入持久性有机污染物的有12种，即艾氏剂(引起人的肝功能障碍，致癌)、氯丹(致癌)、狄氏剂(引起人的肝功能障碍，致癌)、异狄氏剂(妨碍人发育，致癌）、七氯（影响人的生殖器官，致癌）、灭蚁灵（致癌）、毒杀芬（致癌）、滴滴涕（影响人的肝脏，致癌）、六氯代苯（影响人的肝脏）、多氯联苯（致癌）、二噁英（剧毒，致癌）和呋喃（剧毒，致癌）。其中，艾氏剂、氯丹、狄氏剂、异狄氏剂、七氯、灭蚁灵和毒杀芬等7种杀虫剂将被禁止生产和使用；DDT由于仍是一些国家目前使用的惟一有效杀虫剂，将被严格限制使用并将尽快被其他杀虫剂所取代；多氯联苯因目前仍用于变压器、电容器等工业设备，将在2025年之前被禁用；六氯代苯、二噁英和呋喃等3种工业有机污染物是在燃烧和工业生产过程中产生的副产品，各国需要采取措施将其数量尽可能限制在最低范围之内。很多持久性有机污染物不仅具有致癌、致畸、致突变性，还对内分泌有干扰作用。少数有机污染物则难以降解，如有机氯农药、多氯联苯、塑料等。这种影响会持续几代，对人类生存繁衍和可持续发展构成严重威胁。

土壤有机污染物在环境中的持久性和对人体健康的潜在威胁越来越引起人们的关注。残留在土壤中的有机污染物，不仅会改变土壤正常的结构和功能，减弱土壤正常生产能力，而且还会通过食物链进入人体，对人类健康造成不可估量的影响。

3.3.2 有机污染物对植物的影响

3.3.2.1 植物直接吸收有机污染物

土壤环境中有机污染物可以直接被植物吸收。有机污染物进入植物体内，有的本身形态、性质不发生改变，储存于植物组织中，称之植物提取或蓄积；有的在植物生长代谢活动中发生不同程度的转化或降解，被转化成对植物无害物质储存于植物组织中。如高等植物杨树、曼陀罗、茄科植物、狐尾藻等均从土壤和水溶液中迅速吸收2,4,6-三硝基甲苯（TNT），并在体内迅速代谢为极性2-氨基-4,6-二硝基甲苯及脱氨基化合物，以至于在这些植物体内很难检测到TNT的母体化合物。龙葵（*Solanum nigrum*）毛根可以吸收多氯联苯（PCB），可以使72%的PCB降解，其中二氯联苯的代谢产物为单羟基二氯联苯，单氯联苯代谢产物为单羟基氯代联苯和双羟基氯代联苯。一部分有毒有害有机污染物被植物吸收后，可以完全被降解并最终被矿化成二氧化碳和水。如杂交杨树可有效吸收TCE，并且可以把它降解成三氯乙醇、氯代酮，最后降解成二氧化碳（李兆君 等，2005）。

植物根部可以通过3条途径吸收有机污染物，即质外体、共质体和质外体—共质体。有毒有害有机污染物被植物根部吸收后，借助植物的共质体、质外体或共质体—质外体联合途径向地上部运输。如杂交杨树从土壤中吸收的TNT，75%被固定在根系，转移约10%到叶部。质外体途径包括细胞壁到木质部的运动，这一途径必须让有毒有害有机污染物通过凯氏带，然后进入木质部。凯氏带是内皮层上具有水密性的屏障，它将皮层和中柱分隔开来。共质体途径包括初始进入细胞壁，而后进入表皮、皮层细胞的原生质，有机物滞留在原生质中，然后通过胞间连丝，进入内皮层、中柱和韧皮部。质外体—共质体途径与共质体途径相同，只是有机污染物可以在绕过凯氏带以后重新通过细胞壁，进入木质部。影响植物根系吸收有毒有害有机污染物的主要因素是有机污染物的辛醇—水分配系数及其在土壤溶液中的浓度等。另外，植物蒸腾强度也会影响植物吸收有机污染物的吸收速率。

3.3.2.2 植物对有机污染物的解毒机制

进入环境中的有机污染物有的是对植物有毒害，有的是对动物有毒。对于有植物毒性的有机污染物而言，植物首先对进入体内的有毒污染物进行解毒。解毒机制主要包括氧化作用、水解作用和轭合作用等。前两类的反应是将有毒有机污染物进行解毒，或者使有机污染物的分子发生轭合作用。而轭合作用常在细胞质中进行。

①氧化作用是高等植物解毒的主要反应。在植物体内发生氧化作用主要包括：N-脱羟作用、芳香族羟基化作用、环氧化作用、硫氧化作用和 O-脱羟作用等。其中芳基的羟基化在植物对除草剂的解毒作用较多，如 2,4-D 在禾本科杂草和阔叶植物种类中芳基的羟基化作用，形成 4-羟基,2,5-D 是 2,4-D 代谢的主要途径。

②水解作用在高等植物体内主要由水解酶催化，该酶对酰替苯胺的键合作用具有专一性。许多羧酸酯类有机污染物在植物中易于水解呈现游离酸，如 2,4-D 形成的酯类进入植物体，会被水解成游离酸。

③轭合作用是指植物体将体内的有机污染物及其代谢产物共价轭合到植物体内的化合物上，如糖、氨基酸、谷胱甘肽和某些亲脂性化合物(包括脂肪酸和甘油)，使其植物毒性丧失的代谢过程。在植物体内，这些解毒机制不是独立的，而是相互联系、相互作用。除此之外，还有其他解毒机制如还原作用、异构化作用等。

3.3.2.3　植物根际微域是降解有毒、有害、有机污染物的重要场所

根际是受植物根系影响的根-土界面的一个微区，也是植物-土壤-微生物与其环境条件相互作用的场所。在此微区内，含有大量植物根系分泌物，包括高分子量和低分子量分泌物。前者主要含有粘胶和胞外酶，后者主要是低分子有机酸、糖、酚及各种氨基酸。有毒有害有机污染物在根际微域内，快速降解的可能机理有以下几种：

(1)根部释放的酶可催化降解有机污染物

植物根系释放到土壤的酶可直接降解有关化合物，有时降解很快，致使有机污染物从土壤的解吸和质量转移成为限速步骤。植物死亡后酶释放到环境中继续发挥分解作用。植物特有酶对有机污染物的降解为植物修复潜力提供了有力的证据。在筛选新降解植物或植物株系时需要关注这些酶系，注意发现新酶系。

美国佐治亚洲 Athens 的 EPA 实验室从淡水的沉积物中鉴定 5 种酶：脱卤酶、硝酸还原酶、过氧化物酶、漆酶和腈水解酶，这些酶均来自植物。硝酸还原酶和漆酶能分解炸药废物(TNT)，并将破碎的环状结构结合到植物材料或有机物残片中，变成沉积有机物的一部分。植物来源的脱卤酶，能将含氯有机溶剂三氯乙烯还原为氯离子、二氧化碳和水。尽管分离到的这些酶可以降解 TNT 等有机污染物，然而经验表明，离体酶对环境要求较高，酸度不适宜、金属浓度过高或细菌毒素都会使酶失活或被破坏。但是，酶在植物组织内或根区附近能够得到保护，释放到土壤后，可保持降解活性几天，因此，植物修复还要靠整个植物体来实现。

(2)根际微域微生物群落的降解作用

在植物根际微域，根系分泌物和分解产物为微生物繁殖提供了营养，使根域附近存在大量微生物，促使根际微域有毒有害有机物的降解。据报道，植物根际可以加速脂肪烃类、多环芳烃类和农药的降解。如几种表面活性剂的矿化率在根际土壤比非根际土壤要快 1.4 ~ 1.9 倍，深根系的土壤比未耕种的土壤中苯并(α)蒽($C_{18}H_{12}$，别名苄蒽)等消失快。但并非所有植物根际对化学物质都有降解能力，这之间的关系有很强的选择性。主要原因是不同基

因型植物根系分泌物不同，而不同微生物对根系分泌物有所选择。另外，植物对化学物质的适应或敏感程度也不相同。使用2,4-D除草剂后，降解2,4-D除草剂的细菌群落数量在甘蔗根际有所增加，但在非洲三叶草根际不增加。

除了有关除草剂、杀虫剂等有机化合物在植物根际生物降解的研究外，近年来对非农用化合物的降解研究也日见报道，其趋势几乎与农用化合物降解研究相匹配。如从被石油污染的水稻田里分离根际微生物能加速石油残存物的分解；有人发现石油污染的水稻田土壤中分离出的微生物 *Bacillus* sp.，仅在有水稻根系分泌物存在的情况下才能在石油残留物中生长。这表明水稻根系促进了特定的微生物对石油残留物的消除。研究者对4种多环芳烃类化合物(PAH)在土壤中存在的持久性做了调查，绝对残留物测定表明，在8种草本混合栽培的有植被区，PAH消失速度比无植被区快得多。另外，PAH的降解除与微生物有关外，在植被区被腐殖质酸化也可能是其降解快的理由。

有人用^{14}C标记四氯乙烯(TCE)，研究须根型、直根型豆科有根瘤的和有接种菌根的松属植物对TCE在植物根际的降解，试验结果表明，2种豆科植物对土壤中^{14}C-TCE的微生物矿化起促进作用。还有人研究发现，有冰草生长的土壤中的五氯酚矿化速度是无植物区的3.5倍。

3.3.3 一些有机污染物的安全限量

由原外经贸部制定并颁布《药用植物及其制剂进出口绿色行业标准》于2001年7月正式实施，这是我国中药第一个进出口质量标准，也是我国中药第一个绿色标准，其中有关有害物质的限度标准中，只对重金属及砷盐，农药残留及微生物作了限量标准，而对于有机污染物在中药材中的安全限量没有作相关的规定。

工业为人类发展带来了前所未有的变化，同时也造成了严重的环境污染。在污染环境的因素中，有机污染物中大部分来自工业，还有一部分来自农业生产和生活废弃物，有机污染物在环境污染中的地位日益突出。

有机污染物在中药材中的安全限量标准，目前只能执行相关的标准，如国家标准(GB 2762—2005)《食品中污染物限量》和环境质量标准中有机污染物限度标准。食品污染中苯并[α]芘限度为：熏烤肉5 μg/kg，植物油10 μg/kg，粮食5 μg/kg。多氯联苯限量标准为：海产鱼、贝、虾及藻类食品中可食部分的多氯联苯(PCB28、PCB52、PCB101、PCB118、PCB138、PCB153、PCB180总和)为2.0 mg/kg；PCB138为0.5 mg/kg；PCB153为0.5 mg/kg。

工业对环境造成的污染主要是石油的使用，而石油燃烧产生的有机污染物中主要是烃类化合物，我国对环境污染物中烃类化合物有明确限度标准。

(1)有机污染物土壤环境质量标准

目前无论是无公害农产品还是绿色食品生产基地都采用土壤环境质量标准GB 15168—1995，该标准适用于农田蔬菜地、果园、林地、自然保护区等土壤，按照不同的pH值规定各种污染物标准限度。

表 3-2　有机污染物土壤环境质量标准(GB 15618—1995)　mg/kg

项目	二级	三级
pH 值	6.5～7.5	>6.5
六六六 ≤	0.50	1.0
滴滴涕 ≤	0.50	1.0

(2)有机污染物水环境质量标准

目前通用的农田灌溉水环境质量标准为 GB 5084—2005，该标准适于以地表水、地下水和处理后的养殖业废水及以农产品为原料加工的工业废水为水源的农田灌溉用水。该标准按照农业灌溉水质要求分为2类：一类是指以农产品为加工原料的工业废水或城市污水作为农业主要水源，并长期使用的灌溉水；另一类是指以农产品为加工原料的工业废水或城市污水作为农业用水的补充水源，而实行清污灌溉和轮灌的灌区，污水用量不超过一类的一半。各项的标准数值均指单次测量的最高值，而非多次测量的平均值。向农田灌溉渠道排放工业废水和城市污水，应当保证最近的灌溉取水点的水质符合标准。

表 3-3　有机污染物农田灌溉水质标准(GB 5084—2005)　mg/L

	水作	旱作	蔬菜
石油类 <	5	10	1
挥发酚≤	1	1	1
苯≤	2.5	2.5	2.5
三氯乙醛≤	1.0	0.5	0.5
丙烯醛≤	0.5	0.5	0.5

(3)有机污染物大气质量标准

目前通用的大气环境质量标准为 GB 3095—1996。该标准将环境空气质量功能区分为3类，环境空气质量也相应分为3级。3类环境空气质量功能区分别是：一类区为自然保护区、风景名胜区和其他需要特殊保护的地区；二类区为城镇规划中确定的居住区、商业交通居民混合区、文化区、一般工业区和农村地区；三类区为特定工业区。一类地区适用执行一级标准，二类地区执行二类标准，三类地区执行三级标准。对于药用植物而言，种植、加工场地的空气质量至少达到二级标准。此标准规定有机污染物苯并[α]芘是：在标准状态下，日平均的浓度为0.01 $\mu g/m^3$，其中苯并[α]芘是指存在于可吸入颗粒物中的含量。

3.3.4　有机污染物的控制

自从 Rachel Carson 于1962年在她的《寂静的春天》一书中描述了持久性有机污染物引起鸟类和其他动物种群数量减少的问题后，人们开始意识到并承认持久性有机污染物(persistent organic pollutans，POPs)对环境可能造成的污染及对生物体造成的危害。1966年，斯德哥尔摩大学确认多氯联苯(PCB)在白海雕体内的富集现象，1968年美国在密苏里小镇发生二噁英扩散事件，造成大量鸟和动物死亡，致使十几年后该镇2万多居民被迫迁移，1976年意大利伊克摩萨化工厂发生爆炸而泄漏2 kg 二噁英，导致附近城镇家禽大量死亡，许多孩子面颊出现水泡，700多人被迫搬迁等，这些事件，已经向我们人类敲响警钟：有机污染是放在我们面前的定时化学炸弹！

人类面对有机污染物污染，控制技术和措施主要有：生物修复技术、有机污染物的焚烧技术、有机污染物的物理化学处理技术。

3.3.4.1 土壤有机物污染及治理技术

土壤是生态环境的重要组成部分，是人类赖以生存的主要资源之一，也是物质生物地球化学循环的储存库，对环境变化具有高度的敏感性。近年来，土壤环境质量日益恶化，其原因主要有：农业生产不断增加的化肥使用，化学农药的广泛使用，工业废水的农田排放，有毒有害污染物的事故性排放，固体废物特别是有毒有害固体废物的填埋引起的有毒有害物质的泄漏等。被污染的土壤通过对地表水和地下水形成二次污染和经土壤-植物系统由食物链进入人体，直接危及人体健康。因此土壤生态环境保护与治理已引起人们的普遍关注，土壤污染治理技术研究开发已成为当前国内外环保研究热点。

有机污染物对土壤污染按其来源可分为石油污染、农药污染、木材防腐剂污染以及能源燃烧引起的多环芳香烃(PHAs)污染等类型。

目前有机污染土壤的治理技术如下：

(1)物理治理技术

①挖掘填埋法　这是一种最为常见的物理治理方法，该方法是将受污染土壤人工挖掘并运走，送到指定地点填埋，达到清除污染物的目的，然后再将未受污染的土壤填回，以便能重新对土地进行利用，这种方法未能真正达到清除污染物的目的，只是将污染物转移。这种治理方法费用高，适用于一些特别有害物质的清除。

②通风去污法　对于有机物污染清除，尤其是石油泄露造成土壤污染，采用土壤通风去污技术。土壤通风去污的原理在于当液体污染物泄露后，将在土壤中产生横向和纵向迁移，最后存留在地下水界面之上的土壤颗粒和毛细管之间。由于有机烃类具有较高挥发性，在受污染地区打井引发空气流经污染土壤区，使污染物加速挥发而被清除。应用此方法去污时，一般在污染区打几口井，其中几口井用于通风进气，其他井用于抽气，在抽气的真空系统上装上净化装置，以避免造成二次污染。

(2)化学治理法

①化学焚烧法　化学焚烧法是常用的有机污染土壤的治理方法，该法是利用有机物在高温下分解的特点，在高温下焚烧达到去除污染。该方法虽然能够分解污染物达到去除目的，但在去除污染的同时，土壤的理化性质会遭到破坏，使土壤无法获得重新利用。

②化学清洗法　化学清洗法是指用一定的化学溶剂清洗被有机物污染的土壤，将有机污染物从土壤中洗脱，以达到去除污染物的目的。

根据所用化学溶剂及操作方式的不同，又有以下几种分别：

表面活性剂清洗法。由于表面活性剂能改进疏水性有机化合物的亲水性和生物可利用性，被广泛应用于土壤及地下水有机物污染的化学和生物治理中，常用有机物污染的化学清洗的表面活性剂有非离子表面活性剂，阴离子表面活性剂，阳离子表面活性剂，生物表面活性剂以及阴—非离子混合表面活性剂。

有机溶剂清洗法。有机溶剂可用于清除土壤中的有机污染物。用有机溶剂萃取方法治理被农药污染的土壤，效果较好，如采用甲醇，2-丙醇等溶剂萃取清洗土壤中高浓度的 P,P′-

DDT、P,P′-DDD、P,P′-DDE。

超临界萃取法。超临界萃取技术也被用于土壤污染物的清除。

光化学降解法。目前光催化降解主要用于水污染的治理上，光降解用于土壤污染的治理主要集中在农药的降解研究上。

化学栅防治法。化学栅是指既能透水又具有较强的吸附或沉淀污染物能力的固体材料（如活性碳、泥碳、树脂、有机表面活性剂和高分子合成材料等），放置于废弃物或污染堆积物底层或土壤次表层的含水层，使污染物滞留在固体材料内，达到控制污染物的扩散并对污染源进行净化目的，根据化学材料的理化性质，化学栅可分为3种类型，即使污染物在其上发生沉淀的化学栅称为沉淀栅；使化学污染物在其上发生吸附的化学栅称为吸附栅；既有沉淀作用又有吸附作用的化学栅称为混合栅。

化学治理的缺陷是，费用太高，对环境易造成二次污染，可操作性差。对于大规模的土地污染，化学治理方法都存在具体运作上的困难。

(3)微生物治理方法

微生物治理方法，又称为微生物恢复、微生物清除或微生物再生。该种方法是利用生物代谢活动减少环境中有毒有害物质浓度或使其完全无害化，使污染土壤部分地或完全地恢复到原初状态。它与微生物净化有一定的差别，微生物治理着重强调人为控制条件下的生物利用，微生物净化着重于生态系统中生物的自发清除过程。

应用微生物治理土壤有机污染的方法主要有3种，原位治理方法、异位治理方法和原位—异位联合治理方法：

①原位治理方法　投菌法是直接向遭受污染的土壤中接入外源污染物降解菌，提供细菌生长所需的营养物质，达到将污染物就地降解的目的。

生物培养法是定期向土壤投加过氧化氢和营养物，使土壤中微生物通过代谢将污染物完全矿化为二氧化碳和水。

生物通气法是一种强迫氧化的生物降解方法，在污染土壤上打至少两口井，安装上鼓风机和抽真空机，将空气强排入土壤，然后抽出。土壤中有毒挥发物质也随之去除。在通入空气时另加入一定量氨气，为微生物提供氮源增加其活性。还有一种生物通气法称之为生物注射法，即将空气加压注入污染地下水下部，气流加速地下水和土壤中有机物的挥发和降解。生物通气法受土壤结构制约，需要土壤具有多孔结构。

农耕法是对污染土壤进行耕耙处理，在处理过程中施入肥料，进行灌溉，用石灰调节酸度，使微生物得到适宜的降解条件。该方法处理污染物易扩散，但费用低、易操作，主要用于土壤渗透性差、污染较浅、污染物又易降解的污染区。

②异位治理方法　又分为3种，如下：

堆肥法是生物治理的重要方式，是传统堆肥和生物治理的结合。依靠自然界广泛存在的微生物从而使有机物向稳定的腐殖质转化，是一种有机物高温降解的固相过程。将土壤和一些易降解的有机物如粪肥、稻草、泥炭等混合堆制，同时加石灰调节酸度，经发酵处理，将大部分污染物降解。

生物反应器法是将污染土壤移到生物反应器中，加3～9倍的水混合使呈泥浆状，同时加必要的营养物质和表面活性剂，泵入空气充氧，剧烈搅拌使微生物与污染物混合，降解完成后，快速过滤脱水。该方法处理效果和速度都优于其他方法，但是费用高，并且对高分子量的多环芳香烃治理效果不理想，该方法目前仅停留在实验阶段。

厌氧处理法是对一些污染物如三硝基甲苯、多氯联苯好氧处理不理想，用厌氧处理效果较好，但由于厌氧处理条件难于控制，其应用比好氧处理少。

③原位-异位联合治理方法　原位-异位联合治理方法为上述两种治理方法的结合。

(4)植物治理方法

植物治理方法是利用植物对环境污染物质进行处理的技术。它是利用植物及微生物与环境之间的相互作用，对环境污染物进行清除、分解、吸收或吸附，使土壤环境重新得到恢复。

以上几种土壤治理方法在具体处理土壤污染时可灵活考虑，主要根据机污染物的性质、土壤的理化性质、方法的可操作性、经济性及快速性等。目前我国土壤污染比较严重，直接或间接危及了人体健康，对经济的可持续发展造成不利影响，我国对土壤污染治理技术的研究还处在起步阶段，这方面的工作亟待加强。

3.3.4.2　地下水有机物污染及治理技术

在人类工业化和城市化进程中，石油开采过程中原油的泄漏、各种有机废水的排放、地下输油管道的破裂、煤气管道泄漏、农药使用、居民生活污水的下渗、地下储油箱的突发事故、垃圾填埋地的淋滤等都导致地下水遭受有机污染。在我国，地下水石油碳氢化合物污染是一个普遍存在的环境问题。

地下水有机污染治理方法主要有以下几种：

(1)抽出处理法

抽出处理法是治理地下水有机污染的常规方法。该方法根据大多数有机物密度小而浮于地下水面附近的特点，抽取含水层中地下水面附近的地下水，将水中有机污染物带回地表，然后用地表污水处理技术净化抽取出的水，为了防止大量抽水导致的地面沉降，或海水入侵，还得把处理后的水注入地下水中。

(2)注气-抽土壤气法

该法主要原理是利用注气增加地下水中溶解氧气的含量提高生物降解，以及增加地下水中气体分压来减少易挥发(气态)有机物的溶解度，然后抽取气态有机污染物。

(3)内在生物净化法

依靠天然微生物降解已经排放到地下的污染物。此方法不需要加入电子受体、营养物质或其他材料(这些物质已天然存在)来激发天然微生物的降解性能。在许多情况下，这种内在生物净化作用是一种附加的常规治理技术。

(4)流线控制法

流线控制法只能用于密度比水大的大批量有机物污染治理。

(5)生物治理法

生物治理技术，又名生物恢复技术。生物治理法的关键是筛选和培养对污染物具有较强降解能力的微生物，提供能加速降解的生态环境，从而达到治理污染的目的。该法具有处理费用低、治理效果好、对环境影响小、无二次污染、可就地治理等优点。

(6)吸附技术

该方法主要是利用物质表面积大或一些亲油基团进行有机污染物的吸收，从而达到水体净化的目的。

(7)原位反应墙法

反应墙是人工构筑的一座具有还原性的墙。在地下水治理中，沿垂直地下水流向设置一堵反应墙，当地下水流通过反应墙时，反应墙与污染水流中的有机污染物发生反应达到降解有机物的目的。

3.3.4.3 大气有机物污染及治理技术

造成大气有机物污染的主要原因是各种工业中有机溶剂的大量使用，其中，涂料制造和涂装行业广泛使用的稀释剂对大气造成的污染尤为严重，这些稀释剂以苯系物为主体，对人体的危害很大。

大气有机污染控制具有综合性和系统性，涉及环境规划管理、能源利用、污染防治等许多方面。由于各地区的大气污染特征、条件以及污染综合防治的方向和重点不尽相同，难以找到适合一切情况的综合防治措施，因此需要因地制宜地提出相应的对策。

中药材规范化生产产地环境要求引用了选择、确定产地《环境空气质量标准》GB 3095—2012 及监测方法。

表 3-4 环境空气质量标准（GB 3095—2012）(部分)

项 目	取值时间	浓度限值		浓度单位
		一级标准	二级标准	
二氧化硫	年平均	20	60	μg/m³
	日平均*	50	150	
	1 小时平均	150	500	
氮氧化物	年平均	50	50	μg/m³
	日平均	100	100	
	1 小时平均	250	250	
总悬浮微粒物（TSP）	年平均	80	200	μg/m³
	日平均	120	300	

* "日平均"为任何一日的平均浓度不许超过的限值。

建立中药材规范化种植基地的空气状况与环境条件主要利用野外调查与分析测试相结合，对空气与环境质量进行调查与分析。空气质量主要是指对建立中药材规范化种植基地的地区的空气是否受到污染、污染状况及其对中药材生长发育和中药材产品质量的影响。大气主要污染物：碳粒、石灰、碳酸钙、氧化锌、二氧化铅等粉尘微粒；硫化物如二氧化硫、三氧化硫、硫酸、硫化氢、硫醇等；氮化物如一氧化氮、二氧化氮、氨等；氧化物如臭氧、过氧化物、一氧化碳等；卤化物如氯、氯化氢、氟化氢等；有机化合物如碳化氢、甲醛、有机酸、焦油、有机氯化物、酮等。空气中 SO_2 的浓度为 0.0001% 的时候，就能引起植物中毒。通常对中药材 GAP 生产基地大气监测 TSP、SO_2、NO_x 和氟化物 4 项指标，监测工作量大。当前大多数中型城市和发达城市已开展当日大气监测工作，其数据可以直接采用。

只有彻底改变我们生活的土壤、大气、水体这些大环境，改善植物生长的环境条件，药用植物栽培生产才可能达到安全、有效、稳定、可控。

（张林生　何忠俊）

本章小结

在中药材的栽培过程中，存在着一些比较严重的问题，比如一些农田以往使用高毒及高残留农药造成残留问题，栽培地的空气污染严重、灌溉水被污染以及盲目施肥等，这些问题所导致的结果就是中药材的农药、重金属残留和污染，进而严重影响中药材的安全性。本章从3个方面对中药材的外来有害物质进行了论述，即中药材安全与农药残留、中药材安全与重金属污染和其他有机污染物对中药材的污染。农药残留是污染中药材的主要来源，农药种类繁多，根据其作用机理进行分类，可以有的放矢地防治病、虫、草害，同时也可以防止滥用农药，在生产中应该严格控制化学农药的使用，提倡生物农药的应用。随着工业化进程的加快，重金属污染不可低估，主要的重金属有铅、隔、汞、砷、铜等，依据这些重金属在土壤中的分布和对人体的危害，提出控制中药材重金属污染的主要措施，保证中药材安全性。有机污染物由于其在环境中的持久性和对人体健康的潜在威胁，越来越受到人们的关注。残留在土壤中的有机污染物，不仅会改变土壤正常的结构和功能，还可以被植物吸收、运输和代谢，同时也会残留于植物体，通过食物链进入人体，对人类健康造成不可估量的影响。因此必须严格控制中药材栽培地土壤、水质、大气等环境有机污染物，并对环境中已经污染的有机物采取不同的治理技术，防止或降低外源有害物质对中药材安全的影响。

复习思考题

1. 中药材栽培过程中对农药的使用有哪些要求？农药施用对中药材品质影响是什么？
2. 简述控制中药材农药残留的措施。
3. 中药材中重金属主要包括哪些元素？各种重金属对人体的危害是什么？
4. 中药材中重金属的主要来源主要有哪些途径？
5. 如何控制中药材中重金属污染？
6. 什么是POPs，对中药材有那些危害？
7. 如何控制中药材有机污染物污染？

本章推荐阅读书目

现代农药应用技术全书. 北京：叶钟音. 中国农业出版社，2002.

环境毒理学. 惠秀娟 . 北京：化学工业出版社，2003.

环境健康科学. 徐顺清. 北京：化学工业出版社，2005.

土壤中化学物质的行为与环境质量. 陈怀满. 北京：科学出版社，2002.

土壤-植物系统中的重金属污染．陈怀满．北京：科学出版社，1996.

中药材规范化生产与管理(GAP)方法及技术．李敏．北京：中国医药科技出版社，2005.

参考文献

陈兴福，刘玲．2002．解决中药材重金属超标的栽培措施[J]．中药研究与信息，4(5)：30－32.

何忠俊，梁社往．2004．土壤环境质量标准研究现状与展望[J]．云南农业大学学报，19(6)：700－704.

李耿，杨洪军，边宝林，等．2005．中药农药残留的研究现状述评[J]．中国实验方剂学杂志，11(4)：71－73.

李兴祥，李永华，王五一，等．2004．铅暴露与健康风险研究之回顾与展望[J]．广东微量元素，11(11)：1－7.

李兆君，马国瑞．2005．有机污染物污染土壤环境的植物修复机理[J]．土壤通报，36(3)：436－439.

卢进，申明亮．1995．中药材重金属含量与控制[J]．中国中医药信息杂志，2(10)：10－11.

吕冬云，庄树文．2005．中药材上常用的生物农药种类、特性及使用注意事项[J]．特种经济动植物(6)：22－23.

倪吾钟，马海燕，余慎．2003．土壤－植物系统的铜污染及其生态健康效应[J]．广东微量元素科学，10(1)：1－3.

任红兵．2007．中药材的农药残留原因与预防措施[J]．现代中医药，27(1)：53－55.

孙歆，韦朝阳，工五　．2006．土壤中砷的形态分析和生物有效性研究进展[J]．地球科学进展，21(6)：625－632.

王昶，马少娜，魏大鹏，等．2005．中药材中重金属污染分析以及治理措施[J]．天津科技大学学报，20(3)：12－16.

吴茂江，涂长信．2005．铜与人体健康[J]．微量元素与健康研究，5(5)：64－65.

吴顺华．2002．砷对健康影响的研究进展[J]．国外医学(医学地理分册)，23(4)：145－149.

薛健，杨世林，陈建民，等．2001．我国中药材农药残留污染现状与对策[J]．中国中药杂志，26(9)：637－640.

张曙明，田金改，高天兵，等．1999．中药中农药残留量研究状况及安全控制[J]．分析测试学报，18(6)：79－82.

张文玉．2005．论中药材污染的防治与控制[J]．药学实践杂志，23(6)：336－338.

宗良纲，李嫦玲，郭巧生．2006．中药材中重金属污染及其研究综述[J]．安徽农业科学，34(3)：495－497.

第4章 中药材有害生物源

中药材在采收、加工、运输、储藏过程中的各个阶段，可能遭受各种有害生物源的污染。如在药材的采收过程中，根茎类药材多粘附泥土，常带有土壤中的细菌、真菌等微生物；叶、花、果实类药材常带有空气中的各类球菌、芽孢杆菌、真菌等微生物。中药材在储藏过程中，常常受到各种真菌的污染以及昆虫的危害，这些都成为影响中药质量和安全的重大威胁。

影响中药材安全的有害生物源主要包括：有害细菌、真菌及昆虫。有害生物源危害主要是指有害生物（尤其是微生物）本身及其代谢过程、代谢产物（如毒素）对中药材采收、加工、运输、储藏等过程中各个阶段的污染。按有害生物的种类主要分为：

①*细菌性危害* 包括引起中毒的细菌及其毒素危害。

②*真菌性危害* 包括真菌及其毒素的危害。

③*昆虫和螨类危害* 包括害虫、蝇类、蟑螂和螨类造成的危害。

上述有害生物源可通过多种途径，从中药材的田间生长、采收、加工、运输和储藏各个环节污染药材。

4.1 细菌

4.1.1 概述

细菌（bacterium）是一类结构简单、种类繁多、多以二分裂方式繁殖和水生性较强的原核微生物。细菌是微生物的一大类群，在自然界分布最广，与人类生产和生活密切，个体数量最多的有机体，是大自然物质循环的主要参与者。细菌主要由细胞壁、细胞膜、细胞质、核质体等部分构成，有的细菌还有夹膜、鞭毛、菌毛等特殊结构。绝大多数细菌的直径大小在0.5～5 μm之间。

细菌可以按照不同的方式分类。根据细菌的形状，大致可分为球菌、杆菌和螺旋菌（包括弧形菌）3类；根据细菌的生活方式可分为腐生生活、寄生生活及自养生存3类；根据细菌细胞壁的组成成分，可分为革兰阳性菌和革兰阴性菌2类。根据细菌对氧气的反应，大部分细菌可以分为以下3类：一些只能在氧气存在的情况下生长，称为需氧菌；另一些只能在没有氧气存在的情况下生长，称为厌氧菌；还有一些无论有氧无氧都能生长，称为兼性厌氧菌。细菌也能在人类认为是极端的环境中旺盛地生长，这类生物被称为极端微生物。一些细菌存在于温泉中，被称为嗜热细菌；另一些居住在高盐湖中，称为喜盐微生物；还有一些存在于酸性或碱性环境中，被称为嗜酸细菌和嗜碱细菌；另有一些存在于阿尔卑斯山冰川中，被称为嗜冷细菌。

细菌广泛分布于土壤和水中，或者与其他生物共生。细菌对环境、人类和动物既有用处又有危害。一方面，细菌是许多疾病的病原体，包括肺结核、鼠疫、沙眼等疾病都是由细菌所引发。在植物中，细菌导致叶斑病和萎蔫等；另一方面，人类也时常利用细菌，例如奶酪的制作、部分抗生素的制造、废水的处理等，都与细菌有关。

在细菌代谢过程中，不同菌可产生不同的代谢产物，有些产物对人有害，例如细菌产生的毒素和酶与其致病性有关；有些产物对人有利，例如细菌产生的抗生素等。

4.1.2 主要有害细菌

4.1.2.1 葡萄球菌属(*Staphylococcus*)

葡萄球菌广泛分布于自然界，葡萄球菌中，腐生葡萄球菌数量最多，一般不致病，表皮葡萄球菌致病力较弱，金黄色葡萄球菌致病力最强，可产生肠毒素、杀白血球素、溶血素等毒素，引起中毒的是肠毒素。

金黄色葡萄球菌为革兰阳性球菌，需氧和兼性厌氧菌，生长温度在6.5~46℃之间，最适温度为30~37℃，产毒素最适温度21~37℃，最低水分活度0.83，pH值为4.0~10，最高盐浓度25%，能在冰冻环境下及15% NaCl和40%胆汁中生长。金黄色葡萄球菌对热抵抗力较一般无芽孢细菌强，加热至80℃经30 min才能被杀死。目前已确认的至少有A、B、C_1、C_2、C_3、D、E和F共8个类型。A型肠毒素引起的中毒最多，B型次之，C型较少。该毒素的抗热能力很强，煮沸1~1.5 h仍保持其毒力，也不受胰蛋白酶影响。120℃ 20 min还不能完全破坏。其抗原成分是耐热性蛋白质和多糖。

4.1.2.2 致病性大肠杆菌

大肠杆菌是指示性微生物，是温血动物肠道中常见的一类菌群。大肠杆菌属包括普通大肠杆菌、粪大肠杆菌和致病性大肠杆菌等，一般情况下，它是肠道中的正常菌群，不产生致病作用。其中致病性大肠埃希菌分为产毒素大肠埃希菌(ETEC)、肠道致病性大肠埃希菌(EPEC)、肠道侵袭性大肠埃希菌(EIEC)、肠道出血性大肠埃希菌(EHEC)和肠道聚集性大肠埃希菌(EaggEC)。

由致病性大肠杆菌引起的常见疾病为ETEC(如旅游者腹泻)、EPEC(如胃肠炎或婴儿腹泻)、EIEC(如杆菌性痢疾)、EIEC(如出血性结肠炎)。婴幼儿、老人最易感染。主要症状是腹泻、发热、呕吐、恶心。

大肠杆菌是革兰阳性、阴性杆菌，需氧和兼性厌氧。生长温度范围7~49.5℃，最适生长温度为37℃，最低水分活度0.95，pH值为4.0~9.0，最高盐浓度6.5%，在冷冻和酸性环境下能存活。

致病性大肠杆菌在室温下能生存数周，在土壤或水中可达数月。致病性大肠杆菌可经带菌人的手、食物和生活用品进行传播，该菌也可经空气或水源传播。

4.1.2.3 变形杆菌属(*Proteus*)

变形杆菌为革兰染色阴性杆菌，无芽孢及夹膜，在自然界广泛分布于土壤、污水及垃圾中，人和动物肠道内常带此菌，正常人带菌率1%～10%，有腹泻史的人带菌率可高达50%，动物带菌率为0.9%～62.7%。

引起中毒的变形杆菌主要有普通变形杆菌(*P. vulgaris*)、奇异变形杆菌(*P. mirabilis*)。变形杆菌属败坏菌，需氧和兼性厌氧，在4～7℃即可繁殖，属于低温菌，因此可在低温储存的产品中繁殖。变形杆菌对热的抵抗力较弱，55℃加热1 h或煮沸数分钟即可杀灭。

样品中的变形杆菌主要来自于外界污染，带菌的人类、被变形杆菌污染的工具、容器及包装材料等。变形杆菌中毒的主要表现为上腹部刀绞样痛和急性腹泻，有的伴以恶心、呕吐、头痛、发热，体温一般在38～39℃。病程较短，一般1～3天可恢复，很少死亡。

4.1.2.4 假单胞菌属(*Pseudomonas*)

假单胞菌属中能够造成严重危害的是椰毒假单胞菌，为革兰阴性短杆菌，两端钝圆，不生芽孢，胞浆中含浓染颗粒及空泡。

它产生的毒素有米酵菌酸和毒黄素，均为小分子脂肪酸类毒素，对人和动物细胞有毒性作用。米酵菌酸为白色晶体，耐热性强，难溶于水，易溶于各种有机溶剂，其小鼠经口LD_{50}为3.16 mg/kg。一般米酵菌酸的产生量远大于毒黄素，是引起酵米面和变质银耳等多种食品中毒的主要原因。发病初期多为胃部不适，以后表现为肝、肾、脑、心等器官受损。

由于该属细菌产生大毒素耐热力强，即使油炸、蒸煮等方法均不能被破坏。所以，被椰毒假单胞菌污染的样品，应深埋或烧毁。

4.1.2.5 沙门菌属(*Salmonella*)

沙门菌属属肠杆菌科，具有鞭毛，为能运动的革兰阴性杆菌。生长温度范围为5～46℃，生长繁殖的最适温度为20～37℃；最低水分活度0.94，pH值为3.7～9.5，最高盐浓度8%，兼性厌氧。沙门菌属在100℃时立即死亡，70℃经5 min或65℃经15～20 min，60℃经1 h方可被杀死，水经氯化物处理5 min可杀灭其中的沙门菌。沙门菌属不分解蛋白质，样品污染后并无感官性状的变化。

4.1.3 细菌性污染指标

由于细菌的种类很多，目前国际上通行的办法是以细菌总数、大肠菌群和致病菌的检测结果作为细菌性污染的指标(张欣 等，2005)。

4.1.3.1 细菌总数

菌落总数是指在每克固体或每毫升液体或每平方厘米面积的检品中所含的细菌的数量，因通常通过样品在营养琼脂中生长的菌落数计数而称为菌落总数。

在通常情况下，菌落总数表示单位检品中所含有活菌的数量。一是作为样品被污染程度即清洁状态的标志，二是可以用来预测样品的耐存放程度或期限。

4.1.3.2 大肠菌群

大肠菌群包括肠杆菌科(Enterobacteriaceae)的埃氏菌属(*Escherichia*)、柠檬酸杆菌属(*Citrobacter*)、肠杆菌属(*Enterobacter*)和克雷伯菌属(*Klebsiella*)。

大肠菌群一般都是直接或间接来自人与温血动物粪便。样品中检出大肠菌群其卫生学意义之一：即表示食品曾受到人与温血动物粪便的污染。其中典型大肠杆菌说明粪便近期污染，其他菌属可能为粪便的陈旧污染。大肠菌群在粪便中存在数量较大，样品中的粪便污染含量只要达到0.001 mg/kg即可检出大肠菌群。因此检验方法不仅简易而且敏感。

此外，鉴于大肠菌群与肠道致病菌来源相同，而且在一般条件下大肠菌群在外界生存的时间与主要肠道致病菌也是敏感的，故大肠菌群另一重要卫生意义是作为肠道致病菌污染的指示菌。

4.1.3.3　致病菌

样品中经常检出的致病菌有沙门菌属、志贺菌属、变形杆菌属、致病性大肠杆菌、副溶血弧菌、蜡状芽孢杆菌、金黄色葡萄球菌，以及肉毒梭菌、链球菌等。

致病菌是指使人致病的细菌，这类细菌当随产品进入人体后，能引起食源性疾患，所以该类细菌的卫生学意义显然和细菌总数、大肠菌群有所不同。致病菌因与疾病直接有关，因而国际上对它的要求较细菌总数、大肠菌群严格。细菌总数、大肠杆菌属于卫生指标菌，是评价产品的卫生程度和安全性指标，它本身并不是致病菌，与疾病无直接关联，故允许在产品中存在，但不得超过国际规定的限量，而致病菌国标则规定不允许在产品中检出。

4.1.4　细菌毒素

传统上，根据细菌毒素是否与细菌的细胞连接可划分为2类：内毒素(endotoxins)与细胞连接；外毒素(exotoxins)在细菌生长过程释放至周围介质。内毒素的活性是由于脂多糖中的脂质A部分引起，它是革兰阴性细菌细胞外膜中的一个组分。内毒素通常为血流内的革兰阴性细菌被寄主免疫系统作用，细菌裂解时释放的，或是因某种抗生素的作用而释放的。外毒素是革兰阴性和革兰阳性细菌所产生的、对寄主细胞有毒害作用的细菌蛋白。某些细菌，尤其革兰阳性细菌，可产生几种不同的毒素，而另外一些细菌则只能产生一种毒素。药品中经常出现的热原就是细菌内毒素，因此，目前与药品安全密切相关的研究主要是细菌内毒素的研究。

细菌内毒素是G^-菌细胞壁的脂多糖成分，于细菌死亡解体后释放。其在体内作用于单核巨噬细胞产生多种炎症细胞因子，如：肿瘤坏死因子、白细胞介素(IL)-1、IL-6、IL-8、前列腺素、凝血素、干扰素、血小板激活因子等。这些因子适量时可激活免疫系统，对机体产生有益作用。过量时可引起机体严重的病理生理反应，表现为发热、低血压、心动过速、休克、多器官功能衰竭(MOF)及死亡。其对组织细胞的损害远远超过内毒素本身对机体的直接影响。

药品中经常出现的热原就是细菌内毒素。使用污染有内毒素的注射用药品、输液和血浆代用品即会直接感染内毒素，发生热原反应。使用抗生素也会引起内毒素体内释放，如近年来开发的第三代头孢类抗生素，在杀死细菌的同时释放大量内毒素，造成严重的内毒素血症。因此，检测细菌内毒素在药品质量控制和临床治疗监测中具有重要意义。

4.1.5　中药材细菌性危害的预防与控制

细菌特别是致病菌对药材的污染，不仅会引起药材产品变质，而且能引起中毒的发生，因此，细菌的预防与控制非常重要。易遭受细菌及其毒素污染的药材有：

①直接吞服的药粉　如川贝母、三七粉、牛黄、羚羊角粉、熊胆等贵重药或用量少的药，不宜同群药煎煮，一般研粉用开水或药汁冲服。

②多数动物类药　除贝壳类动物药外，多数动物药本身都带微生物，或含蛋白质等营养物，特别是内脏类、粪便类易受微生物污染。如鸡内金、紫河车、五灵脂、蚕砂、地鳖虫、水蛭、地龙、蛤蟆油、蛤蚧、乌梢蛇、金钱白花蛇、蕲蛇等。

③动物胶类药　如阿胶、龟板胶、鳖甲胶、鹿角胶、龟鹿胶等胶剂，粘性甚大，不宜同群药煎煮，加水加热熔化服用。

④后下或包煎药材　如生大黄、肉桂、白豆蔻、鱼腥草等后下药煎煮时间短；车前子、枇杷叶、旋覆花等包煎药未经充分煎煮，不能完全杀灭饮片所带的微生物。

⑤其他类　如淡豆豉、六神曲等发酵饮片、曲剂或茶曲等除发酵菌以外的致病微生物；僵蚕等含致病菌类；肉苁蓉、地黄等含水量大的药材等(李永福 等，1999)。

上述药材所附带的有害细菌如随中药进入人体内，将对患者造成危害。长期以来，药材的包装多采用麻袋、蒲包、缸、箱作容器，给药材质量带来很大影响。使本来比较纯净，细菌、霉菌含量相对较少的中药材，由于包装材料的污染，或包装破损而导致在储藏、运输过程中被污染，使其药材品质下降(刘鹏 等，2002)。因此，我们应从原料、生产环境、生产从业人员的个人卫生以及生产经营过程等各个方面采取相应措施，不为细菌的生长提供生存或繁殖条件，从而控制细菌的危害。

目前，我国商务部《药用植物及制剂外经贸绿色行业标准》(WM/T2—2004)对中药材规定了微生物限度检查，但我国药典标准中还没有对中药材及饮片中的微生物进行限量规定，基于上述药材本身以及服用的特殊性，建议增加微生物限度检查，以便控制中药材质量，保障人们用药安全。

4.2 真菌

4.2.1 概述

真菌(fungus)是具有真核和细胞壁的异养生物。广泛分布在自然界，与人类关系十分密切。真菌约有150万种，中国已知的约有8000种。真菌以无性生殖和有性生殖2种方式进行繁殖。菌体由菌丝组成，无根、茎、叶的分化，无叶绿素，不能自己制造养料，以寄生或腐生方式生活的低等生物。其营养体除少数低等类型为单细胞外，大多是由纤细管状菌丝构成的菌丝体。低等真菌的菌丝无隔膜，高等真菌的菌丝都有隔膜，前者称为无隔菌丝，后者称有隔菌丝。在多数真菌的细胞壁中最具特征性的是含有甲壳质，其次是纤维素。常见的真菌细胞器有：细胞核，线粒体，微体，核糖体，液泡，溶酶体，泡囊，内质网，微管，鞭毛等；常见的内含物有肝糖，晶体，脂体等。

真菌的分类系统很多，各派分类论点各不相同，其中较有代表性的为安斯沃思(G C Ainsworth)和《真菌辞典》分类系统。安斯沃思分类系统将真菌界分为两个门(真菌门和黏菌门)，在真菌门内根据有性孢子的类型、菌丝是否有隔膜等性状分为5个亚门，即鞭毛菌亚门、接合菌亚门、子囊菌亚门、担子菌亚门和半知菌亚门。《真菌辞典》分类系统将真菌界分为壶菌门、接合菌门、子囊菌门和担子菌门4个门。

真菌通常又分为3类，即酵母菌、霉菌和蕈菌(大型真菌)，它们归属于不同的亚门。常见的大型真菌有香菇、草菇、金针菇、双孢蘑菇、平菇、木耳、银耳、竹荪、羊肚菌等。它们既是一类重要的菌类蔬菜，又是食品和制药工业的重要资源。真菌的发酵产物可制成具有不同色、香、味的食物和调味品，如腐乳、酱油等。酶制剂生产、织物的退浆、石油的脱蜡、抗生素和甾族激素药物的生产等都和真菌有关，真菌在自然界物质循环方面起着重要的作用，能分解各种有机物，增加土壤肥力。

有害真菌能引起食品以及工业产品如纺织、皮革制品、纸张、木器、光学仪器等的霉变。还引起植物的病害，如马铃薯晚疫病、小麦锈病等。真菌作为病原微生物还能侵入人体和动物，引起毛发、皮肤、神经系统、呼吸系统和其他内脏的真菌病。有些真菌产生的毒素如黄曲霉毒素能致癌。

4.2.2 主要产毒真菌

已被发现于农作物、食品和药用植物及其产品中产毒真菌主要有曲霉属、镰刀菌属和青霉属的菌种。真菌产毒只限于少数产毒真菌，而产毒真菌中也只有一部分菌株产毒，目前已知具有产毒株的真菌主要有以下属种。

(1) 曲霉菌属

黄曲霉(*Aspergillus flavus*)、赭曲霉(*A. ochraceus*)、杂色曲(*A. versicolor*)、烟曲霉(*A. fumigatus*)、构巢曲霉(*A. nidulans*)和寄生曲霉(*A. parasiticus*)等。

(2) 青霉菌属

岛青霉(*Penicillium islandium*)、橘青霉(*P. citrinum*)、黄绿青霉(*P. citroviride*)、扩张青霉(*P. expansum*)、圆弧青霉(*P. cyclopium*)、皱褶青霉(*P. rugulosum*)和荨麻青霉(*P. urticae*)等。

(3) 镰刀菌属

梨孢镰刀菌(*Fusarium poae*)、拟枝孢镰刀菌(*F. sporotrichioides*)、三线镰刀菌(*F. tritinctum*)、雪腐镰刀菌(*F. nivale*)、粉红镰刀菌(*F. roseum*)、禾谷镰刀菌(*F. graminearum*)等。

(4) 其他

绿色木霉(*Trichoderma viride*)、漆斑菌属(*Mycothecium toda*)、黑色葡萄状穗霉(*Stachybotus corda*)等。

4.2.3 真菌毒素

真菌毒素(mycotoxin)一词源于希腊语“Mykes”和拉丁语“Toxicum”，它是由产毒真菌在适宜的环境条件下产生的有毒代谢产物，是次生性的真菌代谢物，至今仍是全世界重大关注的一个领域。在目前发现的300多种真菌毒素中，与人们健康安全相关的真菌毒素主要包括黄曲霉毒素(aflatoxins)、伏马菌素(fumonisins)、赭曲霉毒素(ochrotoxins)、脱氧雪腐镰刀菌烯醇(deoxynivalenol)、雪腐镰刀菌烯醇(nivalenol)、玉米赤霉烯酮(zerolaenone)和 T-2 毒素(T-2 toxin)等，其主要的毒性作用包括致癌作用、遗传毒性、致畸作用、肝细胞毒性、中毒性肾损害、生殖紊乱和免疫抑制。根据作用的靶组织分类，真菌毒素可分为肝脏毒、肾脏毒、心脏毒、造血器官毒等。人或动物摄入被真菌毒素污染的农、畜产品，或通过吸入及皮肤接触真菌毒素可引发多种中毒症状。如致幻，催吐，出血症，皮炎，中枢神经受损，甚至死亡。动物试验和流行病学的调查结果还证实，许多真菌毒素还可在体内积累后产生致癌、致畸、致突变、类激素中毒，白细胞缺乏症等，对机体造成永久性损害(陈丽星，2006；李群伟，2004)。研究发现，我国食管癌和胃癌高发区的河北磁县和赞皇县均与真菌毒素污染有关(李增宁 等，2006)。药用植物从田间生长以及采集后不及时干燥或贮存不当或在制备和加工过程中处理不善，可能被各种真菌污染并产生真菌毒素。

4.2.3.1 黄曲霉毒素

(1)黄曲霉毒素理化性质

黄曲霉毒素(aflatoxin，简称 AF)是 20 世纪 60 年代初发现的一种真菌有毒代谢产物，由曲霉属中的黄曲霉和寄生曲霉产生，为一组化学结构类似的二呋喃香豆素的衍生化合物。目前已发现的 AF 及其衍生物有 20 多种，除了 AFB_1、AFB_2、AFG_1、AFG_2是天然产生的毒素外，其余的都为它们的衍生物。在紫外线下，AFB_1、AFB_2发蓝色荧光，AFG_1、AFG_2发绿色荧光。AF 的相对分子质量为 312 ~ 346。难溶于水，易溶于油，甲醇，丙酮和氯仿等有机溶剂，但不溶于石油醚，乙烷和乙醚中。AF 的化学结构式如图 4-1 所示。在上述 4 种天然毒素中，以 AFB_1的毒性最强，在 AF 检测中，一般以 AFB_1作为主要检测指标(杨丰利 等，2006；赵飞 等，2006)。

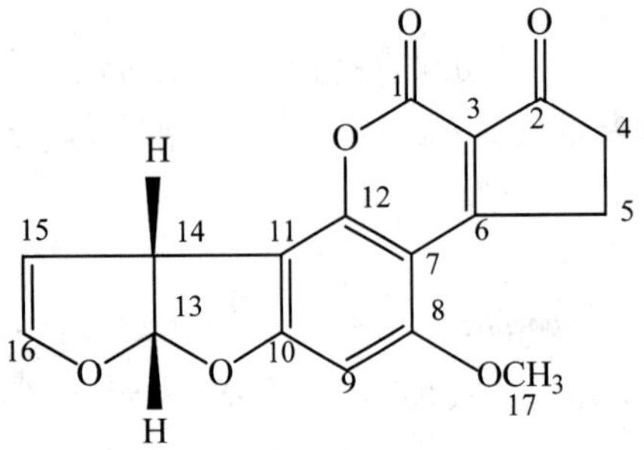

黄曲霉素 B_1

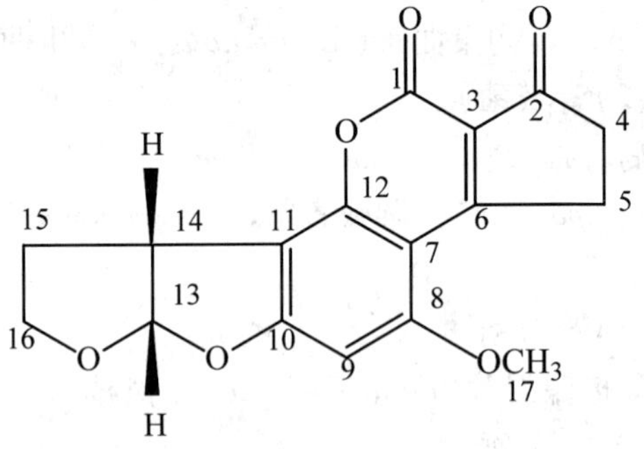

黄曲霉素 B_2

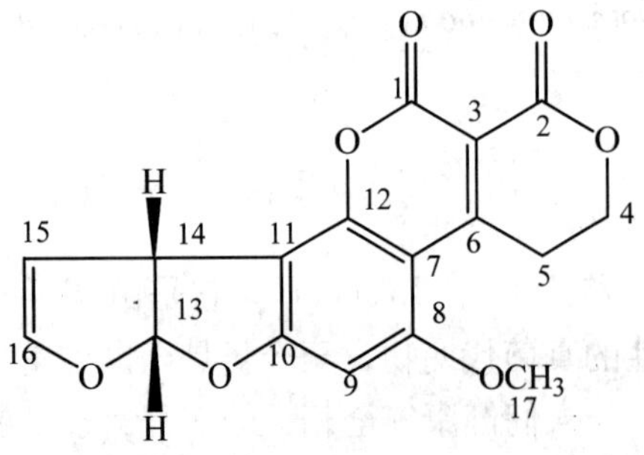

黄曲霉素 G_1

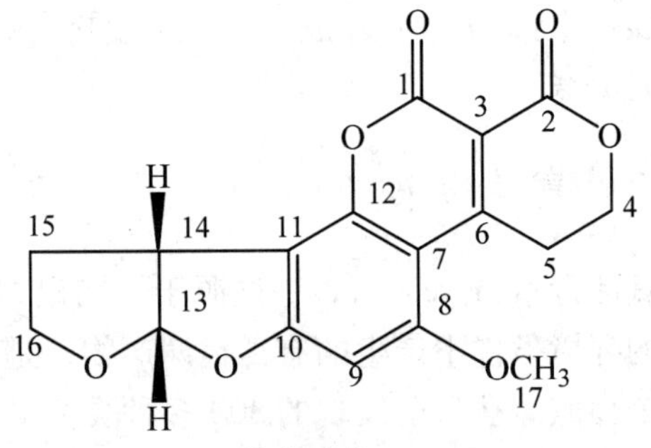

黄曲霉素 G_2

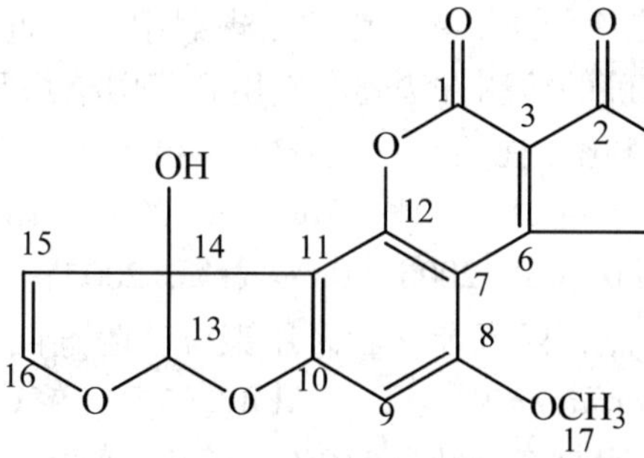

黄曲霉素 M_1

图 4-1　黄曲霉毒素的化学结构

(2) 黄曲霉毒素产毒菌及易染物

在我国，产生 AF 的产毒菌种主要为黄曲霉，总的分布情况为：华中、华南、华北产毒株多，产毒量也大，而东北、西北地区较少。自然条件下，黄曲霉生长繁殖及产生 AF 所需要的温度范围为 12 ~ 42℃，最适温度为 25 ~ 32℃，最低相对湿度为 80% 左右。因此，黄曲霉是全世界分布最广的菌种之一，在我国各省均有分布。而寄生曲霉从美国夏威夷、阿根廷、巴西、荷兰、印度、印度尼西亚、日本、约旦、波兰、期里兰卡、土耳其、乌干达等国的农作物中分离出。

AF 常常存在于土壤、动植物、各种坚果特别是花生和核桃中。一般在热带和亚热带地区，AF 的检出率较高。

(3) 黄曲霉毒素毒性

AF 被世界卫生组织(WHO)的癌症研究机构(IARC)划定为 I 类致癌物，是目前已知的最强的致癌物。急性中毒的毒性是氰化钾的 10 倍(陈建民 等，2005)。大量研究表明，长期低剂量或短期摄入较大剂量的 AF 均可诱发大鼠、小鼠、豚鼠、雪貂、鸭雏、狗、猫、兔、猴等动物原发性肝癌(Henry，1999)。

原发性肝细胞癌在美国及西欧一些国家非常罕见，却是非洲及东南亚地区常见的恶性肿瘤。在我国，原发性肝细胞癌年发病人数占世界总病例数的 45%。其地理分布资料显示，高发区位于江苏、浙江、福建、广东及广西等气候条件适于黄曲霉生长繁殖、具有亚热带气候特点的东南沿海岸线。

迄今为止，该病的病因尚未明了，其发病与多种因素有关，其中膳食暴露 AFB_1 作为一重要的危险因子已引起世界的广泛注意。来自中国、肯尼亚、莫桑比克、瑞典、泰国及菲律宾的研究结果表明，膳食低剂量长期暴露 AFB_1 与人类原发性肝细胞癌呈正的剂量反应关系。与城区相比，该病的发生在以谷物为主要膳食来源的农村更为常见，且有年轻化的趋势，严重威胁居民的身体健康。

(4) 药用植物及产品中黄曲霉毒素污染分析研究情况

20 世纪 60 年代初已经发现 AF 的严重危害性，且对其检测方法、脱毒以及污染控制技术等方面进行了全面深入的研究，但直到 90 年代初，国内外学者才对其在药用植物及其产品中的污染状况进行研究。由于中药化学成分的复杂性，采用半定量的 TLC 法或间接竞争酶联免疫吸附法检测中药中的 AF 的含量，常常出现假阳性。近年来，随着科学技术的发展，一些灵敏度高、快速、准确的检测方法逐渐应用到药用植物及其产品中 AF 的污染分析研究中，尤其是免疫亲合柱净化、柱后衍生化-HPLC 检测方法的应用(Selim et al. 1996；Tassaneeyakul et al. 2004；Blesa et al. 2004；Ali et al. 2005；郑荣 等，2005；徐超一 等，2005；Stroka et al. 2000；Arranz et al. 2006；Braga et al. 2005；Gómez-Catalán et al. 2005)。

为克服样品需衍生化的缺点，西班牙学者采用聚合吸附剂固相净化-LC-MS 方法，建立药用植物波希鼠李 *Rhammus purshiana* 中 AFB_1、AFB_2、AFG_1和 AFG_2的含量测定方法。结果 AFB_1、AFB_2、AFG_1和 AFG_2的回收率分别为 110%、89%、81%和 77%。检测限(S/N = 3)和定量限(S/N = 10)分别为 10 ng 和 25 ng(Ventura et al. 2004)。为考察色谱适应性，选用 2 个厂家的免疫亲合柱及 3 种品牌的色谱柱，采用 IAC 净化、过溴化吡啶柱后衍生，HPLC-荧光检测器检测中药中 AF 的含量。结果免疫亲合柱 AflaTest@ P 柱(Vicam 公司)和 EASI-EXTRACT™ AFLATOXIN(r-Biopharm Rhone 公司)2 种免疫柱均有足够的载样量，而且免疫亲合柱处理后检测结果差异较小，说明 2 种免疫亲合柱均适用。色谱柱 LiChrospher 100 RP-18e (5 μm)，phenomenex Luna C_{18}(4.6 mm × 250 mm，5 μm)及 phenomenex Luna Phenyl-Hexyl (4.6 mm × 250 mm，5 μm)3 种色谱柱都适用于 IAC 净化、柱后溴衍生化高效液相色谱法检测中药中 AF(金钺 等，2006)。

采用免疫亲合柱净化、溴(碘)柱后衍生化-HPLC 荧光检测和免疫亲合柱净化，三氟醋酸柱前衍生化-HPLC 荧光检测以及溴化荧光光度检测法(SFB 法)对中药中 AF 的检测方法进行系统比较，结果表明：免疫亲和柱净化、柱后衍生化-HPLC 分析法是适合中药中 AFT 检测的最好方法，SFB 法不适合检测中药中 AF 的总量(Yang et al.，2005；Zhang et al.，2005；张雪辉 等，2004；张雪辉 等，2005；陈建民 等，2005；陈建民 等，2006)。

目前还没有任何一种方法适合测定所有药用植物样品中 AF 的含量。有些样品的水提取溶液具有酸性，酸性将减弱样品和免疫亲合柱的亲合力，从而导致回收率低等问题。尽管此问题可用磷酸盐缓冲液作为稀释剂来解决，但对于一些酸性高的样品则不适合。为提高此类样品的回收率，可采用具有较高缓冲能力且不含氯化钠的 0.1 M 磷酸缓冲液来解决此问题。经实验证明，此改进后的方法适合高酸性药用植物样品中 AF 的含量测定(Ip et al. 2006)。

4.2.3.2 赭曲霉毒素

(1)赭曲霉素理化性质

赭曲霉毒素是曲霉属和青霉属的某些菌种产生的一组结构类似，主要危及人和动物肾脏的有毒代谢产物，包括赭曲霉毒素 A(ochratoxin A，OTA)、赭曲霉毒素 B(ochratoxin B，OTB)、赭曲霉毒素 C(ochratoxin C，OTC)、赭曲霉毒素 D(ochratoxin D，OTD)、OTA 的甲酯以及 OTB 的甲酯和乙酯等化合物，均是异香豆素联结 L-苯丙氨酸的衍生物，其中毒性最大、与人类健康关系最密切、在农作物中污染水平最高、分布最广的是 OTA。OTA 是稳定的无色结晶化合物，溶于极性溶剂和稀碳酸氢钠溶液，微溶于水。将 OTA 的乙醇溶液储于冰箱中一年以上也无损失，但应避光保存，如接触紫外线，几天就会分解。OTA 在紫外光下呈绿色荧光，在苯-冰醋酸(99∶1，v/v)混合溶剂中的最大吸收峰波长是 333 nm，相对分子质量 403。OTA 是半抗原，需与大分子物质结合后才具有免疫原性。赭曲霉素具有耐热性，焙烤只能使其毒性减少 20%，蒸煮对其毒性不具有破坏作用(赵博 等，2006)。OTA 的化学结构如图 4-2 所示。

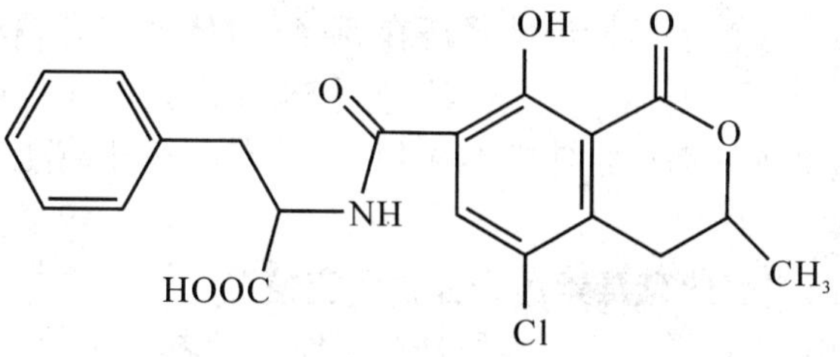

图 4-2　赭曲霉毒素 A(OTA)的化学结构

(2)赭曲霉毒素产毒菌及易染物

自然界中有多种赭曲霉毒素产生菌，以赭曲霉(*Aspergillus ochraceus*)、疣孢青霉(*Penicillium verrucosum*)和碳黑曲霉(*Aspergillus carbonarius*)3 种菌为主，上述 3 种主要赭曲霉毒素产毒菌株生长繁殖所需生态环境、污染物种类、污染率等依地域不同而有较大差异。

①*赭曲霉*　是最早发现的赭曲霉毒素产生菌，生长温度范围为 8 ~ 37℃，最佳生长温度为 30℃，最适水分活度为 0.95 ~ 0.99，最适产 OTA 温度为 20℃。

②*疣孢青霉*　是另一种赭曲霉毒素的主要产生菌，生长温度范围 0 ~ 31℃(最适 20℃)，水分活度 0.95 ~ 0.98。研究发现，猪饲料(内含大麦、燕麦或谷糠)受赭曲霉毒素 A 污染后，纯绿青霉检出率高达 60%，且其含量与纯绿青霉检出率呈正相关，而未被 OTA 污染饲料中该菌检出率为 5%。

③*碳黑曲霉*　黑曲霉在食品中广泛应用，其产品也被认为是安全的；但近几年发现一些黑曲霉也可产生赭曲霉素。碳黑曲霉以苹果、葡萄为主要侵染对象，因此它是新鲜葡萄、葡萄干、葡萄酒和咖啡中 OTA 主要产生菌，在 30 ~ 35℃生长良好，最适产 OTA 温度为 15 ~ 20℃，水分活度为 0.95 ~ 0.98。

此外，洋葱曲霉(*Aspergillus alliaceus*)、孔曲霉(*A. ostianus*)、纯绿青霉(*Penicillium viridicatum*)和圆弧青霉(*P. cyclopium*)也能产生赭曲霉毒素 A。曲霉属产生赭曲霉毒素 A 的条件是中温，寒冷气候。青霉属产生赭曲霉毒素 A 的地区主要是亚热带。一般容易感染赭曲霉毒素 A 的商品包括：大豆、绿豆、咖啡豆、酒、葡萄汁、调味品、草本植物、猪肾等。

OTA 产生菌广泛分布于自然界，因此多种农作物和食品，包括谷类、豆类及豆制品、干果、咖啡、葡萄及葡萄酒、香料、油料作物、啤酒、茶叶等均可被 OTA 污染。动物饲料中 OTA 污染也较严重，动物进食被 OTA 污染后饲料会导致体内 OTA 蓄积，因此在动物性食品，尤其是猪的肾脏、肝脏、肌肉、血液及奶和奶制品等中常有 OTA 被检出；人通过进食被 OTA 污染的农作物和动物性食品而暴露 OTA。

(3)赭曲霉毒素毒性

赭曲霉毒素 A(OTA)对人类及动物健康造成很大威胁，可损害动物的肾脏及肝脏，导致受试动物肾萎缩、胎儿畸形、流产及死亡，有致畸和致癌作用，并被认为与人类的巴尔干肾病(Balkan endemic nephropathy，BEN)有关。国际癌症研究机构(IARC)将其定为 2B 类致癌物(李凤琴 等，2003；丁建英 等，2006)。

OTA 急性中毒症状主要表现为：几乎所有主要脏器多位点出血；主要脏器(包括脾、心、肝、肾)纤维蛋白血栓；肝脏和淋巴组织坏疽；萎缩性肠炎。

OTA 具有肾脏、神经和免疫毒性。流行病学研究已证明，人类饮食对 OTA 暴露是引起巴尔干肾病的主要原因，这种进行性慢性肾病在 50 年前就已在多瑙河盆地及邻近萨瓦河流域沿岸发现。BEN 是一种可引起肾小管萎缩、肾小球纤维化病变，最终导致肾上皮组织坏死及动脉肥大增生，直至肾衰竭；且伴随有尿频、尿蛋白和尿糖增加、对氨基马尿酸清除率降低等肾功能受损症状。

(4) 药用植物及产品中赭曲霉毒素污染分析研究情况

最早报道药用植物中赭曲霉毒素污染的是克罗地亚学者。通过对 62 个药用植物以及 11 个草药茶样品中真菌及真菌毒素污染分析，发现优势菌为 *Aspergillus*，*Penicillium*，*Mucor*，*Rhizopus*，*Absidia*，*Alternaria*，*Cladosporium* 和 *Trichoderma*。药用植物样品中有 11 个样品被污染产生黄曲霉毒素的真菌 *Aspergillus flavus*，阳性率为 18%。阳性样品在进行黄曲霉毒素，赭曲霉毒素和玉米赤霉烯酮的检测时，有一个样品被污染赭曲霉毒素(Halt，1998)。

其后，尼日利亚学者对市售晒干的药用植物储藏期真菌污染进行分析。发现 28 个真菌菌株中，*Aspergillus niger*，*A. flavus*，*Fusarium moniliforme*，*Trichoderma viride*，*Penicillium expansum* 和 *Mucor fragilis* 是优势菌，且从新鲜药材和干燥药材中分离出的菌株明显不同，药材储存不当对人类健康危险更大(Efuntoye，1996—1997)。通过研究储藏期真菌毒素污染情况，发现 AF 和 OTA 由真菌 *Aspergillus flavus*，*A. parasiticus* 和 *A. ochraceus* 产生。对产品的分析表明：随着储藏时间的增加，AF 和 OTA 也相应增加(Efuntoye，1999)。

印度学者采用间接竞争酶联免疫吸附法，分析市售包括黑胡椒、胡荽种子、生姜粉和姜黄粉在内的 126 个样品中赭曲霉毒素 A 的污染情况。结果 26 个黑胡椒样品中，14 个样品受到了污染，赭曲霉毒素 A 均超过 10 μg/kg，污染水平 15 ~ 69 μg/kg。50 个胡荽样品中，20 个样品受到了污染，赭曲霉毒素 A 污染水平 10 ~ 51 μg/kg。25 个生姜样品中，2 个样品受到了污染，赭曲霉毒素 A 污染水平分别是 23 μg/kg 和 80 μg/kg。25 个姜黄样品中，9 个样品受到了污染，赭曲霉毒素 A 污染水平 11 ~ 102 μg/kg(Thirumala-Devi et al. 2001)。

阿根廷学者报道 56 个种共 152 个药用和香料植物样品中赭曲霉及镰刀菌属真菌污染及产毒情况。结果 52% 的样品污染了曲霉属(*Aspergillus*)真菌，其中 27% 属于 Flavi 组真菌，25% 属于 Circumdati 组真菌。16% 的样品污染了镰刀菌属(*Fusarium*)真菌。Flavi 组中 *Aspergillus flavus* 和 *A. parasiticus* 是优势菌，其中有 50% 的菌株产生毒素，产生的黄曲霉毒素浓度为 10 ~ 2000 ng/g。仅有 26% 来源于 Circumdati 组，如：*A. alliaceus*，*A. ochraceus* 和 *A. sclerotiorum* 产生赭曲霉毒素 A，且浓度较低，为 0.12 ~ 9 ng/g。在 29 种 *Fusarium* 属真菌中，*Fusarium verticillioides* 和 *F. proliferatum* 占 27.5%，所产生的伏马毒素 B_1 为 20 ~ 22 000 μg/g，伏马毒素 B_2 为 5 ~ 3000 μg/g。剩余的 *Fusarium* 属真菌中 *F. equiseti*，*F. oxysporum*，*F. semitectum*，*F. compactum*，*F. sombucinum* 和 *F. solani* 既不产生单端孢霉烯 A、B 毒素，也不产生玉米赤霉烯酮(Rizzo I et al. 2004)。此外，应用毒性实验(*Artemia salina*，即卤虫)检测了食品及药用植物中真菌的毒性代谢产物。发现 71 个菌株中，有 6 个为毒性菌株，另外有一产生 OTA 及其他 2 种未鉴定的代谢产物的高毒菌株 *Penicillium brevicompactum* (González et al. 2007)。

美国学者建立了人参及所选的其他植物根中 AF 和 OTA 的检测方法。实验中评价了 2 种免疫亲合柱的净化效果，比较了三氟醋酸柱前衍生化，柱后溴化以及柱后紫外线照射荧光检测效果，但 OTA 不需衍生化。结果采用单功能免疫亲合柱净化，添加不同水平的 AF 人参的回收率约 80%。采用多功能免疫亲合柱净化，添加不同水平的 AF 人参的回收率约 70%，其他样品约 60%；人参和其他样品中 OTA 的回收率约 55%（Trucksess et al. 2006）。

4.2.3.3　伏马菌素

（1）伏马菌素理化性质

伏马菌素是 20 世纪 80 年代末发现的一种由串珠镰刀菌（*Fusarium moniliform*）产生的水溶性真菌毒素，是一类由不同多氢醇和丙三羧酸组成结构类似的双酯化合物。到目前为止，已发现的伏马菌素有 FA_1、FA_2、FB_1、FB_2、FB_3、FB_4、FC_1、FC_2、FC_3、FC_4 和 FP_1 共 11 种，其中 FB_1 是其主要组分。FB_1 和 FB_2 是自然界存在最普遍且毒性最强的两种毒素。伏马菌素为白色粉末，易溶于水、甲醇及乙腈-水中。在乙腈-水（1+1）中稳定，在 25℃下可保存 6 个月，在甲醇中不稳定，可降解产生单甲酯或双甲酯。但在 -18℃下，在甲醇中的伏马菌素是稳定的，可以保存 6 周（崔国庭 等，2006）。伏马菌素的化学结构如图 4-3 所示。

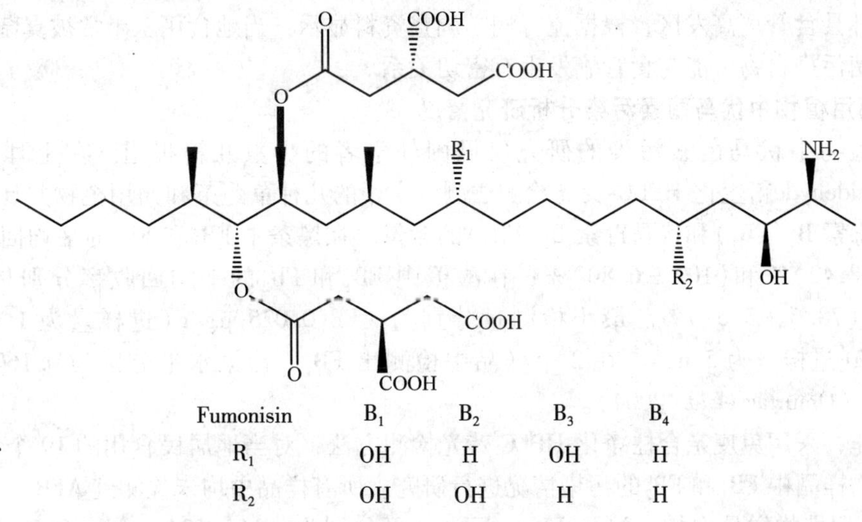

Fumonisin	B_1	B_2	B_3	B_4
R_1	OH	H	OH	H
R_2	OH	OH	H	H

图 4-3　伏马菌素的化学结构

（引自 Wang et al.，2008）

（2）伏马菌素产毒菌及易染物

伏马菌素是 1989 年发现的一种新型毒素，由镰刀菌产生。主要由串珠镰刀菌（*F. moniliforme*），轮状镰刀菌（*F. verticillioides*），多育镰刀菌（*F. proliferatum*）等产生的真菌毒素。尖孢镰刀菌（*F. oxysporum*）等菌株也能产生伏马菌素，主要污染玉米及其制品。在大米、面条、调味品、高粱、啤酒中有较低浓度的伏马菌素存在。

（3）伏马菌素毒性

伏马毒素可以引起动物的急、慢性毒性，因动物的种类不同而作用的靶器官也不相同。国际癌症研究中心（IARC）把 FB 划分到 2B 组，即人类可能的致癌物（王少康 等，2003；赵丹霞 等，2005）。

在所有动物实验中，伏马菌素均与肝脏损伤、与某些酯类水平改变相关，还发现对很多实验动物肾脏有损害。对 SD 大鼠亚急性毒性实验（≥90 天）表明，肝脏、肾脏是大鼠靶器官，肾脏比肝脏对 FB_1更敏感，而雄性大鼠肾脏比雌性大鼠更易受到攻击。肝脏病变包括细胞增生、变性、坏死、弥漫炎性浸润、胆管增生、纤维化、肝硬化。在较低浓度(雄性≥15 mg/kg，雌性≥50 mg/kg)时，对大鼠具有肾脏损伤，包括细胞增生、变性和细胞程序性死亡。

伏马菌素还具有生殖毒性、胚胎毒性和致癌性。将伏马菌素纯品注入鸡受精卵后，可引起鸡胚致病或致死作用。给予仓鼠 18 mg/kg FB_1，可见胎鼠死亡数增加。美国国家毒理学规划(USNTP)在肿瘤研究实验中表明，用含 FB_1饲料进行雌雄性 Fischer-344/Nctr BR 大鼠和雌雄性 B6C3F1/Nctr BR 小鼠 2 年喂养试验。伏马菌素纯度 >96%。结果表明长期摄入高水平伏马菌素(50 mg/kg 以上)可诱发雌性小鼠肝癌并使其寿命缩短，诱发 Fischer-344/Nctr BR 大鼠肾癌，但不影响其寿命。用 BDIX 雄性大鼠进行类似实验，暴露于 50 mg/kg 时，可诱发肝癌。

FB_1不仅是大鼠肝癌始动剂和促进剂，且怀疑与我国食管癌高发相关。在我国河北磁县、河南林县食管癌高发区，根据流行病学调查资料显示：当地食用玉米常被真菌污染，食用这些真菌污染食物可能与食管癌发生有密切关系。

(4)药用植物中伏马菌素污染分析研究情况

药用植物中伏马菌素污染的研究仅见国外学者的少数几篇报道。在土耳其，采用 O-phthaldialdehyde衍生化-HPLC-荧光检测法测定常用的几种草药茶和药用植物共计 115 个样品中伏马毒素 B_1(FB_1)和伏马毒素 B_2(FB_2)的含量。在黑茶中 FB_1和 FB_2的平均回收率分别是(86.9 ±8.42)%和(102 ±6.80)%；在酸橙中 FB_1 和 FB_2的平均回收率分别是(85.2 ±9.76)%和(78.6 ±5.67)%。最小检测量分别为：FB_1 0.025 μg/g(进样量为 1 ng)，FB_2 0.125 μg/g(进样量为 5 ng)。在 2 个样品中检测出 FB_1，污染水平分别为 0.160 μg/g 和 1.487 μg/g(Omurtag et al. 2004)。

在南非，采用免疫亲合柱净化-HPLC 荧光检测方法，对当地居民食用的 19 个食品和 30 个药用植物样品中 FB_1和 FB_2的污染情况进行研究。所有样品中均未检测到 AFB_1，但 4 个食品，4 个药用植物样品中均检测到 FB_1，污染水平分别为：34 ~ 524 μg/kg 和 8 ~ 1553 μg/kg。该实验还采用了 LC-MS/MS 对 FB_1结构进行了确证(Sewram et al. 2006)。

在葡萄牙，采用 HPLC 方法，对市售的 18 个黑茶、69 个 4 种不同来源的药用植物样品，进行 FB_1和 FB_2的检测。FB_1和 FB_2的检测限均为 20 μg/kg。87 个样品中有 55 个样品被检出 FB_1，阳性率为 65.5%（Martins et al. 2001）。

4.2.3.4 T-2 毒素

(1)T-2 毒素理化性质

由镰刀菌属产生的单端孢霉烯族化合物有 60 多种，但天然污染农作物的只有几种，它们的基本化学结构式如图 4-4 所示，是四环的倍半萜，12、13 位置上有环氧基。按照其化学结构功能团的不同而被分为 A、B、C、D 4 型，天然污染农作物的是 A、B 2 型。A 型化合物在 C_8位置上不含羰基，以 T-2 毒素等为代表。B 型化合物在 C_8位置上含有羰基，以呕吐毒素(vomitoxin，vomiting toxin，VT)和雪腐镰刀菌烯醇(nivalenol，NIV)为代表。

T-2 毒素是镰刀菌所产生的单端孢霉烯族毒素中毒性最强的一种，其化学结构上含有反应性较活泼的环氧乙烯环系，化学性质非常稳定，此环一旦开裂其生物活性随即消失。T-2

毒素为白色针状结晶，熔点为 150～151℃，难溶于水，易溶于极性溶剂，如三氯甲烷、丙酮和乙酸乙酯等。烹调过程不易将其破坏。T-2 毒素分子式为 $C_{24}H_{34}O_9$，相对分子质量为 466.51；基本结构为四环的倍半萜，C_9 和 C_{10} 位上有一不饱和双键，在紫外灯下不显荧光（李军 等，2006）。T-2 毒素的化学结构如图 4-4(a)所示。

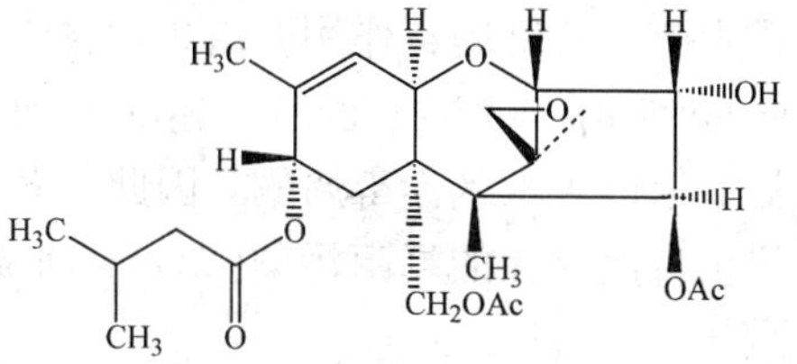

(a)T-2 毒素

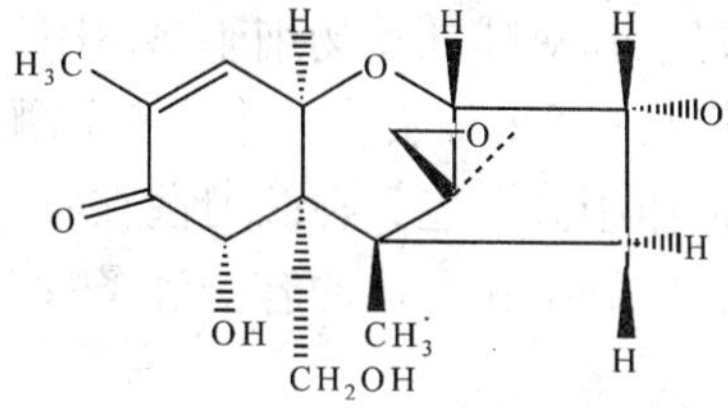

(b)呕吐毒素

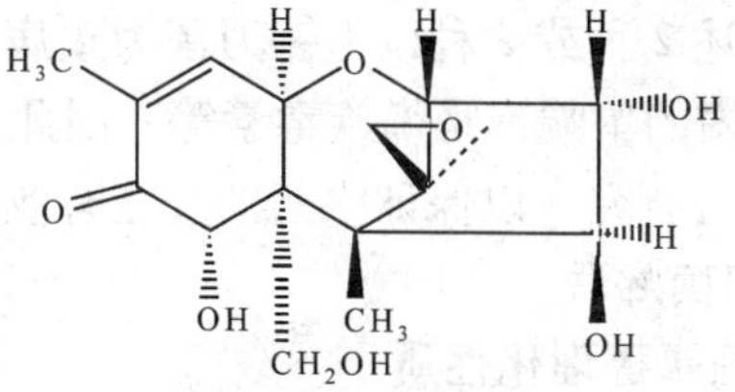

(c)雪腐镰刀菌烯醇

图 4-4　部分单端孢霉烯族化合物的化学结构式

(2)T-2 毒素产毒菌及易染物

单端孢霉稀族化合物是一组由镰刀菌的某些菌种产生的生物活性和化学结构相似的有毒代谢产物，其中以 T-2 毒素污染水平较高。T-2 毒素由镰刀菌属真菌产生，这类真菌广泛地存在于植物、土壤和其他基质上。可产生 T-2 毒素的真菌主要是寄生在田间的真菌，已知有下列诸种：三线镰刀菌(*F. tricinctum*)，粉红镰刀菌(*F. culmomm*，*F. roseum*)，梨孢镰刀菌(*F. poae*)，拟枝孢镰刀菌(*F. sporotrichioides*)，木霉菌(*Trichoderma lignorum*)。

(3)T-2 毒素毒性

通过慢性毒理学实验发现，T-2 毒素可使大鼠心肌组织中 ATP 含量、线粒体呼吸链呼吸酶、细胞色素氧化酶活力以及 ATP 酶活力下降。T-2 毒素可能通过损害大鼠心肌能量代谢而导致心肌不可逆损伤，加硒或加维生素 E 可部分对抗这种损伤作用(殷秀云 等，2001)。

迄今发现，T-2 毒素可能仅仅与两种已知的人类疾病有关联：一种是食物中毒性白细胞减少症(ATA)；另一种是大骨节病(KBD)。T-2 毒素可能还与我国某些地区食管癌，克山病和大骨节病的高发病率有关。在克山病、大骨节病病区粮中的检出量明显高于非病区(赵志军 等，2005)。

(4) 药用植物中 T-2 毒素污染分析研究情况

印度是国内外最早研究药用植物中真菌污染的国家。他们从尖孢镰刀菌 *F. oxysporum* 的培养提取物以及储存期已感染这种真菌的白菜变种(*Brassica campestris* var. *sarson*)种子中分离得到 3 种已知的真菌毒素，即：diaxctoxyscirpcnol 毒素、T-2 毒素和玉米赤霉烯酮以及这些毒素的脂肪酯类化合物。霉变的种子提取物的生物活性和毒性以及动物长期摄取发霉种子的效果显示：被真菌 *F. oxysporum* 污染的种子对人类健康有严重的危害性（hakrabarti et al，1987）。

在斯里兰卡，从刺蒺藜（*Tribulus terrestris*）中分离得到 3 种镰刀菌真菌，分别是：黄色镰孢（*F. culmorum*）、锐顶镰刀菌（*F. acuminatum*）和禾谷镰刀菌（*F. graminearum*）。3 种镰刀菌的培养提取物对哺乳动物细胞系 BHK-21 和 HEP-2 具有细胞毒作用。由 3 种镰刀菌产生的毒素代谢产物：T-2 毒素，玉米赤霉烯酮和 diacetoxyscirpenol 毒素也对上述哺乳动物细胞系具有细胞毒作用。上述 3 种镰刀菌在稻米培养基上均产生玉米赤霉烯酮。因此，药用植物在使用之前，应储藏在合适的容器和条件下，以防止自然存在的真菌污染（Abeywickrama et al. 1992）。

据报道，尖孢镰刀菌（*F. oxysporum*）、茄病镰孢菌（*F. solani*）和串珠镰刀菌（*F. moniliforme*）等产毒镰刀菌是导致中药白术、黄芪、三七、葛根等药材根腐病的主要致病菌（林兰稳，2003；臧少先等，2005；邓成贵，2005；缪作清等，2006）。有的药材以上述一种镰刀菌为主要致病菌，有的则以上述 2 种或 2 种以上镰刀菌为致病菌。由于上述镰刀菌为产毒镰刀菌，可产生包括 T-2 毒素在内的单端孢霉烯族毒素等，因此，很有必要对上述根和根茎类药材中可能污染的真菌毒素进行研究，以保证中药的安全有效。

4.2.3.5 呕吐毒素和雪腐镰刀菌烯醇

(1) 呕吐毒素和雪腐镰刀菌烯醇理化性质

脱氧雪腐镰刀菌烯醇（deoxynivalenol，DON）又名呕吐毒素（vomitoxin or vomiting toxin，VT），与雪腐镰刀菌烯醇（nivalenol，NIV）均属于单端孢霉烯族毒素，主要由某些镰刀菌产生。呕吐毒素是一种 B 型单端孢酶烯族化合物，为一种倍半烯衍生物。呕吐毒素结晶为无色针状，分子式为 $C_{15}H_{20}O_6$，相对分子质量为 296.3，熔点为 151 ~ 153℃，α,β-不饱和酮基致使其在短波紫外下有吸收峰，但此紫外吸收与其他许多物质紫外吸收相重叠，并非特征性的。DON 易溶于水和极性溶剂甲醇、乙醇、乙腈、丙酮及乙酸乙酯，但不溶于正己烷和乙醚。DON 在有机溶剂中稳定，因此乙酸乙酯和乙腈是最适合的溶剂，长期储存更是如此。DON 耐热、耐压，弱酸中不分解，加碱及高压处理可以破坏其部分毒力。DON 的耐藏力也很强。据报道病麦经 4 年的储藏，其中的 DON 仍能保留原有的毒性（李斌 等，1999；张艺兵 等，2006）。DON、NIV 的结构如图 4-4（b）、（c）所示。

(2) 呕吐毒素和雪腐镰刀菌烯醇产毒菌及易染物

DON、NIV 污染粮谷类的现象非常普遍，世界各地均有报道。DON 的主要产生菌是禾谷镰刀菌（*F. graminearum*）和黄色镰刀菌（*F. culmorum*）。这类真菌大多在低温、潮湿和收割季节，在谷物庄稼中漫漫生长。呕吐毒素一般在大麦、小麦、玉米、燕麦中含有较高的浓度，在黑麦、高粱、大米中的浓度较低。呕吐毒素常与其他真菌毒素同存。

(3) 呕吐毒素和雪腐镰刀菌烯醇毒性

DON 具有很强的细胞毒性，对原核细胞、真核细胞、植物细胞、肿瘤细胞等均具有明显的毒作用。NIV 对培养的软骨细胞具有明显的损伤作用，特别是对培养早期的软骨细胞有致命的损伤，使软骨中的 DNA、基质中葡萄糖醛酸和碱性磷酸酶含量下降。

DON 属于剧毒或中等毒物，对于不同动物的半致死剂量（LD_{50}）和致吐剂量如表 4-1、表 4-2 所示（李斌 等，1998）。

表 4-1　DON 不同染霉途径的半致死剂量(LD_{50})

动物种属	接触途径	LD_{50}(mg/kg)
小鼠	经口	46.8
	腹腔注射	70.0
新生大鼠	经口	7.3
大鼠	经口	7.3
北京雏鸭	皮下注射	27.0

(引自李斌 等，1998)

表 4-2　DON 不同染霉途径的致吐剂量

动物种属	接触途径	致吐剂量(mg/kg)
北京雏鸭	皮下注射	10.00
狗	皮下注射	0.10
猪	经口	0.10
	腹腔注射	0.05
鸽子	经口	10.00

(引自李斌 等，1998)

国内外对 DON、NIV 的致突变、致畸、致癌作用的研究结果不相一致，多数研究均表明它们具有致畸、胚胎毒性，可能是一种潜在的致癌物质(李斌 等，1999)。

DON、NIV 可单独或与其他镰刀菌毒素或黄曲霉毒素共同污染粮谷类，在体内可能相互作用。DON、NIV 不仅污染粮谷类，也可污染粮食制品。人和牲畜在误食被毒素污染的粮谷类后可产生广泛的毒性效应。它们不仅可以引起动物呕吐、拒食、体重减轻，免疫系统和造血系统受到损害，还具有很强的皮肤毒性和细胞毒性。流行病学研究发现，在食管癌高发区(如河南林县、南非 Transki 地区)的玉米和小麦中均检测到 DON、NIV，其检出率是低发区的 10 倍，DON、NIV 的含量与食管癌的发生呈正相关。近年研究还表明，DON、NIV 可能与人类食管癌、IgA 肾病、大骨节病有关，对人畜健康构成威胁。

4.2.3.6　玉米赤霉烯酮

(1)玉米赤霉烯酮理化性质

玉米赤霉烯酮(zearalenone，ZEN)，又称 F-2 毒素，是由多种镰刀菌产生的一种非类固醇结构。ZEN 最初于 1962 年从污染了禾谷镰刀菌的发霉玉米中分离得到。ZEN 为白色晶体，分子式 $C_{18}H_{22}O_5$，熔点 161～163℃，不溶于水，溶于碱性溶液、乙醚、苯及甲醇、乙醇等。其甲醇溶液在紫外光下呈明亮的绿-蓝色荧光。ZEN 为 2,4-二羟基苯甲酸内酯类化合物，具有雌激素活性。ZEN 主要有两条代谢途径与葡萄糖醛酸结合，还原为玉米赤霉烯醇(Zearalenol，ZEL)，ZEL 有两种非对应立体异构体 α 和 β。α-ZEL 熔点较低(168～169℃)，而 β-ZEL 熔点较高(174～176℃)。前者的雌激素活性比 ZEN 高 3 倍，后者与 ZEN 活性相同(单姝 等，2005)。玉米赤霉烯酮的化学结构如图 4-5 所示。

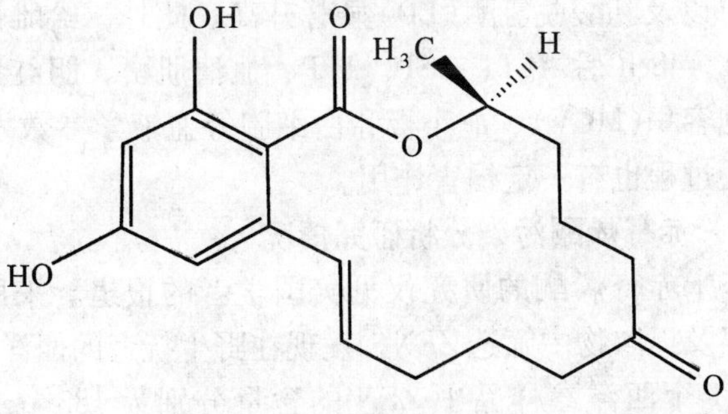

OH　O　H_3C　H　O　HO　O

图 4-5　玉米赤霉烯酮的化学结构

（2）玉米赤霉烯酮产毒菌及易染物

镰刀菌的生长、产毒与环境条件关系密切，其最适生长温度为20～30℃，最适相对湿度为40%。在冷暖交替时镰刀菌产毒能力较强，秋收季节常有显著的温度变化，可为镰刀菌的生长和产毒提供适宜条件。ZEN是由镰刀菌产生的一种霉菌毒素。主要产毒菌株为禾谷镰刀菌，此外，还有粉红镰刀菌、尖孢镰刀菌、三线镰刀菌、串珠镰刀菌、黄色镰刀菌以及雪腐镰刀菌等。

ZEN在自然界分布极广，玉米等谷类作物及奶类品极易在生产、收获、加工、运输、储藏等环节受到污染。

（3）玉米赤霉烯酮毒性

ZEN具有类雌激素样作用，生殖发育毒性、免疫毒性、肝毒性、遗传毒性，对肿瘤发生也有一定的影响（王怡净 等，2002；何学军 等，2006）。

早在1928年，人们就发现喂饲发霉玉米的猪发生雌激素综合征，表现为外阴和乳腺肿大，有的出现阴道和直肠脱垂。1988—1989年，内蒙古的两个村发生了一种不明原因的乳房肿大症的流行。病人的主要症状为乳房肿大、疼痛，女性病人还有月经紊乱。病区母猪也有乳房肿大，还有流产、死胎和产仔畸形等现象。从病区主食荞麦中分离到镰刀菌，其侵染率（34%）显著高于非病区荞麦（1%）和小麦（2%），且病区荞麦试样提取液中可检出ZEN，含量为75～200 mg/kg，而非病区荞麦和小麦中未检出。

ZEN能增加雌性小鼠肝细胞腺瘤及垂体腺瘤的发生率，并有剂量一反应关系。此外，在增生和有腺癌发生的妇女子宫内膜中检出了ZEN，而正常子宫内膜中未检出，提示ZEN对子宫腺癌的发生可能有一定作用。

以拌饲方式给予小鼠10 mg/kg ZEN，可显著降低小鼠对单核细胞增生李斯特氏杆菌的抵抗力，但未引起组织病理学改变。在有ZEN存在时用十四烷酰佛波醇乙酯（PMA）作用于胸腺瘤细胞系EL-4，ZEN能显著升高EL-4的白细胞介素2（IL-2）和白细胞介素5（IL-5）的水平。

在大鼠肝细胞体外培养液中加入0.5～15.0 mg/mL ZEN，可使培养液中白蛋白及细胞内DNA含量下降。提示ZEN对体外培养大鼠肝细胞有损伤作用。每日经口给予家兔ZEN，在第7天和第14天，低剂量组（10 mg/kg BW）碱性磷酸酶（ALP）显著升高，高剂量组（100 mg/kg BW）丙氨酸氨基转移酶（ALT）、天冬氨酸氨基转移酶（AST）、碱性磷酸酶（ALP）、γ谷氨酰胺转移酶（GGT）以及乳酸脱氢酶（LD）显著升高。此外，给雌性大鼠腹膜内注射ZEN（1.5～5.0 mg/kg BW），48 h后ALT、AST、ALP、血清肌酐、胆红素等生化指标，以及红细胞压积、平均红细胞容积（MCV）、血小板和白细胞等血液学参数发生改变，表明ZEN有一定的肝毒性，对血凝过程也有一定损害作用。

（4）药用植物中玉米赤霉烯酮污染分析研究情况

药用植物中污染玉米赤霉烯酮的研究仅见美国学者的报道。采用ELISA方法，从4种来源不同的干燥人参根及提取物中筛选ZEN，发现在野生抚育的西洋参中ZEN的含量为680 μg/kg，在2个人参和1个西洋参样品中ZEN的含量分别为183 μg/kg，386 μg/kg和177 μg/kg。然而，采用HPLC方法检测，在此4个样品的提取物中，ZEN的含量降低了很多，分别为2.60 μg/kg，11.7 μg/kg，6.13和0.25 μg/kg（Trucksessi et al. 2008）。

4.2.4　真菌毒素的分析方法与控制

4.2.4.1　真菌毒素的分析方法

自 20 世纪 60 年代发现 AF 至今，世界各国相继创建了一系列检测真菌毒素的方法，并随着新技术的发展而不断更新(李凤琴，2004；陈建民 等，2005；陈建民 等，2006；刘书宇 等，2009)。中药中真菌毒素检测研究工作开展得较晚和较少，加上中药的成分复杂，因此，直接引用农产品检测方法存在一些问题。尽管如此，中药中真菌毒素的分析过程通常包括以下 3 个主要步骤：

(1)样品提取

中药中提取真菌毒素最常用的溶剂系统有不同比例的甲醇-水、氯仿-水和乙腈-水等溶剂系统。在粉碎好的样品中添加一定量的提取溶剂后高速振荡提取或超声波提取。

(2)净化与富集

真菌毒素的检测属于痕量分析，不管采用何种提取方法，提取物中干扰检测的化合物需通过一定的前处理方法将其除去，对样品中的真菌毒素进行富集。常用的净化方法包括液-固萃取、液液分配、化学吸附、色谱法、透析法、免疫亲和色谱法等。

① *液-液萃取法(LLE)*　液-液萃取法是利用溶质在溶液中的溶解度的不同，通过使用不同溶液进行萃取的一种方法。由于样品中真菌毒素含量一般较少甚至痕量，因此使用该方法对真菌毒素进行提取受到实验回收率不高等因素的限制，国内外采用此方法的报道不多。

② *固相萃取法(SPE)*　固相萃取(solid-phase extraction)为近年发展起来的一种微量样品处理技术。多种物质如硅胶、氧化铝、活性炭、C_{18}、C_8、弗罗里硅土、凝胶等均可作为固定相柱填料。因所选用的填料不同，提取、净化后的回收率也不相同。一般来说，使用硅胶、弗罗里硅土、氧化铝等作为固定相时回收率较低。据报道，采用凝胶作为填料，对谷物样品中雪腐镰刀菌烯醇、脱氧雪腐镰刀菌烯醇、T-2 毒素含量进行了测定，结果回收率较高，为 76% ~100%，最低检测限为 40 ~200 mg/kg。

强阴离子交换柱(strong anion exchanger，SAX)也是固相萃取柱的一种，交换柱常用填料具永久键合的季胺基团。在对伏马毒素的分析研究中，使用强阴离子交换柱进行样品前处理的报道较多。应用强阴离子交换柱，在前处理过程中应当注意的是过柱时样品提取液的 pH 值一般应大于 5.8，并且流速应控制在 1 mL/min 以下，另外含有水解的伏马毒素样品不能使用 SAX 柱对其进行前处理。

③ *超临界流体萃取法(SFE)*　超临界流体萃取法与传统方法相比不需要使用大量的有潜在危险的有机溶剂，只需使用无毒的超临界 CO_2。SFE 能实现提取与净化同步化，由于液相与气相的 CO_2的集流动态转换提高了速率与效率，因此 SFE 是一种萃取非极性物质的快速提取方法。不过，SFE 同样受到回收率不高等因素的限制。据报道，小麦样品中雪腐镰刀菌烯醇、脱氧雪腐镰刀菌烯醇、T-2 毒素的天然污染样品回收率为 53.0% ±3.2%。

④ *免疫亲和色谱法(immunoaffinity chromatography，IAC)*　在分析研究真菌毒素方面，免疫亲和色谱法是应用较为广泛的一种样品前处理方法。利用亲和层析柱净化真菌毒素的效果很大程度上依赖于制备出的单克隆抗体的特异性。抗体的亲和力对回收抗原也有很大的影响。一方面，需要产生较高亲和力的抗体从复杂的基质中有效回收抗原；另一方面，过高亲

和力的抗体可能由于亲和力过高而致使回收困难，因此选择恰当亲和力的抗体是保证实验顺利进行较为关键的一步。

据报道，通过比较免疫亲和色谱法与固相萃取法对谷物样品进行前处理，结果表明两种前处理方法均能满足检验标准的要求，方法灵敏准确、简便快捷，最低检测限均为0.1mg/kg。其中，采用免疫亲和色谱法的回收率略高一些，为80.0%～95.0%；而采用固相萃取法的回收率为82.5%～88.0%。相比较而言，免疫亲和色谱法选择性较好、抗干扰能力较强；固相萃取法的通用性较好，只要选择适当的固相填料，应用该方法也能取得较好的前处理效果。

(3)检测和确证

① 检测　主要有以下几种方法：

薄层色谱法(thin-layer chromatography，TLC)。TLC是最早建立的一种检测方法，具有简便、经济、对设备和检验人员要求不高等特点。随着高效薄层色谱法(high performance thin-1ayer chromatography，HPTLC)以及薄层扫描仪的应用，TLC的分离效率和精确率都得到提高，是目前较为常用的方法之一。对于脱氧雪腐镰刀菌烯醇的测定，TLC方法是我国国家标准推荐检测方法之一。该法操作简单，成本低，对设备和检验人员要求不高；但其检出限高，随机误差大，操作费时，且灵敏度和特异性也较差，难以满足药品安全检测的要求。

酶联免疫分析法(ELISA)。酶联免疫分析法是20世纪中期问世的一种以标记免疫技术为基础的分析方法。酶联免疫分析法与HPLC法、分光光度法等相比，具有很多优点。由于其可以制成商品化的检测试剂盒，所以应用酶联免疫分析法的样品前处理相对简单，消耗较少溶剂，检测时间较短以及可以现场在线检测等。其缺点在于有出现假阳性的可能。对于测定脱氧雪腐镰刀菌烯醇，酶联免疫分析法与薄层色谱法均是我国国家标准推荐的标准检测方法。但该法需要的抗体原制备过程复杂，技术难度高，得到广泛推广还需要一定的时间。

气相色谱分析法(GC)。气相色谱法(GC)本身具有高选择性、高分离效能、高灵敏度等优点。气相色谱仪可与电子捕获检测器(electron-capture detection，ECD)、火焰离子化检测器(flame-ionization detction，FID)等联用达到检测目的。据报道，采用气相色谱法，以N-七氟丁酰咪唑为衍生化试剂，对脱氧雪腐镰刀菌烯醇、T-2毒素等5种镰刀菌毒素进行了测定，结果脱氧雪腐镰刀菌烯醇最低检测限为1×10^{-11}g，T-2毒素最低检测限为1×10^{-10}g。由于N-七氟丁酰咪唑为进口试剂，价格昂贵，尝试以常用试剂三氟醋酸酐(TFAA)为衍生化试剂，用气相色谱法分析脱氧雪腐镰刀菌烯醇、玉米赤霉烯酮、T-2毒素等4种镰刀菌毒素，也取得了良好的结果。脱氧雪腐镰刀菌烯醇、T-2毒素最低检测限为1×10^{-9}g，玉米赤霉烯酮最低检测限为1.5×10^{-8}g。

液相色谱分析法(HPLC)。HPLC具有灵敏、高选择性、准确性和精确性等优点，近年来越来越广泛的被采用。美国的官方分析化学家学会(AOAC，Association of Offical Analytical Chemists)以及德国农业调查与研究部署协会(Verband Deutscher Landwirtschaftlichert Untersuchungs and Forsehungsanstahen，VDLUFA)分析脱氧雪腐镰刀菌烯醇的标准方法即是采用HPLC法。据报道，采用HPLC法测定动物饲料中玉米赤霉烯酮及其衍生物，在样品前处理时比较了酶联免疫色谱法与固相萃取法2种方法对结果的影响。结果发现，前处理采用酶联免疫色谱法的回收率为89%～110%，变异系数较小；而采用固相萃取法进行前处理的回收率较差，且待检物较易受到萃取柱载体的影响。此外，应用免疫亲和色谱法对样品进行前处理，采用HPLC-荧光检测法，以邻苯二甲醛作为衍生化试剂测定了酱油中伏马毒素B_1、B_2的含量。结果伏马毒素B_1、B_2回收率分别为84.6%～89.2%、60.3%～69.5%，最低检测限分别为0.01 mg/kg、0.02 mg/kg。

气相色谱-质谱联用分析法(GC-MS)与液相色谱-质谱联用(LC-MS)分析法。气相色谱-质谱联机、液相色谱-质谱联机是使用合适的接口技术将气相色谱仪、液相色谱仪与质谱仪联结起来的一种大型仪器，不仅具备气相色谱或液相色谱的检测灵敏度高、选择性好等优点，并且还可以定性、定量检测同时进行，对于初级监测呈阳性反映的样品进行在线确证，其优势十分明显。据报道，采用液相色谱-质谱联用技术对啤酒样品中玉米赤霉烯酮及其2种衍生物进行了分析，最低检测限为0.07～0.15 μg/L，回收率在100%左右。此外，采用液相色谱—质谱法对玉米和芦笋中的伏马菌素B_1(FB_1)、伏马菌素B_2(FB_2)的含量进行检测，结果最低检测限为80 pg，回收率为78.3%～104.9%。同时采用ESI/MS/MS对伏马菌素B_1、伏马菌素B_2进行了质谱解析，分别选择特征离子峰m/z 352、528和m/z 336、512作为伏马菌素B_1、伏马菌素B_2准确定性的依据，方法灵敏度高，选择性好。

其他分析方法。毛细管电泳技术(capillary electrophoresis，CE)是以毛细管为分离通道、以高压直流电场为驱动力，根据样品中各组分之间迁移速度和分配行为上的差异而实现分离的一类分离技术，目前毛细管电泳技术可以和多种检测器联合使用，如紫外检测器(UV)、激光诱导荧光检测器(LIF)、二极管阵列检测器(DAD)以及电化学检测器(ECD)等。据报道，应用毛细管电泳分析法对动物饲料中伏马毒素进行分析，结果最低检测限为0.5 μg/g，在2～20 μg/g添加量时回收率大于87%。

此外，应用荧光极性免疫分析法(fluorescence polarization immunoassay)对小麦样品中的脱氧雪腐镰刀菌烯醇含量进行了测定。该方法与竞争性酶联免疫分析法有相似之处，但也有明显的不同：不涉及酶学反应中包被物的分离，不需游离标记物，不需等待酶产生有色产物，荧光团的荧光强度沿水平和垂直2个方向测定，受溶液影响小。该方法与高效液相色谱法具有很好的一致性，但其灵敏度强烈依赖于从样品与示踪物混合到荧光极性测定之间的时间长短。结果表明，采用此法测定小麦中脱氧雪腐镰刀菌烯醇的含量，会使结果偏高，且对分析样品的种类具有选择性。另据报道，以被*F. culmorum*感染的小麦的系列稀释样品作校准溶液，将近红外光谱分析技术(near infrared spectroscopy，NIR)应用于小麦样品中脱氧雪腐镰刀菌烯醇的含量测定。

② 确证　真菌毒素分析的最后一个步骤是确证试验。质谱技术作为一门特异性较高的真菌毒素确证技术，可用于真菌毒素的验证。

4.2.4.2 真菌毒素的控制

真菌毒素与其他毒物的显著不同在于其广泛而微量的存在，其危险性恰恰在于微量的长期暴露。由于这种毒素的分布特点，除微量、长期之外，还存在无规律性，且真菌毒素的污染不像细菌毒素的污染，后者的毒性会很快表现出来，而真菌毒素的污染一般情况下无明显的中毒症状，长期摄入特定的低水平真菌毒素会导致慢性的疾病(如癌症)。

植物性和动物性中药常被真菌以及真菌毒素污染，因此，必须加强植物性和动物性中药的防霉除毒措施，改善植物性和动物性中药及其产品的储藏条件和方法。由于真菌毒素摄入不会产生明显症状，故现在还未对毒素产生的潜在问题进行足够的重视。

真菌毒素在潮湿、温和条件下极易产生。由于真菌毒素的污染具有不可避免和不均匀性等特点，对待此类毒素污染的控制不应仅通过最终产品的检测来解决问题，而应通过全面的、系统的质量控制体系(从采收到储藏)，从根本上降低污染的概率和水平。植物性药材在生长、采收、加工、运输及储藏过程中都有可能感染真菌毒素。其中，采收前的关键控制点有灌溉和杀虫剂的利用；采收后阶段的关键控制点中正确的干燥方法是所有关键控制点中最关键的；加工过程中，由于加工环境的卫生状况的限制、长期处于较差环境、加入受污染添加剂、与污染过的仪器设备接触、包材不佳等原因，都有可能会引入污染。另外，在储藏和运输过程中应保持环境中的合理湿度。即通过对种植、收获、加工、储运等环节的监控，全面避免药材中真菌及真菌毒素的污染。

4.3 其他有害生物

中药在储藏过程中，容易受到其他有害生物的危害。在中药材仓库环境中，所有昆虫和螨类等构成了储藏期昆虫群落。当库温为 18 ~21℃，相对湿度在 65% 以上时，有害生物易于繁殖。储藏期害虫不但将许多中药材，其中不乏名贵中药材蛀蚀一空，直接造成中药材数量的损失，并且还能在药材上排泄大量粪便和各种分泌物，促使药材发热霉变，并传播疾病，影响药材的质量和安全。中药储藏期有害生物主要有昆虫类和螨类。

4.3.1 昆虫类

在仓库满足通风、干燥等基本条件下，虫蛀现象仍普遍存在，对药材的危害也最大。1982 年，全国中药材仓虫调查鉴定出 2 纲 14 目 58 科 200 余种(孔文彦 等，1992)。

国内较多学者对中药材仓库储藏期昆虫进行调查。在湖北，通过对有代表性的 17 个市县中药材仓库储藏期昆虫的全面调查，共收集 15 670 件标本，鉴定出 123 种(含蟑螨)，隶属于 2 纲 10 目 49 科，其中害虫 96 种，天敌 27 种。在被调查的 600 种药材中，有 330 种药材受害。中药材储藏期昆虫群落的主要类群为鞘翅目昆虫，占昆虫群落全部物种数的 (72.86 ±7.63)%，全省中药材储藏期鞘翅目昆虫共 85 种，占全部昆虫种类的 69.11%。优势种为烟草甲[*Lasioderma serricorne* (Fabricius)]，药材甲[*Stegobium paniceum* (L.)]，赤拟谷盗[*Tribolium Castaneum* (Herbst)]，咖啡豆象[*Araecerus fasciculalus* (Degeer)]和印度谷螟[*Plodia interpunctella* (Hubner)]等，但各地昆虫群落的优势种各有不同(刘桂林 等，1995)。

在贵阳，通过对几个大型药材仓库的全面调查，发现贵阳地区中药材虫害严重，70% 以上的中药材遭到不同程度的危害。调查中，共捕获昆虫标本 643 件，计 42 种，隶属于 6 目 26 科。中药材储藏期昆虫以鞘翅目昆虫为主，其次是鳞翅目昆虫，上述两类昆虫构成该群落的主体，其他类群基本上处于从属地位。药材储藏期昆虫群落中，药材甲、大理窃蠹[*Ptilineurus marmaratus* (Reitter)]、谷蠹[*Rhizopertha dominica* (Fabricius)]4 种昆虫危害中药材种类多，数量大，危害程度严重，构成了本群落的优势种群。药材甲、大理窃蠹等害虫在储藏 2 年以上的中药材上几乎都大量发生，而在入库半年以下的中药材上发现甚少或者未发现；谷象、米象、锯谷盗、长角扁谷盗等害虫，在入库仅 2 个月的中药材上均有发现。从调查结果来看，谷象、米象、锯谷盗、长角扁谷盗等害虫，虽然很快就找到寄主，但其在中药材上的繁殖力可能相对较低，因而发生数量较少；而药材甲、烟草甲、大理窃蠹和谷蠹等害虫找到寄主的时间相对较长，但在中药材上的繁殖力可能相对较强，很快就会成为群落的优势种群。长角象科的咖啡豆象发生率也较高，但其危害中药材种类较少，仅仅在红枣、紫壳等7种中药材中发现。该虫与药材甲、烟草甲、大理窃蠹和谷蠹等构成该群落的常见种群(李灿 等，2004)。

在山东，通过调查21个地、市(县)中药材储藏期昆虫群落结构的特征，发现群落多样性值大、均匀度高、群落的生态优势度小，即群落中物种优势不突出。这与山东省大多数地、市(县)的中药材管理水平较高有关系。但有少数群落生态优势度较高，如济南和诸城(优势种为药材甲)、聊城(优势种为印度谷螟)、枣庄(优势种为赤足郭公甲)等群落。物种的丰富度则与仓库储存中药材种类多寡及管理水平有很大关系(李照会 等，2001)。

在四川，通过对51个县(市)的中药材仓库、药店、药厂、收购站、转运站等的选点调查，发现有中药材仓储昆虫143种，其中鞘翅目104种，占72.7%；鳞翅目9种，占6.3%；其他80种，占21%。可以看出，中药材仓虫的主要类群是鞘翅目甲虫，其次是鳞翅目蛾类，这与其他仓虫群落结构基本一致(张禹安 等，1988)。

蝇类可以传播所有的病原体如病毒、细菌、真菌、寄生虫等，当他们与药材接触时，可用携带的病原体和其呕吐物污染药材，通过人类摄食传播给人类。

蟑螂体外可以携带的病原体包括结核菌、麻风菌、白喉菌及寄生虫卵。如果患者食用了被蟑螂污染的药材，就可能感染它们所传播的疾病。

4.3.2　螨类

螨虫隶属于节肢动物门蛛形纲蜱螨亚纲的一类体型微小的动物，身体大小一般都在0.5 mm左右，有些小到0.1 mm，大多数种类小于1 mm。

螨虫和蜘蛛同属蛛形纲，成虫有4对足，1对触须，无翅和触角，身体不分头、胸和腹3部分，而是融合为一囊状体，有别于昆虫。虫体分为颚体(gnathosoma)和躯体(idiosoma)，颚体由口器和颚基组成，躯体分为足体和末体。躯体和足上有许多毛，有的毛非常长。前端有口器，食性多样。

世界上已发现螨虫有50 000多种，仅次于昆虫。在分类上根据气门的有无、数目和位置，可分为几个类群，不少种类与医学有关。近年来发现螨虫与人的健康关系非常密切，诸如革螨、恙螨、疥螨、蠕螨、粉螨、尘螨和蒲螨等可叮人吸血、侵害皮肤，引起“酒渣鼻”或蠕螨症、过敏症、尿路螨症、肺螨症、肠螨症和疥疮，严重危害人类的身体健康(李朝品 等，2003)。

国内较多学者对中药材储藏期粉螨滋生情况进行调查。采取直接分离法和电热分离法分别检查过筛后的尘渣和阻留物，从深圳市储藏的99种中药材中分离出粉螨43种，隶属于7科23属，分别为粉螨属(*Acarus*)、食酪螨属(*Tyrophagus*)、嗜酪螨属(*Tyroborus*)、向酪螨属(*Tyrolichus*)、嗜菌螨属(*Mycetoglyphus*)、食粉螨属(*Aleuroglyphus*)、嗜木螨属(*Caloglyphus*)、根螨属(*Rhizoglyphus*)、狭螨属(*Thyreophagus*)、皱皮螨属(*Suidasia*)、食粪螨属(*Scatoglyphus*)、脂螨属(*Lardoglyphus*)、食甜螨属(*Glycyphagus*)、嗜鳞螨属(*Lepidoglyphus*)、无爪螨属(*Blomia*)、栉毛螨属(*Ctenoglyphus*)、脊足螨属(*Gohieria*)、嗜渣螨属(*Chortoglyphus*)、果螨属(*Carpoglyphus*)、麦食螨属(*Pyroglyphus*)、嗜霉螨属(*Euroglyphus*)、尘螨属(*Dermatophagoides*)、薄口螨属(*Histiostoma*)。粉螨的滋生密度11.58~328.83只/g。

采用清水漂浮法和塔氏电热集螨法对淮南市64种640份中药材进行粉螨分离、鉴定，结果共分离出粉螨37种，隶属粉螨亚目7科21属，滋生密度19.36~722.66只/g(杨庆贵等，2003)，平均滋生密度103.40只/g。采取直接镜检和电热分离法，进一步对淮南市储藏的74种中药材进行研究，结果分离出粉螨37种，隶属于7科21属(李朝品 等，2005)。

对亳州地区采集54种储藏中药材采用直接镜检法及电热集螨法对540份样本进行分离、鉴定、计数等数据处理，结果在四种不同储藏物中分离出粉螨38种，隶属粉螨哑目7科21属，滋生密度17.69只/g~452.75只/g(唐秀云 等，2008)，平均滋生密度达71.25只/g。采用直接镜检法及塔氏集螨器检查法，从黄山市20种储藏中药材中分离获得21种粉螨，隶属于6科18属(赵丹 等，2007)。通过对梧州口岸出口中药材的随机取样，调查了67种中药材，采集样品141份，鉴定螨类4目19科26属36种，其中2种为国内储藏物螨种新记录(吴泽文 等，2000)。

上述调查表明储藏中药材粉螨污染严重，应加强对储藏中药材滋生螨类的防制，以保护中药材并有利于预防人体螨病。药材中由于螨类大量繁殖并积集螨尸、螨粪及其排出的大量水分，使药材在短期内发霉变质，使粉类药材结成块状，种子发芽率降低。对于有螨寄生的药材及其产品，应当根据其质量情况，分别予以废弃或无害化处理，防止对人的危害。

4.4 生物源有害物质的安全限量

基于真菌毒素危害，世界各国对真菌毒素的污染问题日益关注和重视。各国先后制定了各种真菌毒素的限量标准。随着全球经济自由化的进程，真菌毒素限量已经成为非关税壁垒的重要组成部分，被一些发达国家进一步利用为技术性贸易壁垒的手段之一。因此，研究打破国外的检验技术壁垒，同时在合理有利的前提下，更多地建立我国的检验技术性壁垒，以保护我国在国际贸易中的经济利益，已成为我国检验工作中重大而紧迫的课题。

4.4.1 黄曲霉毒素(AF)

近年来，世界各国不仅纷纷制定了相应的AF允许标准和法规，而且其允许上限均有进一步降低的趋势。目前，世界上还没有公认的植物药中AF限量标准(图4-6)，药用植物中真菌毒素的限量仅可见德国、中国香港、我国进出口绿色行业标准等对中药材中黄曲霉毒素有明确的限量要求(图4-7，图4-8，表4-3，表4-4)。

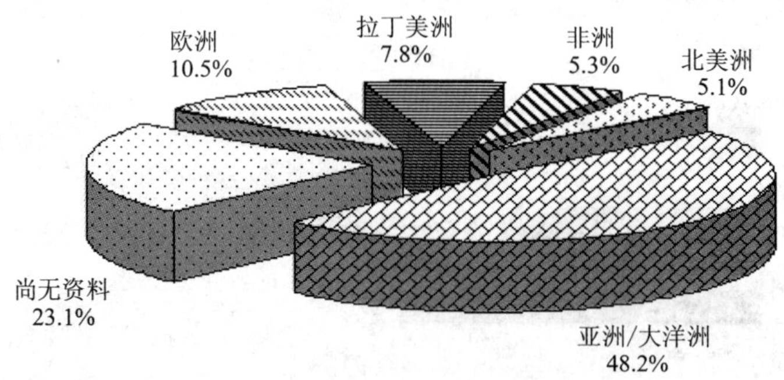

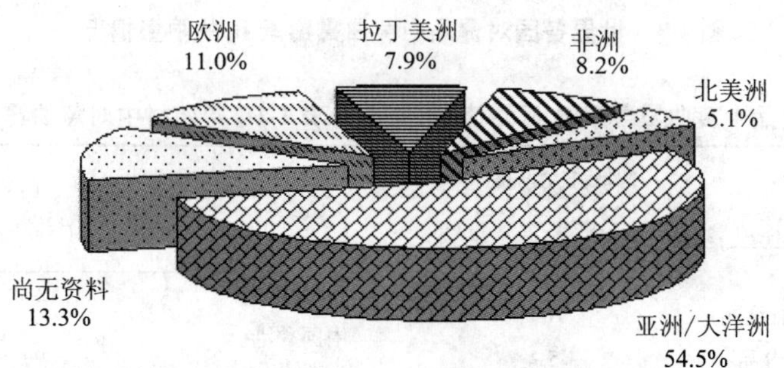

图 4-6　1995 年和 2003 年真菌毒素法规所覆盖的人口占世界人口的百分比

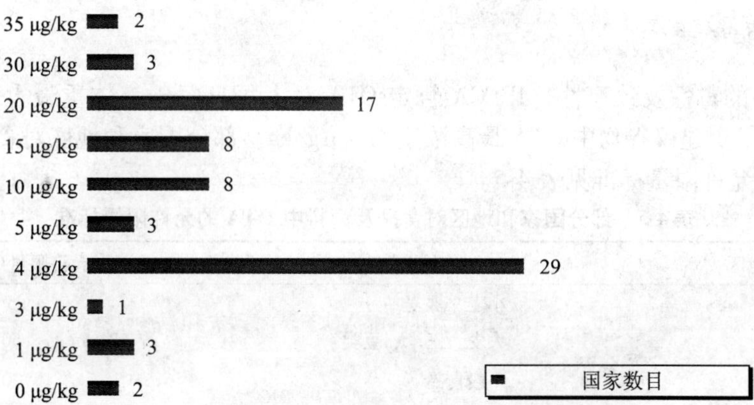

图 4-7　世界各国对食品中黄曲霉毒素总量的限量情况

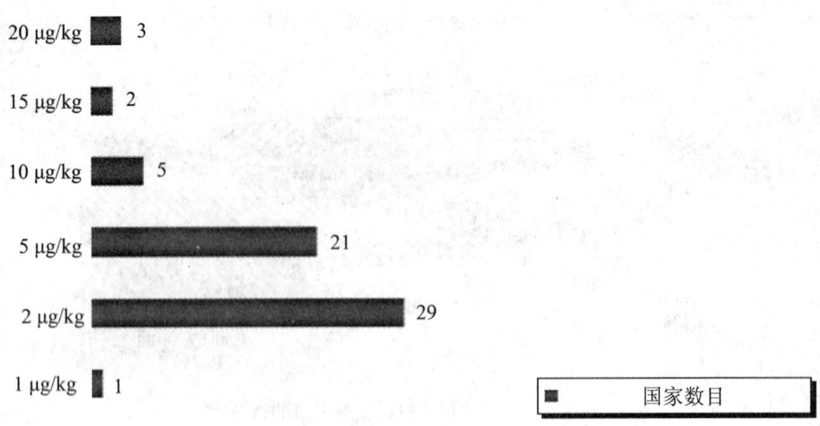

图 4-8 世界各国对食品中黄曲霉毒素 B_1 的限量情况

表 4-3 我国规定食品中黄曲霉毒素 B_1 限量值

食品	最高允许量 (μg/kg)
玉米、花生及其制品	20
大米、食用油类(花生油除外)	10
其他粮食、豆类、发酵食品	5
婴儿食品	不得检出

(引自苏福荣 等，2007)

表 4-4 中药材中对黄曲霉毒素的限量要求

	B_1 (μg/kg)	总和 ($B_1+B_2+G_1+G_2$) (μg/kg)
德国	2.0	4.0
中国香港	5	10
药用植物及制剂绿色行业标准	5	—

(引自金红宇 等，2007)

4.4.2 赭曲霉毒素

由于 OTA 的毒性及致癌性，JEFCA 暂定 OTA 对人每日每千克体重最大耐受量为 0.17 ng，国际健康组织建议谷物中 OTA 最高浓度为 5 μg/kg。部分国家和地区对食品和饲料中赭曲霉毒素 A 的允许限量标准见表 4-5。

表 4-5 部分国家和地区对食品及饲料中 OTA 的允许限量标准

国家和地区	谷物种类	允许限量(μg/kg)
奥地利	小麦、裸麦	5
巴西	大麦、玉米、豆类	50
捷克	一般食品	20
	儿童食品	5
	婴儿食品	1
丹麦	谷物	5
法国	谷物	5
以色列	谷物、豆类	50
	饲料用谷物	300
罗马尼亚	食品、饲料	5
瑞士	谷物及制品	2

(引自苏福荣 等，2007)

4.4.3　伏马菌素

对于伏马菌素的研究很多，但对其制定限量标准的很少。2000 年 6 月，美国 FDA 公布了对人类消耗品和动物饲料中伏马菌素最低限量标准的推荐值(表 4-6)。

表 4-6　部分国家和国际组织对食品中伏马菌素的现行标准

国家和国际组织	适用范围	FB_1、FB_2 和 FB_3 总和 (mg/kg)	FB_1 和 FB_2 总和 (mg/kg)
美国 FDA	玉米面及其制品(脂肪含量小于 2.25%[①])	2	—
	玉米面及其制品(脂肪含量大于 2.25%[①])	4	—
	干玉米麸	4	—
	用于做休闲食品的干净玉米	4	—
	用于做爆米花的干净玉米	3	—
欧盟	未加工的玉米	—	2
	玉米淀粉、脱胚玉米粉、粗玉米粉、玉米胚芽油及精制玉米油	—	1
	供人类直接食用的玉米制品	—	0.4
	加工的玉米制品及婴儿食品，专供婴幼儿及儿童食用	—	0.2

①以干基作为计算基准。

4.4.4　T-2 毒素

T-2 毒素是单端孢霉烯族化合物中毒性较大的一种。国际上对此毒素非常重视，但关于 T-2 毒素限量标准不多，前苏联以提出国家的食品卫生限量标准为 100 μg/kg。

4.4.5　呕吐毒素(DON)

目前一些国家已制定了谷物中 DON 的限量标准，加拿大和美国规定供人食用小麦中 DON 的限量标准为 2 mg/kg，婴儿食品为 1 mg/kg，我国也规定了供人食用的谷物中 DON 含量不得过 1 mg/kg(表 4-7)。

表 4-7　部分国家和地区对食品及饲料中呕吐毒素的允许限量标准

国名	谷物种类	允许限量(μg/kg)
美国	人类食用磨粉用小麦	2000
	人类食用的小麦最终产品	1000
	饲料用小麦及制品	4000
俄罗斯	硬质小麦、面粉	1000
加拿大	未清洗软质小麦	2000
	婴儿食品	1000
	进口非主食食品	1200

（续）

国名	谷物种类	允许限量(μg/kg)
奥地利	小麦、裸麦	500
	硬麦	700
欧盟	未加工谷物(硬质小麦、燕麦和玉米除外)	1250
	未加工硬质小麦、燕麦	1750
	谷粉、玉米粉	750
	加工谷物为主的婴儿食品	200

（引自苏福荣 等，2007）

4.4.6 玉米赤霉烯酮(ZEN)

玉米赤霉烯酮具有较强的生殖毒性和致畸作用，可引起动物发生雌激素亢进症，导致动物不孕或流产，对家禽特别是猪、牛和羊的影响较大，给畜牧业带来经济损失。饲料中1 mg/kg的玉米赤霉烯酮就会使动物产生雌性化，更高的浓度(50～100 mg/kg)将会对怀孕、排卵、移植、胎儿的发育、新生动物儿的生存力产生不利的影响。所以一般国家规定粮谷和食品中的玉米赤霉烯酮含量为60～1000 μg/kg，我国规定小麦、玉米中的玉米赤霉烯酮含量为60 μg/kg，见表4-8。

表4-8 部分国家和地区对食品及饲料中玉米赤霉烯酮的允许限量标准

国家和地区	谷物种类	允许限量(μg/kg)
奥地利	小麦、裸麦、硬麦	60
巴西	玉米	200
法国	谷物	200
俄罗斯	硬质小麦、面粉	1000
罗马尼亚	食品	30
乌拉圭	玉米、小麦	200

（引自苏福荣 等，2007）

（杨美华　陈君　郭巧生）

本章小结

影响中药材安全的有害生物源主要包括：有害细菌、真菌及昆虫。有害生物源危害主要是指有害生物(尤其是微生物)本身及其代谢过程、代谢产物(如毒素)对中药材采收、运输、储藏等过程中各个阶段的污染。

易遭受细菌及其毒素污染的药材有：直接吞服的药粉；多数动物类药；动物胶类药；后下或包煎药材；其他类。如淡豆豉、六神曲等发酵饮片、曲剂或茶曲等除发酵菌以外的致病微生物等。上述药材所附带的有害细菌如随中药进入体内，将对患者造成危害。

药用植物及其产品尤其在储藏过程中可污染多种真菌，污染的真菌不仅包括曲霉菌，而且也有镰刀菌等。产生的毒素包括多种与人类健康安全密切相关的如黄曲霉毒素、赭曲霉毒素、伏马菌素、T-2毒素和玉米赤霉烯酮等。目前，世界上还没有公认的植物药中AF限量标准，药用植物中真菌毒素的限量仅可见德国、中国香港、我国进出口绿色行业标准等对中药材中黄曲霉毒素有明确的限量要求。但我们可参照农产品、食品中的限量标准作为中药的指导性限量，以控制中药中真菌毒素的含量，保证中药的安全有效。

中药在储藏过程中，容易受到其他有害生物的危害。中药储藏期有害生物主要包括：昆虫、螨类等。中药材仓虫的主要类群是鞘翅目甲虫，其次是鳞翅目蛾类；螨类个体虽小，密度却很大，其危害不容忽视。

复习思考题

1. 什么是中药材中有害生物源？
2. 简述中药材中有害生物源的种类。
3. 简述中药材中有害生物源的防控措施。
4. 论述中药材中细菌及细菌毒素的危害。
5. 论述中药材中真菌及真菌毒素的危害。
6. 简述中药材中真菌毒素样品前处理及检测方法。
7. 论述中药材中其他有害生物的危害。
8. 阐述中药材中有害生物源的研究意义。

本章推荐阅读书目

微生物学．韦革宏，王卫卫．北京：科学出版社，2008.

微生物学．J尼克林，K格雷米，R基林顿，著．林稚兰，译．北京：科学出版社，2004.

农产品中真菌毒素的检测方法．张艺兵，鲍蕾，褚庆华．北京：化学工业出版社，2006.

果蔬制品安全生产与品质控制．张欣，李景明，贺国铭，等．北京：化学工业出版社，2005.

粮食制品安全生产与品质控制．倪元颖．北京：化学工业出版社，2006.

参考文献

Abeywickrama K，Bean G A. 1992. Cytotoxicity of *Fusarium* species mycotoxins and culture filtrates of *Fusarium* species isolated from the medicinal plant *Tribulus terrestris* to mammalian cells[J]. Mycopathologia，120(3)：189－193.

Ali N，Hashim NH，Saad B，et al. 2005. Evaluation of a method to determine the natural occurrence of aflatoxins in commercial traditional herbal medicines from Malaysia and Indonesia[J]. Food Chem Toxicol，43(12)：1763－1772.

Arranz I，Sizoo E，van Egmond H，et al. 2005. Determination of aflatoxin B_1 in medical herbs：interlaboratory study[J]. J AOAC Int，89(3)：595－605.

Blesa J，Soriano JM，Moltó JC，et al. 2004. Limited survey for the presence of aflatoxins in foods from local markets and supermarkets in Valencia, Spain[J]. Food Addit Contam, 21(2): 165 -71.

Braga S M, de Medeiros F D, de Oliveira E J, et al. 2005. Development and validation of a method for the quantitative determination of aflatoxin contaminants in *Maytenus ilicifolia* by HPLC with fluorescence detection[J]. Phytochem Anal, 16(4): 267 -271.

Chakrabarti D K, Ghosal S. 1987. Mycotoxins produced by *Fusarium oxysporum* in the seeds of *Brassica campestris* during storage[J]. Mycopathologia, 97(2): 69 -75.

Commission Regulation (EC) No 1881/2006 of 19 December 2006 setting maximum levels for certain contaminants in foodstuffs[J]. 2006. Official Journal of the European Union (12): 364 -378.

Efuntoye M O. 1996. Fungi associated with herbal drug plants during storage[J]. Mycopathologia, 136(2): 115 -118.

Efuntoye M O. 1999. Mycotoxins of fungal strains from stored herbal plants and mycotoxin contents of Nigerian crude herbal drugs[J]. Mycopathologia, 147(1): 43 -48.

Gonzάlez A M, Presa M, Latorre M G, et al. 2007. Detection of fungal metabolites showing toxic activity through *Artemia salina* bioassay[J]. Rev Iberoam Micol, 24(1): 59 -61.

Gómez-Catalán J, Piqué E, Falcó G, et al. 2005. Determination of aflatoxins in medicinal herbs by HPLC. An efficient method for routine analysis[J]. Phytochem Anal, 16(3): 196 -204.

Halt M. Moulds and mycotoxins in herb tea and medicinal plants[J]. Eur J Epidemiol, 14(3): 269 -74.

Ip S P, Che C T. 2006. Determination of aflatoxins in Chinese medicinal herbs by high-performance liquid chromatography using immunoaffinity column cleanup Improvement of recovery[J]. J Chromatogr A, 1135(2): 241 -244.

Martins ML, Martins HM, Bernardo F. 2001. Fumonisins B_1 and B_2 in black tea and medicinal plants[J]. J Food Prot, 64(8): 1268 -1270.

Omurtag G Z, Yazicioǧlu D. 2004. Determination of fumonisins B_1 and B_2 in herbal tea and medicinal plants in Turkey by high-performance liquid chromatography[J]. J Food Prot, 67(8): 1782 -1786.

Rizzo I, Vedoya G, Maurutto S, et al. 2004. Assessment of toxigenic fungi on Argentinean medicinal herbs [J]. Microbiol Res, 159(2): 113 -120.

Selim M I, Popendorf W, Ibrahim M S, et al. 1996. Aflatoxin B_1 in common Egyptian foods[J]. J AOAC Int, 79(5): 1124 -1129.

Sewram V, Shephard GS, van der Merwe L, et al. 2006. Mycotoxin contamination of dietary and medicinal wild plants in the Eastern Cape Province of South Africa[J]. J Agric Food Chem, 54(15): 5688 -5693.

Stroka J, Anklam E, Jörissen U, et al. 2000. Immunoaffinity column cleanup with liquid chromatography using post-column bromination for determination of aflatoxins in peanut butter, pistachio paste, fig paste, and paprika powder: collaborative study[J]. J AOAC Int, 83(2): 320 -340.

Tassaneeyakul W, Razzazi-Fazeli E, Porasuphatana S, et al. 2004. Contamination of aflatoxins in herbal medicinal products in Thailand[J]. Mycopathologia, 158(2): 239 -244.

Thirumala - Devi K, Mayo MA, Reddy G, et al. 2001. Occurrence of ochratoxin A in black pepper, coriander, ginger and turmeric in India[J]. Food Addit Contam, 18(9): 830 -835.

Trucksess M, Weaver C, Oles C, et al. 2006. Determination of aflatoxins and ochratoxin A in ginseng and other botanical roots by immunoaffinity column cleanup and liquid chromatography with fluorescence detection[J]. J AOAC Int, 89(3): 624 -630.

Trucksessi M W, Scott P M. 2008. Mycotoxins in botanicals and dried fruits: A review[J]. Food Addit Contam, 25(2): 181 -192.

U. S. Food and Drug Administration Center for Food Safety and Applied Nutrition Center for Veterinary Medicine. 2001. Fumonisin levels in human foods and animal feed[OL]. http: //www. fda. gov/Food/GuidanceComplianceRegulatoryInformation/GuidanceDocuments/ChemicalContaminantsandPesticides/ucm109231. htm.

Ventura M，Gómez A，Anaya I，et al. 2004. Determination of aflatoxins B_1，G_1，B_2 and G_2 in medicinal herbs by liquid chromatography - tandem mass spectrometry[J]. J Chromatogr A，1048(1)：25 - 29.

Yang M H，Chen J M，Zhang X H. 2005. Immunoaffinity Column Cleanup with Liquid Chromatography Using Post-Column Derivatization System for Aflatoxins in Traditional Chinese Medicine[J]. Chromatographia，62 (9/10)：499 - 504.

Zhang X H，Liu H L，Chen J M. 2005. Immunoaffinity Column Cleanup with Liquid Chromatography Using Post-Column Bromination for Aflatoxins in Medicinal Herbs and Plant Extracts[J]. J Chromatogr Sci，43(1)：47 - 51.

陈建民，张雪辉，杨美华，等. 2005. 黄曲霉毒素检测方法研究进展[J]. 中国中药杂志，30(24)：1890 - 1894.

陈建民，张雪辉，杨美华，等. 2006. 中药中黄曲霉毒素检测概况[J]. 中草药，37(3)：463 - 466.

陈丽星. 2006. 真菌毒素研究进展[J]. 河北工业科技，23(2)：124 - 126.

崔国庭，侯玉泽，向进乐. 2006. 伏马菌素研究进展[J]. 粮食与油脂，9：40 - 42.

单姝，许梓荣. 2005. 玉米赤霉烯酮研究进展[J]. 湖南饲料，5：15 - 17.

邓成贵. 2005. 黄芪根腐病病原鉴定研究初报[J]. 中药材，28(2)：85.

丁建英，韩剑众. 2006. 赭曲霉毒素A的研究进展[J]. 食品研究与开发，27(3)：112 - 115.

何学军，齐德生. 2006. 玉米赤霉烯酮的毒性研究进展[J]. 中国饲料，10：2 - 5.

胡绪英，王令春，曹金鸿. 1989. 谷物中脱氧看腐镰刀菌烯醇和雪腐镰刀菌烯醇的气相色谱分析[J]. 环境化学，8(4)：1 - 5.

贾家祥. 2005. 螨的危害及其防治[J]. 中华卫生杀虫药械，11(3)：145 - 147.

金红宇，戴博，田金改，等. 2007. 中药中外源性有害残留物的控制[J]. 中国药事，21(12)：1013 - 1022.

金钺，刘慧灵，杨美华，等. 2006. HPLC法测定中药中黄曲霉毒素含量的色谱适应性考察[J]. 中国中药杂志，31(17)：1464 - 1465.

孔文彦，李永益. 1992. 中药储藏养护发展的十年[J]. 中药材，15(6)：22 - 25.

李斌，郭红卫. 1998. 脱氧雪腐镰刀菌烯醇毒理学研究进展[J]. 国外医学卫生学分册，25(2)：97 - 100.

李斌，郭红卫. 1999. 镰刀菌毒素DON、NIV的细胞毒性和致突变、致畸、致癌研究进展[J]. 癌变·畸变·突变，11(4)：206 - 207.

李灿，李子忠，杨友联. 2004. 贵阳中药材储藏期昆虫群落结构分析[J]. 山地农业生物学报，23(1)：41 - 45.

李朝品，贺骥，王慧勇，等. 2005. 储藏中药材滋生粉螨的研究[J]. 热带病与寄生虫学，3(3)：143 - 146.

李朝品，王健. 2003. 粮食和中药材储存职业人群患尿螨病的调查研究[J]. 中国职业医学，30(1)：40 - 42.

李凤琴，计融. 2003. 赭曲霉毒素A与人类健康关系研究进展[J]. 卫生研究，32(2)：172 - 175.

李凤琴. 2004. 赭曲霉毒素A分析方法进展[J]. 中国食品卫生杂志，16(6)：545 - 550.

李军，许烨，隋凯. 2006. 免疫亲和柱净化/柱前衍生化-高效液相色谱荧光检测法测定粮谷中的T-2毒素[J]. 色谱，24(3)：256 - 259.

李群伟. 2004. 真菌毒素与人畜健康的研究现状及展望[J]. 中国预防医学杂志，5(5)：409 - 412.

李永福，叶晓环，周瑞莲. 1999. 中药饮片应设微生物限度检查项[J]. 基层中药杂志，13(1)：49.

李增宁，杨惠霞，张祥宏，等. 2006. 河北省食管癌、胃癌高发区居民食用小麦赭曲霉素A污染情况分析[J]. 卫生研究，35(6)：754 - 755.

李照会，郑方强，刘桂林. 2001. 山东省中药材储藏期昆虫群落结构的数量特征研究[J]. 粮食储藏，

30(3)：12－16.

联合国粮食及农业组织. 2004. 2003年全世界食品和饲料真菌毒素法规[C]. 粮农组织食品和营养论文，罗马，2004.

林兰稳，李兆雄，何熊威，等. 2003. 粉葛根腐病的病原鉴定[J]. 生态环境，12(4)：516－517.

刘桂林，邓望喜. 1995. 湖北省中药材储藏期昆虫名录[J]. 华东昆虫学报，4(2)：24－31.

刘鹏，苏德模. 2002. 对中药饮片微生物检测的思考[J]. 中国医药报(9)：12.

刘书宇，杨美华. 2009. 伏马菌素的研究进展[J]. 安徽农业科学，37(24)：11397－11399.

刘学文，孙杨青，梁伟超，等. 2005. 深圳市储藏中药材滋生粉螨的研究[J]. 中国基层医药，12(8)：1105－1106.

缪作清，李世东，刘杏忠，等. 2006. 三七根腐病病原研究[J]. 中国农业科学，39(7)：1371－1378.

苏福荣，王松雪，孙辉. 2007. 国内外粮食中真菌毒素限量标准制定的现状与分析[J]. 粮油食品科技，15(6)：57－59.

唐秀云，李朝品，沈静，等. 2008. 亳州崎岖储藏中药材粉螨滋生情况调查[J]. 热带病与寄生虫学，6(2)：82－83，116.

汪玲，王桂平. 2003. 细菌内毒素的检测方法及其应用概况[J]. 中国药师，6(5)：316－317.

王少康，孙桂菊. 2003. 伏马菌素污染情况及其毒性研究进展[J]. 环境与职业医学，20(2)：129－133.

王怡净，张立实. 2002. 玉米赤霉烯酮毒性研究进展(综述)[J]. 中国食品卫生杂志，14(5)：40－43.

吴泽文，莫少坚，李小青，等. 2000. 出口中药材螨类调查[J]. 植物检疫，14(1)：8－10.

徐超一，刘岩，韩深，等. 2005. 进出口中成药中黄曲霉毒素检测方法的研究[J]. 检验检疫科学，15(6)：36－39.

杨丰利，汤蕾妍，何宝祥. 2006. 黄曲霉毒素脱毒方法的研究进展[J]. 广西畜牧兽医，22(5)：233－235.

杨庆贵，李朝品. 2003. 64种储藏中药材滋生粉螨的初步研究[J]. 热带病与寄生虫学，3(1)：222－227.

殷秀云，刘美娜，张卫星. 2001. T-2毒素对大鼠心肌能量代谢的影响[J]. 中国地方病学杂志，20(4)：262－264.

臧少先，安信伯，石丽军，等. 2005. 白术根腐病症状类型及病原鉴定[J]. 河北农业大学学报，28(3)：73－76.

张雪辉，陈建民. 2004. 高效液相色谱法与荧光光度法检测中药材中黄曲霉毒素的比较[J]. 药学学报，39(12)：997－1000.

张雪辉，陈建民. 2005. 免疫亲合柱净化HPLC柱后溴衍生化方法检测中药中黄曲霉毒素[J]. 中国中药杂志，30(3)：182－184.

张禹安，王宗信，杨明鉴. 1988. 四川中药材仓储昆虫调查[J]. 西南农业学报，1(2)：33－38.

赵博，丁晓文. 2006. 赭曲霉毒素A污染及毒性研究进展[J]. 粮食与油脂(4)：39－42.

赵丹，张荣波，裴莉，等. 2007. 黄山市中药材与粮食储藏物中粉螨滋生种类的对比分析[J]. 医学动物防制，23(1)：52－53.

赵丹霞，丁晓雯. 2005. 伏马菌素对食品的污染及毒性[J]. 现代食品科技，21(2)：206－209.

赵飞，焦彦朝，连宾，等. 2006. 黄曲霉毒素检测方法的研究进展[J]. 贵州农业科学，34(5)：123－126.

赵志军，李强. 2005. T-2毒素致大骨节病软骨损伤的研究进展[J]. 中国地方病防治杂志，20(1)：23－25.

郑荣，毛丹，王柯，等. 2005. HPLC法测定中药中黄曲霉毒素B_1、B_2、G_1、G_2的含量[J]. 药物分析杂志，25(6)：610－613.

第5章 中药材内源性有害成分

中药材内源性有害成分是指来源于药用植物(或动物)在生长发育过程中经生物合成的和中药材生产过程中(包括产地加工、储藏等)生成的化学成分，它区别于中药材的重金属和农药残留等外源性有害成分及有害生物源。

中药材的毒性分级的标准一直存在不同。古代对中药材毒性的分级主要依据毒性的强弱，而这种判断的依据多以经验为准，一直以来无明显的定量标准，大体上分为：无毒、小毒、有毒、大毒、剧毒5级。现代医学根据口服生药半数致死量(LD_{50})，将中药材毒性分为：大毒、有毒、小毒和无毒(徐树芸，2004)。

中药材有害成分与毒性成分的辩证关系。“神农尝百草，一日而遇七十毒”不仅仅是神话中的传说，还充分说明了中药也是药，是药三分毒。历代本草也记载中药材的毒性，几千年前我国药物学经典著作《神农本草经》就已经将有毒中药材归入“下品”，指出其有毒，应当慎用。然而，中药材的化学成分在临床使用中，若未能对机体产生危害，即使该成分是毒性成分，也不属于有害成分，如雷公藤毒性成分对细胞免疫和体液免疫均有抑制作用，有明显缓解尿蛋白作用，主要用于慢性肾炎、原发性肾病综合征、IgA肾病、狼疮性肾炎的治疗(高小平 等，2009；毛瑞阳，2009；赵艳美，2009；刘正钊，2008)；当有毒成分在临床上出现危害性反应，毒性成分归属于有害成分，如木通中的马兜铃酸(aristolochic acid)对肾损害(陆鸿浜，2006)，临床报道排在前几位的可引起肾损害的中药材有雷公藤，排在第一位，还有木通和马兜铃等。然而，影响中药材产生危害的因素很多，不是毒性药物也可能引起危害，如中医认为：蜜反葱，两者合用，引起不良反应，体现临床上的危害；或过量使用也引起危害(于智敏 等，2005)。因此，有害成分在一定的条件下包括了毒性成分和无毒成分，而毒性成分在一定条件下(如临床使用不当等)转化为有害成分；而无毒成分只要合理使用是可以避免对人体的危害，故不作为本章重点讨论内容。

总之，有害成分不都是毒性成分，同样，毒性成分也不都是有害成分。毒性成分只有在临床上表现出对机体的危害，才归属于有害成分。因此，只有了解中药材的毒性成分，才能进一步分析毒性成分表现为有害成分所造成的危害性，才能做到有的放矢监控有害成分，避免药材临床使用可能造成危害。为了便于阐述，本章讨论的中药材内源性有害成分主要是指对人体产生危害毒性的成分。

5.1 中药材内源性有害成分及危害

一般地，药用植物在生长发育过程中经过生物合成的次生代谢成分，是治疗疾病的物质基础，但在临床上也可能表现毒副作用，对人体产生危害；另外，中药材是药用植物收获期所采收的药用部位经产地加工的粗产品，在加工过程中，中药材所含有的次生代谢成分也可能发生变化，并由此导致临床使用时对人体产生危害，因此，中药材内源性有害成分应当是药用植物次生代谢成分及其衍生物。

中药材有害成分比较复杂，可以根据不同来源、化学结构和危害部位不同进行分类。根据有害成分的来源不同，中药材内源性分为中药材本身含有的有害成分和中药材加工过程中产生的有害成分；也可以根据有害成分本身化学结构不同分类，这与中药化学成分分类相同；还可以根据危害的部位及危害的结果不同将有害成分分为肾毒性有害成分、肝有害成分、神经毒性有害成分、致癌和致突变成分、生殖毒性有害成分和其他有害成分，为了便于说明中药材有害成分的危害性，本章采用第三种的分类方法进行讨论。

5.1.1 肾有害成分及危害

肾脏是排泄药物的主要器官，其特殊的解剖和功能特点决定了肾脏较其他脏器更易受到损害。首先，占心输出量约25%的血液流经肾脏，把大量的药物及代谢产物带入肾脏，而肾脏代谢酶活性高，药物在此转化时可产生有毒物质，且肾脏毛细血管内皮细胞表面积较大，接触药物的机会较多，因而容易受到损害。其次，许多药物经肾小球滤过后，又在肾小管内返回扩散，集中在肾乳头间质及肾小管上皮细胞，使其浓度远远高于血液中的浓度，从而导致肾脏损害。因此，中药材有害成分进入人体后经过代谢，最终通过肾脏，再排出体外。长期或过量服用含有害成分的中药材，会导致肾脏损害。

中药材有害成分对肾损害的危害性很大，表现症状有全身乏力、食欲不振、恶心呕吐、腹胀腹痛，或伴腰痛、皮肤瘙痒、贫血、心慌、气短等；泌尿系统表现现症有尿血、很快出现尿量减少以至尿闭，氮质血症，嗜睡昏迷，抽搐惊厥等。这种危害与使用剂量和用药时间有关，一般用药几天后出现急性肾功能衰竭，停药并积极救治可以恢复；用药数月或几年会出现慢性间质性肾炎和慢性肾功能衰竭，数月或数年内进入慢性间质性肾炎、慢性肾功能衰竭；小剂量或正常剂量长期服用，可导致缓慢进展的小管间质性肾病，最终可发展成为慢性肾功能衰竭，多表现为肾小管间质纤维化病变，难以逆转(于智敏 等，2005)。

改变用药途径、不合理的中西药合用、无医嘱擅自服用和过量服用也是导致肾损害的主要因素，且研究表明，过量服用导致的肾损害占相当大的比例(约89.68%)。

导致肾脏损害的有害成分的中药材在不同的文献记载中种类不同，综合文献记载大体上有以下几种：

(1)植物类肾有害成分中药材

雷公藤、草乌、木通、天仙藤、使君子、益母草、苍耳子、苦楝皮、丢老棒、天花粉、牵牛子、金樱根、土贝母、寻骨风、马兜铃、青木香、厚朴、朱砂莲、细辛、土荆芥、马钱子、鸦胆子、番泻叶、相思子、皂荚、巴豆、甘遂、大戟、芫花、草乌、鬼臼、肉桂、商陆、芦荟、铁脚威灵仙、大枫子、马桑子、草乌、含羞草、苦丁茶、千年健、山慈菇、曼陀罗花、钻地风、夹竹桃、大青叶、泽泻、木防己、广防己、汉防己、关木通、千里光、丁香、钩藤、钩吻、补骨脂、白头翁、矮地茶、苦参、土牛膝、望江南子、棉花子、昆明山海棠、蜡梅根等。

(2)动物类中药材

斑蝥、鱼胆、海马、蜈蚣、蜂毒、全蝎、蛇毒、水蛭、海马、红娘子、麝香、蟾酥等。

(3)矿物类中药材

含砷类(砒石、砒霜、雄黄、红矾)、含汞类(朱砂、升汞、轻粉)、密佗僧、含铅类(铅丹)和其他矿物类(明矾)等。

5.1.2 肝有害成分及危害

肝脏在大多数药物代谢中起重要的作用，主要在于肝脏对药物具有氧化、还原和水解药物生成相应的产物，该产物在肝脏内可与内源性物质结合，或药物直接与内源性物质结合，产生一种易排出的水溶性产物。药物在肝脏内被氧化的关键酶是血红细胞色素P-450为核心酶的混合功能氧化酶，很多药物可以通过诱导P-450加速药物自身分解，由于这种作用通常是非特异性的，多数药物因此而迅速分解。所以，肝脏既是药物代谢的主要场所，也是药物毒性反应的主要靶器官。

中药材有害成分对肝脏的危害表现较为严重。据文献记载，中药引起的肝损害占全部药物性肝损害的30%，且呈逐年上升趋势(宋美君，2006)。且治疗骨关节病、肾脏疾病、皮肤科疾病的中药最易引起肝损害。临床上表现发热、食欲不振、恶心、呕吐、全身倦怠、腹痛、腹胀、瘙痒感等消化道症状，有些患者表现并发肾损害、皮肤损害、剥脱性皮炎等症状。

国内对中药材引起肝损伤的研究报道较多，不同的中药材导致肝损伤的危害不同，引起一般性肝损害的中药材包括：姜半夏、蒲黄、桑寄生、山慈姑等可引起肝区不适，疼痛，肝功能异常；能引起中毒性肝损害的中药材，如川楝子、苍耳子、黄药子、蓖麻子、雷公藤等，可导致中毒性肝炎，出现黄疸、肝肿大、肝区疼痛等症状，其中，苍耳子含有毒性成分苍耳子苷、生物碱和毒蛋白，急性中毒可引起肝细胞变性及坏死，同时引起肾功能损害；黄药子含有薯蓣皂苷、黄独素等毒性成分，损害肝细胞，又影响胆汁排泄；雷公藤的主要成分二萜类、三萜类和糖类，对心、肝和肾都有损害作用，可引起中毒性肝炎和慢性肝损害。诱发肝脏肿瘤的中药材，如土荆芥、石菖蒲、八角茴香、花椒、蜂头茶、千里光等含有黄樟醚；青木香、淮木通、硝石、朱砂莲等含有硝基类化合物，均可诱发肝肿瘤。长期服用大黄，可干扰胆红素代谢，导致黄疸。有些中药材少见引起短潜伏期肝损伤，多数为长潜伏期的肝损害，如何首乌、老虎节、蜈蚣粉等，其中何首乌对肝的损害与患者的特异体质有关，可导致家族性肝损害；蜈蚣粉致急性肝功能损害，局限性神经性皮炎。另外，还有金不换、槲寄生、麻黄、苍术、土三七、鸦胆子、五倍子、诃子、艾叶、白及、防己、青黛、大黄、泽泻、地榆、望江南草、蛇莓、白果、石蒜、茯苓、虎杖、石榴皮、酸枣根皮、天花粉、野百合、蒲黄、红茴香、金果榄、猫尾草、大白顶草、常山、黄芩、油桐子、红娘子、丁香、七叶一枝花、冬青叶、肉豆蔻、合欢皮、麦角、芸香、喜树、鱼胆、蟾蜍、旱地石蚕、穿山甲、斑蝥、猪胆、铜绿、砒石、雄黄、汞、密佗僧等也表现对肝脏的损害。

5.1.3 神经有害成分及危害

中药材含有对神经系统有害成分，往往是通过影响神经介质的传递、改变神经生物膜离子的通透性而干扰神经传导功能，产生神经系统的中毒，如烟碱能干扰神经节的胆碱传递；麻黄碱通过抑制氨基氧化而使神经化学递质破坏减慢；阿托品和东莨菪碱等对中枢 M-胆碱受体具有专一性的阻滞作用(于智敏 等，2005)。神经系统受损害表现为眩晕、头痛、惊厥、抽搐、呼吸抑制等。对戒毒中药材而言，精神和神经系统的毒副反应显得更为明显，主要表现为形体消瘦、流涎、流涕、尿淋漓等。

含有对神经系统有害的成分很多，主要有生物碱、苷类、毒蛋白类、萜及内酯类、重金属类等，其中，生物碱类中药材引起神经毒性的研究较多。

(1)生物碱对神经系统的危害

这类生物碱中主要成分包括：乌头碱类、士的宁碱类、秋水仙碱类、莨菪碱类等。如生物碱对迷走神经和感觉神经中毒，先产生异常兴奋后抑制，能直接影响心脏功能，迸发其他脏器的变性坏死，甚至麻痹血管运行中枢、呼吸中枢，导致心源性休克、呼吸衰竭而死亡；生物碱对中枢神经中毒，可能引起视丘、中脑、延脑、脊髓的病理；生物碱对呼吸中枢中毒，可引起呼吸麻痹窒息；生物碱对循环系统的中毒，引起循环系统的衰竭。含有神经有害生物碱的中药材有：川乌、草乌、附子、天雄、雪上一枝蒿、马钱子、雷公藤、昆明山海棠、曼陀罗、洋金花、苦楝子、麻黄、山慈姑、光慈姑、野百合、天仙子、闹羊花、长春花叶等。

(2)苷类对神经系统的危害

这类苷主要包括：强心苷类、氰苷类、皂苷类、黄酮苷类等。如强心苷能使心肌收缩增强、心率减慢，小剂量有强心作用，较大剂量或长时间使用可导致心脏中毒及停搏；氰苷水解后可析出氢氰酸损害并抑制呼吸中枢——主要是通过抑制细胞色素氧化酶的活性，引起组织缺氧，重者可立即死亡；皂苷的毒性作用对局部有强烈的刺激作用，并能抑制呼吸，损害心脏、肾脏，尚有溶血作用；黄酮苷的毒性多因刺激胃肠道和对肝脏的损害，引起恶心呕吐、黄疸等症状。含有神经毒性有害苷类成分的中药材有：洋地黄、万年青、八角枫等含强心苷类中药材；白果、苦杏仁、桃仁、木薯、瓜蒂等含氰苷类中药材；木通、黄药子、商陆等含皂苷中药材；芫花、广豆根等含黄酮苷中药材。

(3)毒蛋白类对神经系统的危害

多表现为剧烈呕吐、呕血、血尿甚至惊厥、死亡。如望江南子、苍耳子、蓖麻子等。

(4)萜及内酯类对神经系统的危害

表现为具有强烈的刺激作用，内服可刺激胃肠道，并可引起肝细胞损害。外用对皮肤有刺激作用，引起体温变化。如艾叶、马桑、甘遂等。

(5)金属类对神经系统的危害

表现为具有强腐蚀与刺激作用，使体内失去平衡。如含汞类药水银、轻粉、朱砂；含铅类药密陀僧、铅粉；含砷类药砒霜、雄黄、代赭石等。

5.1.4　致癌和致突变的有害成分及危害

国际癌症研究所鉴定了 368 个化合物对人类有致癌的危险。近年来通过动物实验研究表明，有些中草药也有致癌促癌作用，如有 28 种植物含有致癌成分，包括生物碱、亚硝基衍生物、三萜烯糖苷、烯丙基苯等，这些化合物存在于 34 科 110 属 454 种的种子植物和蕨类植物中。

(1) 中药材致癌

中药材含有可能致癌的有害成分。有些是促进体内生成致癌成分，如鞣质；有些是有毒致癌，如斑蝥素(南方大斑蝥)；有些是在人体内转化成致癌物质，如胡椒酚甲醚(荞麦、辛夷、石菖蒲)、槟榔碱水解物(槟榔、大腹皮)、黄樟醚、异黄樟醚和二氢黄樟醚(大茴香、小茴香、樟、土荆芥、肉豆蔻、胡椒、杜仲、细辛、石菖蒲、桂皮、花椒、八角)；还有致癌成分，如 β-细辛醚(石菖蒲、水菖蒲、细辛)、双稠吡咯啶类生物碱(具备 1,2 位双键和 1 位羟甲基结构特征，如千里光碱、野百合碱、毛果天芥菜碱，存在于千里光属、豆科野百合属、紫草科天芥菜属)、双稠吡啶类(款冬花中的森克京)、苏铁苷和新苏铁苷(苏铁)、血松碱(虞美人、紫堇、白屈菜)、积雪草苷(积雪草)、大戟二萜醇(大戟、瑞香)、利血平、血根碱、咖啡因、麻黄碱(麻黄)、巴豆油(巴豆)；最近研究认为马兜铃酸也有致癌作用；另外，还有部分中药材及提取物也含有致癌的有害成分，如蕨(黄酮醇类)、毛叶蕨、银粉背蕨、菊叶三七(菊三七碱)、黄芩(汉黄芩素)、欧防风(补骨脂素)，芫花、狼毒、金果榄的醚提物或水提物，当归水提物、槲皮素、芦丁、三尖杉酯碱、紫杉醇等均有不同程度的致癌作用。另外含有致癌有害成分的中药材还有大黄、苦檀子、毛蕊花、昆明鸡血藤、紫花茄、鸢尾属和射干属部分中药材。

(2) 中药材致畸

20 世纪 60 年代，国外“反应停”事件导致上万儿童畸形，药物的致畸作用倍受关注。中药作为中医临床治疗疾病的物质基础也不例外。导致畸形的主要原因是由于中药材含有有害成分，如秋水仙碱、毒扁豆碱、长春花碱、藜芦碱、蓖麻毒素等能阻断 DNA、RNA 和蛋白质合成，造成畸胎。大量的研究表明，可能致畸的中药材有巴豆、水蛭、生半夏、姜半夏、法半夏、甘遂、青蒿、土荆芥、石菖蒲、桂皮、花椒、八角、细辛、天芥菜、天花粉、秋水仙、扁豆、长春花、藜芦、蓖麻、板蓝根、喜树等；潜在致畸的中药材有百合、苦参、杏仁、桃仁、郁李仁、芥菜、防己。

(3) 中药材致突变

致突变是评价药物远期致癌作用的重要指标。突变有诱发突变和自然突变，诱发突变又分基因突变和染色体畸变 2 大类型。含有致突变的中药材或有害成分包括：红花(红花苷)、昆明山海棠、狼毒和大戟(二萜内酯类)、茵陈、山慈姑(杜鹃素)、羌活、蒙古黄芪(多糖和黄酮)、槐米(芦丁等黄酮)、杜仲(木脂素和酸性多糖)、白曼陀罗(莨菪类生物碱)、桔梗(三萜皂苷)、川桂皮(桂皮酸等)，此外，当归、熟地黄、银杏(总黄酮苷)、白芍(总苷)、雷公藤(雷公藤甲素)、半夏、大黄、石菖蒲、洋金花、板蓝根、喜树、花椒、鬼臼(鬼臼毒素)、长春花(长春花碱)、秋水仙(秋水仙碱)；此外还有烟碱、阿尔泰藜芦碱、三尖杉酯碱、马兜铃酸与马兜铃酸 A 也有明显致突变作用。

5.1.5 生殖毒性的有害成分及危害

中医理论认为，妊娠禁忌中药具有致胎动不安、滑胎、堕胎等作用。怀孕期间使用妊娠禁忌中药可能引起流产或损害孕妇和胎儿，这被认为是中药材所含有生殖有害成分所致。一些传统上的非妊娠禁忌中药材也已逐步被证实有生殖毒性。

中药材含有生殖毒性的有害成分是通过对胎盘滋养层细胞损伤、变性坏死，促使大部分胎儿死亡；并可降低绒毛膜促性激素和甾体性激素，使子宫收缩流产。

(1)抗生育的中药材及其有害成分

青蒿(二氢青蒿素与青蒿琥酯)、怀牛膝(怀牛膝皂甙 A)、阿魏(脂溶性提取物)等都表现出不同程度的抗生育作用。

(2)影响胚胎发育导致生殖毒性的有害成分

如天花粉对早期胎儿有致畸作用，促使胎儿死亡；大剂量的生大黄也表现出怀孕率降低，胎儿死亡率高的现象。

含有生殖毒性有害成分的中药材包括：青蒿、莪术(萜类和倍半萜)、牡丹皮(丹皮酚)、川牛膝、蒲黄、冰片、麝香(麝香酮)、天花粉、生大黄、苦瓜(α-苦瓜蛋白)、朱槿花、合欢(合欢总苷)、土荆芥(土荆芥油)、芫花、甘遂、怀牛膝(皂苷)、大戟、红花、巴豆、芦荟、番泻叶、生大黄、牵牛子、商陆、斑蝥、昆明山海棠等。

5.1.6 其他有害成分及危害

(1)对血液循环系统的危害

如心血管系统一般是先引起心律紊乱，严重者引起心脏抑制和麻痹，危害早期头晕恶心、心动过缓或心律不齐，重则四肢厥冷、大汗淋漓，最后因痉挛、昏迷、血压下降、心脏骤停而死亡。常见含有血液循环系统有害成分的中药材包括：洋地黄、万年青、蟾酥、商陆、泽漆、苍耳子、乌头等。

(2)对消化系统的危害

中药材对消化系统的危害首先表现在对胃肠道刺激，临床上表现症状为恶心、呕吐、肠鸣、腹痛、腹泻、吐血、便血，严重的大量失水、虚脱、电解质平衡紊乱，甚至死亡。常见含有消化系统有害成分的中药材包括：藜芦、芫花、藤黄、大戟、巴豆、千金子等。肝脏是消化系统中对药物代谢的主要器官，中药材有害成分引起肝中毒的称"中毒性肝炎"，有关对肝脏危害不在这里叙述。

(3)对皮肤、黏膜、肌肉等局部组织的危害

该类中药材有害成分的刺激和腐蚀下，口服后有发麻感，刺激咽喉和胃肠道黏膜引起呕吐、腹痛、腹泻等消化道和泌尿道刺激症状，外用时还可刺激黏膜、皮肤，引起发红、烧灼感、水疱，甚至溃烂，可影响到肌肉组织。大戟科、瑞香科、萝藦科等中药材均含刺激性浆液，主要成分是二萜酯类化合物，是一类具有特异的皮肤刺激作用的细胞毒物，可使皮肤、眼结膜发炎，口腔、喉部灼烧，引起肠胃炎等；漆树科植物中含有的漆树酚类物质可以引起接触性皮炎；荨麻科、豆科、葫芦科中有些植物可以引起抗原—抗体复合物介导的超敏性反应，如荨麻疹、呕吐、肺炎、皮炎等。另外还有光敏性有害化合物，对皮肤产生细斑、皮炎、色素沉淀等，如呋喃型香豆素(如补骨脂素)、金丝桃素、多炔及噻酚基烯炔等化合物，主要分布在伞形科、芸香科、兰科、桑科、菊科等植物中，应加以注意。

实际上，中药材的有害成分对人体的危害，在临床上表现出的症状并不局限于对某一种器官或某一系统的损害，如对肝脏的损害，影响人体心脏、肾脏等器官的正常功能；对神经系统的损害，同样也影响呼吸系统、消化系统、循环系统等的正常功能。

5.2 中药材典型的内源性有害成分

5.2.1 马兜铃酸(aristolochic acid)

马兜铃酸存在于关木通等中药材中，是国际上公认的有害成分。马兜铃酸性肾病(aristolochic acid nephropathy，AAN)：给小鼠静脉注射马兜铃酸Ⅰ的 LD_{50}为 60 mg/kg；按 100 mg/kg 剂量给大鼠灌胃马兜铃酸Ⅰ和Ⅱ混合物，可造成广泛坏死，但 10 mg/kg 剂量组没有发生坏死(Mengs U 等，1992)。按 25.0 mg/kg 剂量给大鼠灌胃马兜铃酸Ⅰ和Ⅱ混合物 4 周，造成肾脏、膀胱和睾丸变性坏死，但 0.2 mg/kg 剂量组没有毒性。木通马兜铃在中国药典规定剂量下虽然不会对大鼠肾脏功能和结构产生损伤，但在较大剂量则出现毒性甚至死亡(崔太根 等，2000；张卫华，1989)；小剂量木通马兜铃煎剂(1 g/kg)对慢性肾衰竭大鼠肾脏毒性作用的易感性增加，长期应用亦可显著加速慢性肾衰大鼠肾脏损伤进程(叶志斌 等，2002；杨秀伟，2007)。木通马兜铃的这种毒性是由其所含马兜铃酸类化合物引起的，已被定义为马兜铃酸性肾病(aristolochic acid nephropathy，AAN)，在 AAN 患者有膀胱上皮癌易感性的特征。

关于马兜铃酸类化合物致突变和致癌的分子机制已基本清楚。马兜铃酸Ⅰ和Ⅱ是基因毒突变剂，通过硝基还原代谢活化为内酰胺之后形成 DNA 附加物而起作用。细胞水平体外实验研究发现，哺乳类生命体的一些酶类有活化马兜铃酸Ⅰ和Ⅱ的能力。随着离域化电荷作用形成环氮烯离子，导致与脱氧腺苷和脱氧鸟苷的环外氨基结合嘌呤附加物优先生成。在活体中，主要是 DNA 附加物 7-脱氧腺苷-N6-基马兜铃酸内酰胺(dA-AAI)。体外研究发现该附加物存在于靶组织中非常牢固、持久，突变损伤导致 AT→TA 转换。这种转换在马兜铃酸Ⅰ诱导的啮齿动物肿瘤 H-ras 癌基因密码子 61 中高频发生，提示 dA-AAI 在啮齿动物癌化过程中的危象(临界)损伤作用。DNA 结合试验证明，马兜铃酸类与 H-ras 小鼠基因密码子 61 的腺嘌呤结合、与人 p53 基因的嘌呤结合。人长期服用马兜铃酸致肾间隙纤维化的分子机制研究初步证明马兜铃酸不但对肾脏肿瘤发展有关，而且与破坏性纤维化过程也有关。马兜铃酸是一种强力肾毒性和致癌性物质，对动物和人的潜伏期都非常短。马兜铃酸致突变和致癌毒性需要 CYP 酶介导。人肝和肾组织微粒体、小鼠和大鼠肝脏微粒体都能使马兜铃酸内酰胺与 DNA 形成附加物。这些微粒体酶主要是 CYP 1A1 和 CYP 1A2 (Stiborowa M 等，2001)。在人肝和肾组织胞液酶作用下，马兜铃酸内酰胺可形成至少三种附加物：7-(脱氧腺苷-N^6-基)马兜铃酸内酰胺Ⅰ[7-(deoxyadenosin-N^6-yl) aristolactam Ⅰ]、7 (脱氧鸟苷-N^2-基)马兜铃酸内酰胺Ⅰ[7-(deoxyguanosin-N^2-yl) aristolactam Ⅰ]和 7-(脱氧腺苷-N^6-基)马兜铃酸内酰胺Ⅱ

[7-(deoxyadenosin-N^6-yl) aristolactam Ⅱ](Arlt V M 等，2001；杨秀伟，2007)。

5.2.2 甲基丁香酚(Methyleugenol)

甲基丁香酚存在于水菖蒲根茎，短尾细辛，北细辛根，杜衡，华细辛，买麻藤根茎，月桂叶、芽、花和果实，蕨叶藁本，肉豆蔻种子，罗勒，滇芹，毛节缬草根和根茎等。在体外生物转化实验中，肝脏 CYP 能够转化甲基丁香酚产生致癌物质 1′-羟基甲基丁香酚(1′-hydroxymethyleugenol)。在雄性 Fischer 344 大鼠肝微粒体的动力学研究表明，甲基丁香酚的此种转化反应由高亲和性[K_m = (74.9 ± 9.0) μmol, V_{max} = (1.42 ± 0.17) nmol/(min · nmol) CYP]和低亲和性(表观 K_m为几个毫摩尔)酶所催化。用肝药酶诱导剂苯巴比妥、地塞米松、异黄樟醚和异烟肼处理的大鼠肝微粒体研究低底物浓度(20 μmol)下甲基丁香酚转化，有大量 CYP 异构酶参与了高亲和性转化反应。在对照组，甲基丁香酚(20 μmol)的 1′-羟基化转化反应可被二烯丙基硫酯(40%)、对硝基酚(55%)、甲苯磺丁脲(30%)和 α-萘黄酮(25%)所抑制，但醋竹桃霉素、呋拉茶碱、奎宁和甲氰咪胍不能抑制该转化反应。因此，CYP 2El 和其他未鉴定的异构酶(可能是 CYP 2C6)催化了甲基丁香酚的 1′-羟基化代谢反应，而不是 CYP 3A、CYP 1A2、CYP 2D1 或 CYP 2C11。在整体实验中，按 0 ~ 300 mg/(kg · d)剂量给予大鼠甲基丁香酚，计 5 天，有甲基丁香酚的 1′-羟基化代谢反应发生，并见包括 CYP 2B 和 CYP 1A2 在内的 CYP 异构酶被诱导。甲基丁香酚在 13 位人体外肝样品的 1′-羟基化代谢速率有很大的差别(最大相差 37 倍)，最高活性者类似于在大鼠肝脏微粒体的代谢速率(Gardner I，1997)。按 37、75 或 150 mg/(kg · d)剂量给 F344/N 大鼠和 B6C3F(1)小鼠(50 只/性别/剂量组)灌胃甲基丁香酚，计 2 年；对照组(60 只大鼠/性别和 50 只小鼠/性别)仅饲喂标准饲料。停止给予甲基丁香酚时，给对照组 60 只大鼠/性别组再按 300 mg/(kg · d)剂量给予甲基丁香酚 53 周，然后仅饲喂标准饲料 52 周。特殊研究组(10 只/性别/特殊/剂量组)用于毒性动力学研究。实验结束时，给予 150 和 300 mg/(kg · d)剂量甲基丁香酚的雄性大鼠全部死亡；给予 150 mg/(kg · d)剂量甲基丁香酚的雌性大鼠幸存；给予甲基丁香酚的小鼠减少。与对照组比较，给予甲基丁香酚的所有雄性大鼠、雌性大鼠和小鼠的体重降低。150 和 300 mg/(kg · d)剂量甲基丁香酚的雄性大鼠组(6 和 12 个月)和 150 mg/(kg · d)剂量甲基丁香酚的雄性小鼠组(12 个月)血浆中甲基丁香酚浓度随剂量增加的比例较大。靶器官包括肝脏、腺体胃、前胃(雌性大鼠)、肾脏、乳房腺、皮下组织(雄性大鼠)。所有剂量组的大鼠和小鼠发生肝脏肿瘤，包括肝腺癌、肝癌、肝胆管肿瘤(仅在大鼠)、肝胆管癌和肝胚细胞瘤(仅在小鼠)。非肿瘤性肝损伤包括嗜曙红细胞性和混合细胞性聚集(仅在大鼠)、肥大、卵形细胞增生、胆囊恶化(仅在大鼠)和胆管增生。在小鼠也见坏疽、造血细胞增殖、血铁质色素沉着。大鼠和小鼠的腺体胃损伤包括良性和恶性神经内分泌性肿瘤、神经内分泌性细胞增生、萎缩症；小鼠的腺体胃损伤包括腺体扩张性和慢性活跃性炎症。在雌性大鼠组，前胃发生鳞片状细胞刺瘤或癌(混合型)。雄性大鼠也呈现肾脏(肾小管增生、肾病、腺癌)、乳腺(纤维性瘤)、皮下组织(纤维瘤和纤维肉瘤)损伤，恶性间皮瘤和脾纤维化。这些数据证明甲基丁香酚是一种多位点和多特性的致癌物质(Gardner I 等，1997；Johnson J D 等，2000)。致癌机制上的研究表明：具有烯丙基苯结构的甲基丁香酚、茴香脑和黄樟醚本身并无致肝毒性和致肝癌性，但通过将三者在结构—代谢—基因毒相关性上比较，发现它们的

1′-羟基化转化产物可诱导雄性 Fischer 344 大鼠肝细胞非时间依赖性合成 DNA。1′-羟基甲基丁香酚可与肝脏 DNA 和蛋白质交联(Chan V S 等，1992；Gardner I 等，1996)。当按 10 ~ 300 mg/(kg · d)剂量给大鼠腹腔注射甲基丁香酚 5 天，肝脏中剂量依赖性产生新的蛋白质共价附加物 44 kDa。在低剂量组[10 或 30 mg/(kg · d)]，仅发现 44 kDa 的蛋白质共价附加物；而在高剂量组[100 和 300 mg/(kg · d)]，该附加物为主要产物，尚有其他附加物存在。附加的蛋白质可能是一种膜蛋白。药代动力学研究表明：按 37 mg/kg 低剂量给 Fischer 344 大鼠灌胃甲基丁香酚，药后 15 min 血药浓度为(573 ±228)ng/g(雄性大鼠)和652 ng/g(雌性大鼠)；按相同剂量给 B6C3F1 小鼠灌胃甲基丁香酚，药后 10 min 血药浓度为(417 ± 128) ng/g(雄性小鼠)和(681 ±50)ng/g(雌性小鼠)。此剂量下四种动物肝癌发病危险率分别增加了 17.5%、17.1%、34% 和 52.2%。9 名健康成年志愿受试者在早餐进食 12 个姜饼(含甲基丁香酚)，在进餐前和分别在进餐后 15、30、60 和 120 min 抽取血样，血清平均甲基丁香酚浓度为(16.2 ±4.0)pg/g 湿重，血药峰值出现在进餐后 15 min，平均(53.9 ±7.3)pg/g 湿重，随后迅速下降，清除半衰期约为 90 min。人体按 68.3 kg 计算，给药量应为 3.16 μg/kg，平均血药浓度是(0.0539 ±0.0083)ng/g，在给药剂量和血药浓度方面都比啮齿动物小 10000 倍(Schecter A 等，2004；杨秀伟，2007)。

5.2.3　京尼平苷(Geniposide)

京尼平苷存在于栀子果实、鸡屎藤根和石榴茎等。栀子提取物能使豚鼠和小鼠肝脏色素沉着；给大鼠饲喂栀子提取物产生肝脏毒性；高剂量的栀子提取物或京尼平苷亦能产生肝脏毒性(Yamano T 等，1990)。按 320mg/kg 剂量给大鼠灌胃京尼平苷，血清丙氨酸转移酶和天冬氨酸转移酶皆升高。如果预先给予氯霉素或腹腔给予京尼平苷则无此副作用。灌胃给药后 4 h，肝脏中非蛋白性巯基物含量剂量依赖性降低。在体外试验中，京尼平苷的苷元京尼平苷元(genipin) 能与谷胱甘肽和半胱氨酸的巯基反应。按 80mg/kg 剂量给大鼠腹腔注射京尼平苷元所致肝毒性，与灌胃 320 mg/kg 剂量京尼平苷所产生的肝毒性相当。用 buthionine sulphoximine 预处理可增加京尼平苷的肝毒性，而用半胱氨酸预处理可完全抑制京尼平苷的肝毒性。因此，京尼平苷的肝毒性是由其体内生物转化和/或代谢产物与肝脏中非蛋白性巯基物结合引起的。应用 V79 细胞进行 Ames、rec-和姐妹染色体交换(SCE)试验，发现京尼平苷元在 8mg/mL 浓度有基因毒作用，明显诱导四倍体产生(Ozaki A 等，2002；杨秀伟，2007)。

5.2.4　鬼臼毒素(Podophyllotoxin)

鬼臼毒素是从鬼臼树脂类木脂素中分离得到的具有显著细胞毒性的天然活性物质。在八角莲、桃儿七、山荷叶、江边一碗水等植物中发现鬼臼毒素的存在。鬼臼类中药是小檗科、鬼臼亚科、桃儿七属、山荷叶属、八角莲属及足叶草属药用植物的统称。鬼臼毒素对小鼠口服的半数致死量(LD_{50}) 为 90 mg/kg，对小鼠腹腔注射的 LD_{50} 为 30 ~ 35 mg/kg(尚明英，2000)。运用组织细胞病理检查法，设灌胃给药同体积牛理盐水为对照，分析小鼠按照 LD_{50} 的 2/3 剂量灌胃及家兔按照小鼠 LD_{50} 剂量灌胃造成的实验动物急性鬼臼毒中毒模型，同对照组动物比较，结果提示鬼臼毒素对脑组织细胞和脊髓以及肝脏的亲和力较强，并能通过血脑屏障引起神经系统的中毒。鬼臼类中药中毒病理抢救过程血气分析结果显示，动脉血二氧化碳分压、实际碳酸氢、标准碳酸氢偏低，提示因换气过度致呼吸性碱中毒并代谢性酸中毒；血常规结果显示，中性粒细胞百分比偏高，提示可能有感染；肝功检查结果显示，血清天门冬酸氨基转移酶偏高，提示肝细胞受损；肾功能检查结果显示，尿素氮、肌苷偏高，提示肾小球滤过功能降低，肾实质受损；电解质检查结果显示，血钠、血氯偏高，提示严重脱水及肾小管酸中毒；心功能检查结果显示，肌酸激酶、肌酸激酶同工酶、乳酸脱氢酶、α-羟基丁酸脱氢酶偏高，窦性心律，偶发室性早搏，左心房肥大，提示心肌严重受损（于萍 等，2007）。

口服摄入大量鬼臼毒素，神经毒性是全身毒性最稳定的特征，早期中毒症状是胃肠道反应。一般表现为呕吐和腹泻；继发中枢神经系统中毒反应；严重中毒主要表现为多发性神经系统疾病并发心肌损害、中毒性脑病（金大中，2003），出现中毒性休克甚至死亡。鬼臼毒素具有较高的血浆蛋白结合率，呈现播散性中枢神经系统毒副作用，而且缺乏特异性的解救药物。鬼臼毒素引起的中毒性脑病往往是短暂可逆的，永久损伤高智力的功能并不常见。对鬼臼毒素中毒病例的神经传导的研究和神经活检证实存在轴突萎缩，虽然没有显示出定量关系，但轴突萎缩可能与神经纤维数量变化有关，周围神经未能充分再生和持续的纤维变性导致鬼臼毒素中毒的临床表现。虽然鬼臼毒素中毒的中毒性脑病往往是短暂可逆的，然而，如果感觉神经节细胞定向进程的中央远端部分受影响，且没有再生的可能性，将可能导致神经的永久亏损（Y W Chan，1991）。

文献报道外用过量鬼臼毒素可致表皮红斑、水肿、角质层细胞坏死及皮肤炎症细胞浸润，甚至严重的系统吸收毒性。鬼臼毒素尚有导致皮肤血管内皮细胞受损，诱导局部白细胞介素 1、白细胞介素 2 的表达和刺激巨噬细胞活化、增殖等多种生物学活性，这可能是长期应用鬼臼毒素出现皮肤炎症反应的直接原因。

5.2.5 番木鳖碱（Strychnine）

番木鳖碱，又名士的宁，存在于马钱科植物马钱、云南长籽马钱等的种子中，是中药马钱子的毒性成分也是有效成分。急性毒性实验中得到番木鳖碱对小鼠灌胃的急性 LD_{50} 为 3.27 mg/kg；小鼠腹腔注射的急性 LD_{50} 为 1.53 mg/kg。成人一次口服 5～10 mg 可致中毒，30 mg 可致死亡，幼儿口服 5 mg 即可致死。应用 MTT 法对番木鳖碱进行细胞毒性试验发现，番木鳖碱的细胞增殖抑制作用仅次于异番木鳖碱的氮氧化物，其 IC_{50} 为 0.2411 μg/mL（黄韶清，2002）；对 HepG2 细胞的抑制作用呈剂量依赖性，即随药物浓度增加而作用增强，在给药 72h 后才能有效抑制，最大抑制率达 89%（Deng Xukun，2006）。

对番木鳖碱的中枢神经系统毒性研究发现，番木鳖碱对整个中枢神经系统都有兴奋作用，首先兴奋脊髓的反射功能，其次兴奋延髓的呼吸中枢及血管运动中枢，并能提高大脑皮质的感觉中枢功能。这是造成番木鳖碱中毒死亡的的主要要因。作用机制为：番木鳖碱敏感的甘氨酸受体广泛存在于胆碱性中间神经元中，甘氨酸是抑制性神经递质，番木鳖碱能与甘氨酸竞争脊髓突触后抑制部位，阻断抑制效应，从而使运动神经元对传入刺激引起较大反应，脊髓兴奋显著。脊髓对番木鳖碱有高度的强敏感性，治疗剂量下可被兴奋从而反射增强，过量则使脊髓反射兴奋显著亢进，引起强直性惊厥，继而导致窒息死亡。

番木鳖碱在体内吸收迅速，口服、注射均可快速进入血液循环，但中枢神经系统的药物浓度并不比其他脏器高。其在体内主要被肝微粒体酶迅速代谢，约 20% 由尿排出。

在临床上马钱子以炮制品入药时，番木鳖碱主要转化为氮氧化合物。毒性比较实验中测得番木鳖碱 LD_{50} ±L95 为：1. 104 ±0. 054(1. 08 ~1. 09)；0. 746 ±0. 166(0. 55 ~0. 88)，番木鳖碱氮氧化合物 LD_{50} ±L95 为：10. 92 ±3. 05(8. 04 ~14. 14)；5. 80 ±1. 28(3. 05 ~5. 61)，显示番木鳖碱氮氧化合物的毒性比番木鳖碱显著降低。番木鳖碱组动物的中毒潜伏期为 2. 5 min/次 ±0. 6 min/次，抽搐时间 1. 4 min/次 ±0. 7 min/次；其氮氧化合物中毒潜伏期为 22. 4 min/次 ±8. 1 min，抽搐时间 0. 8 ±0. 3min/次。显示番木鳖碱经炮制后中毒潜伏期明显延长，抽搐时间明显缩短，还可抽搐多次而不死亡(马骋 等，1994)。

5. 3　中药材中内源性有害成分的监控

加强中药材有害成分的监控，提高中药材的安全性，对促进中药国际化、现代化都有重要意义。从对中药材内源性有害成分的危害性分析表明，大量的内源性有害成分都是药用植物在生长发育过程中形成的次生代谢成分。因此，为了监控中药材内源性有害成分，应当了解中药材内源性有害成分的形成过程，分析影响中药材内源性有害成分形成的因素，才能有效监控中药材内源性有害成分，避免给人体健康带来危害。

5. 3. 1　药用植物栽培过程和中药材形成过程的有害成分监控

中药材所含有的有害成分大多数来自药用植物生长发育过程中所形成的次生代谢产物，因此，为了避免中药材的有害成分对人体的危害，首先应该在有害成分形成时予以监控。国家对中药材生产实施质量管理规范，从药用植物生长的生态环境、种质、栽培技术、采收与加工、包装储藏与运输、质量标准建立等方面监控中药材的质量，确保所生产的中药材质量达到“安全、有效、稳定、可控”的目的。

(1)生态环境对中药材内源性有害成分形成的影响

药用植物次生代谢成分的形成是十分复杂的过程，次生代谢成分是由基因型和环境共同作用的产物，显然，对于某种基原清楚的药用植物，其基因型是稳定的，环境可以影响基因的表达，基因型的多样性导致酶种类的多样性，影响次生代谢成分生物合成的多样性，如同种中药材，不同产地(即不同的生态环境)表现不同的次生代谢成分的差异，如近来有人研究我国不同地区一叶萩中一叶萩碱的旋光性及其含量，发现东北地区、江苏、浙江、安徽、湖北等地产的一叶萩碱皆为左旋性，北京多为右旋性。左旋一叶萩碱以辽宁千山产的含量较高，右旋者北京和兴隆产的较高。总的来说，各地一叶萩含的右旋一叶萩碱较左旋一叶萩为高(林文雄，2007)。但阐明地道中药材形成的规律性，仍然需要深入的研究，特别是从分子生物学水平上的研究，因此，从生态环境监控药用植物内源有害成分的形成，尚需从生态环境如何对基因型影响开始加以监控。

(2)种质对中药材内源性有害成分形成的影响

大量研究表明，种质是影响中药材内源有害成分形成的关键。由于药用植物长期栽培，导致种质退化，或出现不同的栽培品种，种质的退化或不同栽培品种的出现，使中药材质量控制复杂化，究其根源在于次生代谢成分含量和组成的不稳定，同样也使中药材内源性有害成分不可控，如甘肃岷县当归(紫色)含挥发油为0.46%，当归(白色)含挥发油0.28%(林文雄，2007)，因此，开展药用植物优良品种选育，避免种质退化，稳定次生代谢成分的形成，才能有效监控中药材内源有害成分。另外，药用植物组织培养的脱毒技术，可以避免药用植物体内病毒对种质的影响，达到培育优良品种的目的，如怀山药的脱病毒组织培养，成功解决植物的叶色失绿、花叶畸形造成品质退化的问题，提高了怀山药的质量。

(3)栽培技术对中药材内源性有害成分的影响

栽培药用植物，目的是通过模仿或改善药用植物的生长环境，在中药材的质量达到要求的前提下，谋求提高中药材产量。然而，中药材质量与药用植物次生代谢成分的含量和组成有关，而次生代谢成分又与药用植物生长环境变化有关，为了能达到中药材质量的稳定，规范药用植物栽培技术是关键。由于药用植物生长发育过程中，调控次生代谢成分合成的基因是否表达以及如何表达，受到栽培技术的影响，如光照影响次生代谢成分的合成。有人研究不同光强下伊贝母中生物碱的含量，发现在80%的相对光强下，生物碱含量最高而全光照或过度遮荫，含量均降低，因此，适度遮荫有利于伊贝母中生物碱的积累。另外，绞股蓝总皂苷含量相对照度也在65%左右时最高，低于50%或高于85%总皂苷均呈降低趋势(林文雄，2007)，因此，规范药用植物栽培技术是稳定中药材质量的保证，也是监控中药材内源性有害成分的重要手段。

(4)生物工程技术对中药材内源有害成分的影响

药用植物的化学成分形成是与植物代谢过程有关，研究药用植物化学成分的生物合成途径，不仅有助于化学成分的仿生合成，而且可以人为调控有害成分的形成，通过终止不需要的代谢途径，降低或消除有害成分形成，甚至调控成有利于定向合成所需要的化学成分。通过生物工程技术调控药用植物有害成分较为成功的方法是基于次生代谢关键酶的基因工程技术，如中国科学院植物研究所已克隆出青蒿素生物合成途径中两个关键酶基因，调控了转基因材料青蒿素的生物合成达到了分子调控的水平(唐克轩，2005)。因此合理利用调控因素，将会可能成为今后中药次生代谢基因工程的一种有效手段。另外，用人工合成或生物合成的特定互补的DNA或RNA片段来抑制或封闭某些基因表达的反义核酸技术，将该片段通过药用植物的转基因手段到导入药用植物细胞，使其控制某一代谢途径上的关键酶的活性，使酶活性受到抑制或增强，从而达到活性成分含量提高或有害成分降低的目的。如用反义技术调节亚麻植物毛状根中肉桂醇脱氢酶活性，抑制木质素的合成(唐克轩，2005)。

(5)采收与加工对中药材内源有害成分的影响

药用植物经过采收与加工是中药材形成的开始，在中药材形成过程中，中药材内源性有害成分也会产生变化，如有关不同采收期对药用植物次生代谢产物影响的研究报道较多，为了确保中药材质量，通常不同药用植物都有特定采收期，如茅苍术中总挥发油和β-桉叶醇含量均以2年生高，次生代谢成分含量并非与生长年限成正比；而一年中以5月份和10～11月份的含量高(林文雄，2007)，因此，规范采收期，稳定中药材内源性成分，也是有效监控中药材内源性有害成分的手段之一。中药材在加工过程中出现内源性次生代谢产物的变化，如乌头中的乌头碱在乌头蒸制过程中发生变化，当加热达到100℃时，乌头碱除去1分子乙酸，产生乌头次碱，随着温度升高，当加压温度达到160～170℃时，再继续水解生成乌头原碱，因此，加工也影响中药材内源有害成分的变化，而且不同的加工方法，中药材内源有害成分的变化也不同，监控中药材内源有害成分，必须规范中药材的加工方法，确保中药材质量的稳定。

(6)包装、储藏和运输对中药材内源有害成分的影响

对中药材内源有害成分影响研究较多的是不同的储藏方法。在中药材储藏过程中，由于储藏环境影响了中药材次生代谢成分的变化，如对于含有苷的成分，由于药用植物有某种苷，就有水解该苷的酶存在，因此，在药用植物采收后，应当迅速加工，否则在堆放过程中，苷发生水解，可能产生危害性更强的成分，如毛地黄中的毛花洋地黄苷在酶的作用下水解生成相应毒性更强的次生毒苷或苷元；即便是经过加工后的中药材，在储藏过程中，中药材内源性有害成分也发生变化，如黄芩中的黄芩苷在黄芩酶的作用下水解生成黄芩素，由于后者具有游离的三邻酚羟基，易被氧化，生成绿色物质。因此，规范中药材的储藏条件，可以稳定中药材内源性成分，避免内源性有害成分的生成。

5.3.2　中药材使用过程有害成分监控

中药材的使用过程中，无论是有毒还是无毒，只要使用得当，严格按中医理论进行，一般不会对人体产生危害，即便是在使用过程中出现了一些轻微的反应也是属于正常的反应，与现代的医药学认为的“中毒”有根本的区别。我们应当要结合中医药理论，正确认识中药材的内源性有害成分，深入分析造成内源性有害成分形成的可能途径，以避免有害成分给人体健康带来危害。

引起中药材有害成分危害的途径大体如下：

(1)误服伪品

由于药用植物形态相似，或加工成中药材后外观相像，在使用过程中，若不加以识别，容易误服有毒伪品导致危害。如商陆与人参形态相似，两者都含有三萜皂苷，但商陆三萜皂苷的毒性强，容易误当成人参使用，导致中毒。独角莲(禹白附)有毒，易被误当成天麻，导致中毒。

(2) 品种混乱

中药材品种混乱导致误用而中毒。如五加皮有南五加、北五加、香五加之分，北五加有毒、南五加无毒、香五加有小毒，若三者混淆，则造成误用，导致中毒。

(3) 同名异物

中药材有同名异物现象，使用过程应当通过形态，甚至必要时通过显微或理化反应加以鉴别。如果不加辨别，也会造成误用，从而导致中毒。如木鳖子有番木鳖和土木鳖之区别，二者都有毒，但番木鳖毒性更大，误用可致中毒死亡。

(4) 剂量过大

药物的剂量与毒性作用关系十分密切。许多中药材，特别是有毒中药材、补益类中药材在治疗剂量以内时起治疗的作用而无毒性作用，但应用剂量超过治疗的剂量时，便可发生毒性作用，造成机体损害，这种程度随剂量的增加而加大。如马钱子、蟾酥的使用不能过量，而且要在中医指导下使用；补益类中药材并非越多越补，也要在中医指导下使用，用量过大就易导致中毒。因用量过大而导致中毒甚至死亡的，在临床上屡有报道，如过量服用人参，导致人参中毒综合征。

(5) 炮制不当

炮制是中药材使用中的一项重要的内容。正确的炮制工艺可以减缓或消除中药材中有毒成分的毒性。有些中药材若没有炮制或炮制不当，就会很容易引发中毒，从而对人体造成危害。如生附子与炮附子、生半夏与制半夏、生南星与制南星等，生品有毒，炮制后基本消除毒性，若炮制不当或炮制不彻底，也可能导致中毒。因此，为确保用药安全，增强疗效，就必须重视炮制工艺。

(6) 配伍不合理

中医临床用药应严格遵循中医理论，进行辩证论治。如中医传统的十八反、十九畏、妊娠用药禁忌、服药食忌、中西药的配伍禁忌、病症禁忌，有时会导致中毒等危害。

(7) 选用制剂不当

有些药物由于对人体毒性较大，因此，需要特殊的剂型，使用不当，就会导致中毒。如砒石制成注射剂，通过静脉滴注给药，用于治疗白血病，诱导异常增殖的幼稚细胞凋亡，对急性早幼粒细胞白血病(APL)有显著疗效，但砒石酒剂入口毙命。

(8) 给药途径不当

药物的给药途径不同，机体对药物的吸收速度、吸收量和代谢过程也不同，可能造成的毒性程度也不同。一般静脉注射给药毒性大，其次是肌内注射给药、口服给药，皮肤接触给药毒性小。但含有苦杏仁苷的药物做成针剂，通过静脉注射给药的毒性较口服给药安全的多，主要是由于苦杏仁苷在胃中水解生成苯甲醛，释放出毒性强的氢氰酸，氢氰酸能抑制中枢神经，导致中毒，产生危害。

(9) 服用方法不当

组织化学研究表明，中药材所含有的次生代谢成分分布在不同的组织，特别是内源性有害成分在不同组织中的分布加大中药材服用的危害性，如巴豆必须去油取霜服用，否则毒性剧烈，暴泄不止；鸦胆子内服必须去壳取仁，用胶囊或枣肉或龙眼肉包裹，避免灼伤口腔、食道、消化道粘膜；本草记载，人参使用应去芦，否则催吐，导致中毒，人参组织化学和药理学研究表明，人参芦头的皂苷含量高，服用易催吐中毒，但减少使用芦头的剂量，可以避免危害的发生。

(10) 个体差异

中药材内源性有害成分对不同个体的危害也不同。如当神经系统处于抑制、深睡或麻醉状态时，个体对有害成分的敏感性降低。若个体肝、肾功能不足，解毒或排泄能力差，则易中毒。寒冷、营养不良、过度疲劳等因素可以降低机体排泄器官的功能，减弱机体的防御能力，使之处理有害成分的能力降低，从而引起中毒；过敏体质的人服用无毒中药材后，有时也会出现中毒症状。如白芍、熟地、牡蛎等中药材本为无毒，但个别人服用后也会出现过敏反应。

中药材使用过程要避免有害成分对人体产生危害，必须把好中药材使用的各个环节。第一，通过鉴别中药材基原，监控其有害成分，一般地，来源于同科属中药材含有结构相似的化学成分；形态相似的中药材，不等同于来源相同，或是化学成分结构相似；中药材化学结构相似，也不等同于其基原相同，因此中药材使用过程存在同名异物和同物异名的现象，造成临床用药的混乱，给中药材有害成分的监控带来困难。在中药材使用过程中，应明确中药材的基原，在中医理论指导下的临床用药是杜绝有害成分危害人体的有效途径之一。第二，中医临床用药是遵循中医药理论指导，通过中医审证求因，辨证立法，依法组方，施予病家，获得佳效。在辨证的前提下，针对病机，按药物气味关系和按药物性质的相对关系配伍组成的治疗系统，形成中药复方，包括中药材炮制加工、用法用量、辨证施治等，因此中药复方也是避免有害成分对人体产生危害的有效途径之一。

5.4 中药材内源性有害成分的控制和利用

中药材含有的有害成分可以通过炮制和配伍来控制和利用。国外往往因为中药材的某一种成分的毒性作用而将含该毒性成分的这一类中药及其组方全盘否认，这种做法是不可取的。

5.4.1 炮制可以去除含有害成分的部位

根据有害成分在生物体内存在的不同部位，采用局部切除方法。蕲蛇的头部的毒腺中含有多量出血性毒素、少量神经性毒素，内服后可引起内脏广泛性出血而致死。去除蕲蛇的头部后蛇体主要含有蛋白质、脂肪和氨基酸。因此，蕲蛇炮制去除头部有其科学内涵。斑蝥炮制时要去掉头和足翅，原因是有害元素铅含量降低。

5.4.2 炮制可以改变中药材有害成分的结构

改变有害成分的结构可以保持其药效的同时降低其毒性。如乌头所含的主要有害成分是双酯型二萜类生物碱：乌头碱、中乌头碱和次乌头碱，口服0.2 mg或乌头酊5 mL即可发生中毒反应，口服5 mg或乌头酊20 mL可致死。中毒症状以神经系统和循环系统为主，其次是消化系统症状，尸检可见脑部及全身各器官均有不同程度出血。乌头碱可以直接毒害心肌细胞，其心脏毒的致命性最为严重。该类化合物遇热易被水解，其C_8'上的乙酰基水解时失去1分子醋酸，得到单酯型乌头碱，上述3种成分相应地变为苯甲酰乌头碱、苯甲酰中乌头碱和苯甲酰次乌头碱，其毒性为双酯型生物碱的1/200~1/500。如果继续水解，C_{14}上的苯甲酰基失去1分子苯甲酸，生成乌头原碱，相应为乌头胺、中乌头胺和次乌头胺，其毒性为双酯型生物碱的1/2000~1/5000。实验表明，炮制品的镇痛作用仍然明显，与生品乌头相近，但其毒性大大降低。还有研究表明，未炮制的川乌双酯型生物碱含量低，脂碱、苯甲酰型生物碱含量高(赵东霞 等，2002)。因此，乌头炮制减毒的另一个原因可能是炮制过程中脂肪酰基取代了C_8—OH上的乙酰基生成酯碱而降低了毒性。

马钱子主要有效成分是生物碱，其中主要是番木鳖碱(士的宁)、马钱子碱。番木鳖碱占总生物碱的45%左右，是其主要的生物碱，也是其主要的有害成分。马钱子炮制后有害成分的含量有所降低，但其主要的降低毒性的机理是改变了毒性成分的结构。士的宁和马钱子碱在加热过程中，醚键断裂开环，转变为其异型结构和氮氧化合物，其毒性明显降低。士的宁氮氧化合物的毒性约为士的宁的1/10，马钱子碱氮氧化合物的毒性约为士的宁、马钱子碱的1/15，在中大剂量组出现毒性反应时，其毒性潜伏期显著延长。后者出现抽搐即可死亡，前者则反复抽搐多次而不死亡，说明士的宁和马钱子碱二者的氮氧化合物不仅降低了毒性，且保留了药理活性。斑蝥在去掉头足翅后还要进一步炮制，因为斑蝥含有的有害成分斑蝥素，对皮肤、黏膜有强烈的刺激作用，往往引起肾功能衰竭和循环衰竭而死亡。采用低浓度的药用氢氧化钠溶液炮制斑蝥，可以使斑蝥素在虫体内转化为斑蝥酸钠，达到降低毒性、保留和提高斑蝥抗癌作用的目的(屈海燕，2000；赵东霞 等，2002)。

5.4.3 炮制可以降低有害成分含量

斑蝥的传统炮制方法是米炒。由于斑蝥素在84℃开始升华，其升华点为110℃，米炒时锅温为128℃，正适合于斑蝥素的升华，这样使斑蝥素部分升华而含量降低，减少其有害成分的含量。现在通过改进，采用110℃恒温干燥箱中烘制的方法，也是这样的道理。

巴豆的巴豆油含量为50%～60%，从其亲水性巴豆醇二酯化合物中已经分离到11种致癌物质。种仁中还含有一种毒性成分巴豆毒素。巴豆经过加热去油制霜的炮制过程可以将巴豆油含量降低至18%～20%，从而降低其有害成分含量。

中药炮制的煨法可以降低有害成分的含量(高立新，2008)。将中药以湿面片包裹，埋入热滑石粉或沙子拦炒煨至面焦黑或焦黄色的方法称为面粉煨法。面煨肉豆蔻，将适量面粉打湿压成薄片，将肉豆蔻逐个包裹，或用清水将肉豆蔻表面温润后，如水泛丸法裹面粉3～4层，稍晾倒入(药物100 kg，滑石粉50 kg或砂子适量)炒热的滑石粉或砂子后剥去面皮，放凉，肉豆蔻煨后能减少挥发油约20%，免于滑肠，降低了肉豆蔻醚的毒性成分。面煨诃子可以去掉一部分脂肪油，避免对肠道的刺激作用。

另外一种中药的煨法是纸煨法，取草纸打湿将药物包裹三层，入火或火灰中爆至纸烧焦为度，剥去纸即可。纸煨木香，取未经干燥的木香片，在铁丝匾中，一层草纸一层木香片地间隔平铺数层压紧，置于烟炉火上，或者烘干室内，用文火或低温烘煨至木香中所含的部分挥发油渗透至纸上，取出放凉，木香煨后挥发油减少20%，折光率、旋光度、比重等物理性质有所改变，煨后木香固肠止泻作用增强，用于治疗泄泻腹痛等。纸煨生姜，取鲜姜片用草纸包好，清水润湿，置灶中煨或炉台上烘烤，待纸焦枯时剥去纸即可，生姜煨后挥发油减少了约20%，改变了性质，辛散之力不及生姜，而温中止呕之力则较生姜为胜，生姜煨后增强了暖胃和中作用，缓和了发散作用，适用胃寒呕吐及腹痛便泄之症。

5.4.4 炮制可以去除非有效的水溶性有害成分

朱砂主要含有硫化汞，含量达到96.21%，杂质主要是游离汞和可溶性汞盐，后者毒性极大，为朱砂中的主要毒性成分。采用研磨水飞法可以降低可溶性汞盐含量而使朱砂毒性减少，水飞可以使朱砂中游离汞的含量大大降低，其含量低于1 μg/g。水飞降低有害成分含量的另一个例子是雄黄。雄黄的主要成分是二硫化二砷，其中夹杂有剧毒可溶性砷盐三氧化二砷，对中枢神经系统、心血管系统和胃肠系统均有毒性。利用三氧化二砷可溶于水和稀酸溶液的特性，多用水飞法或酸飞法或酸(稀盐酸)洗法来降低三氧化二砷的含量，提高雄黄用药的安全性。

5.4.5　炮制可以破坏部分酶

中药苦杏仁中含有苦杏仁苷，占3%以上，其受苦杏仁酶和野樱酶等的水解作用可以产生氢氰酸，含量一般为0.3%，氢氰酸是剧毒物质，人的致死量为0.05 g。在入汤剂煎煮过程中，有一段时间的温度适宜于苦杏仁中含有的苦杏仁酶和野樱酶发挥作用，使苦杏仁苷迅速酶解，放出大量氢氰酸。其中毒机理主要是由于氢氰酸很易与线粒体中细胞色素氧化酶的三价铁反应，形成细胞色素氧化酶—氰复合物，从而使细胞的呼吸受到抑制，形成组织窒息，导致死亡。苦杏仁在潦制过程中，沸水煮烫可以破坏苦杏仁酶和野樱酶。服用少量潦制后的杏仁，苦杏仁苷在体内慢慢分解，产生少量的氢氰酸，能起到轻微抑制呼吸中枢，使呼吸运动趋于平静而显镇咳平喘的功效(赵东霞 等，2002)。

5.4.6　炮制可以使中药有害成分结构破坏

中药有些有害成分在炮制过程中可以将其结构破坏，使其失活。全蝎是一味含有有害成分的中药材，其所含的全蝎素是一种毒性蛋白质，与蛇神经毒类似，相对分子质量为7000左右，其主要毒害是麻痹呼吸，其水溶液长时间放置或用100℃水加热2 h，能使毒性蛋白凝固变性而达到降低毒性的目的。有毒中药水蛭中含有的有害成分是水蛭素，能阻止凝血酶对纤维蛋白原的作用，阻碍血液凝固，20 mg水蛭素可以阻止100 g人血的凝固。利用水蛭素遇热、遇稀酸容易被破坏的特性，用滑石粉炒可以使水蛭整体均匀受热，破坏水蛭素而降低其毒性。

5.4.7　配伍对中药有害成分的利用

中药关木通苦寒有毒，具有清心火、利小便、通经下乳之功效，用于口舌生疮、心烦尿赤、水肿、热淋涩痛、白带、经闭乳少、湿热通痹等。现代药理研究表明关木通具有利尿、抗突变、抗肿瘤及降血压的作用。但由于其含有有害成分马兜铃酸，2003年6月国家药品食品监督管理局已经禁止使用该药。但我国的中医药历史中，许多古方使用了关木通，如著名的“龙胆泻肝汤”出自《医方集解》，是泻肝胆实火、清下焦湿热的名方。主治肝胆实火上炎、肝胆湿热下注症。按龙胆泻肝汤原方比例将供试样品分成7组：关木通组、全方组、关木通+清热组、关木通+滋阴组、关木通+利水组、关木通+甘草组、阴性对照组(全方去关木通)，采用HPLC法检测各组中马兜铃酸的含量。结果表明，与关木通组相比，龙胆泻肝汤全方中马兜铃酸A的含量最低，关木通+滋阴组马兜铃酸A的含量也明显降低。表明在中医药方剂配伍理论的指导下，通过合理配伍可以降低关木通的毒性(金世建 等，2007)。

对于大多数中药材来说，其内源性有害成分往往也是其功效成分。其控制和利用要做好两方面的工作，一方面是在加工过程中保证其内源性有害成分的含量在治疗窗的范围内，另一方面是医生在给患者使用过程中注意合理用药。如乌头炮制成附子的过程中，乌头碱的限量非常重要；又如桃仁的炮制过程中，苦杏仁苷的含量高则有毒，少则无有功效。对于很多中药材的内源性有害成分含量的研究还不够充分，首先应当采用化学和药理学相结合的方法，明确内源性有害成分的上限和下限，也就是其治疗窗。基于此，对中药材加工的全过程进行质量监控，采用正交试验的方法，完善和量化中药材的加工炮制工艺，制定关节工艺节点的参数。此外，还要深入研究配伍对中药材内源性有害成分的控制作用，如中成药胃肠安丸是一个治疗夏季腹泻的中成药，用量小，疗效显著，而且以药品身份在日本销售多年。该中成药的11味药材中，有巴豆和大黄两味泻下药材，去掉这两味药材后，该中成药就没有了止泻作用。因此，该11味中药材的配伍有着科学的机理。我们的初步动物实验研究结果表明，枳壳的成分抑制了大黄中泻下成分的吸收；相反，大黄的成分促进了枳壳中活性成分的吸收。

总之，对于中药材中的内源性有害成分，应当首先明确其治疗窗的含量上下限，然后在加工炮制过程中严格控制，辅以配伍，科学利用，变有害成分为有效成分，是我们应当加强的工作。

（吴锦忠　高文远）

本章小结

中药材内源性有害成分是指药用植物（或动物）在生长发育过程中经生物合成的和中药材形成过程中（包括产地加工、储藏等）生成的化学成分，即药用植物次生代谢成分及其衍生物。它区别于中药材中的重金属和农药残留等外源性有害成分及有害生物源。现在较通用的分类法，是根据对人体的危害部位不同，将内源性有害成分分为肾、肝、神经、致癌和致突变、生殖毒性和其他等6种类型。不同部位的危害，在临床上表现的症状是相互联系的，如对肾脏的危害，导致肝脏、血液循环、神经系统等的危害，轻者停药可以恢复，重者可能因此而死亡。

有效监控中药材内源性有害成分的形成过程，首先必须从中药材的上游药用植物生长发育开始，分析药用植物生长发育过程中影响次生代谢成分合成的因素，包括药用植物生态环境、种质、栽培技术、采收与加工、包装储藏与运输，监控中药材内源性有害成分。其次监控中药材在使用过程中，有害成分可能产生的危害，通常引起中药材内源性有害成分产生危害的途径，包括误服伪品、品种混乱、同名异物、剂量过大、炮制不当、配伍不合理、选用制剂不当、给药途径不当、服用方法不当、个体差异等10个方面。

复习思考题

1. 何为中药材内源性有害成分？
2. 如何理解中药材内源性有害成分与毒性成分的关系？
3. 指出常见中药材内源性有害成分的类型，并列举每种类型的常见中药材10种。
4. 分析药用植物生长发育过程和中药材形成过程与中药材内源性有害成分的关系。

本章推荐阅读书目

常用有毒中药的毒性分析与配伍宜忌．于智敏，王克林，李海玉，等．北京：科学技术文献出版社，2005.

现代急性中毒诊断治疗学．黄韶清，周玉淑，刘仁树．北京：人民军医出版社，2002.

毒药本草．邵晖，王敏，吴文青，等．北京：中国中医药出版社，2004.

参考文献

Deng X K，Wu Y，Li W D，et al. 2006. The anti-tumor effects of alkaloids from the seeds of Strychnos nux-vomica on HepG2 cells and its possible mechanism[J]. Journal of Ethnopharma cology，106(2)：179－186.

高立新．2009．中药炮制的煨法[J]．咸宁学院学报，23(1)：7.

高小平，翟桂荣．2009．雷公藤治疗子痫前期孕鼠蛋白尿实验研究[J]．首都医科大学学报，30(4)：525－529.

金世建，丁洁，王红丹．2007．不同中药配伍对关木通毒性成分马兜铃酸 A 含量的影响[J]．广州中医药大学学报，24(6)：502－504.

林文雄，王庆亚．2007．药用植物生态学[M]．北京：中国林业出版社.

刘正钊，胡伟新，章海涛，等．2008．激素联合雷公藤多苷治疗 V 型狼疮性肾炎的临床疗效[J]．肾脏病与透析肾移植杂志，17(6)：512－516.

陆鸿滨，彭红英．2006．含马兜铃酸中草药引起的肾损害[J]．中国临床医生，34(12)：7－8.

毛瑞阳，张媛元，孙文学，等．2009．来氟米特与雷公藤多苷及单纯激素治疗 IgA 肾病的疗效观察[J]．中国中西医结合肾病杂志，10(7)：604－606.

宋美君．2006．中药也是药 是药三分毒[J]．肝博士(2)：52－53.

唐克轩．2005．中草药生物技术[M]．上海：复旦大学出版社.

杨秀伟．2007．基于体内过程的中药毒性成分和毒性效应物质的发现策略[J]．中华中医药杂志，22(2)：67－81.

于萍，陈吉炎，陈师西，等．2007．江边一碗水的本草考证与 10 例病例中毒剂量分析[J]．医药导报，26 (5)：56－31.

赵艳美，盛梅笑．2009．雷公藤多苷治疗肾脏病的临床研究现状[J]．中国中西医结合肾病杂志(5)：457－459.

第6章 中药材安全性评价

长期以来，人们一直认为中药是安全、有效、无毒的。有些中药药品广告也往往片面或夸大宣传疗效，而对其毒副作用及可能发生的不良反应避而不提或避重就轻，且常以“本品系纯天然药物，无毒副作用”误导患者；而患者在用药时也往往忽视中药的用法用量及其毒性，形成了认识上的误区。正是由于人们对中药安全性问题存在片面认识，中药的毒副作用往往容易被忽视，在中药“有病治病、无病健身”的观念下，长期、过量或者不恰当使用中药的情况时有发生，引发了一些中药的用药安全问题。近年来，随着人们健康意识的提高，全球掀起了一股“回归自然热”，对传统医学的需求与应用日益增长。但是，一段时间以来出现的中药用药安全问题引发的担忧，极大地抵消了人们的热情。因此，开展中药的安全性评价研究，就显得非常重要。

6.1 基本概念

中药产业的源头和基础是中药材。一种药材的安全性出了问题，就会使数十种中成药的安全性出现问题。如“龙胆泻肝丸事件”的发生，更确切地说应是“关木通事件”或“马兜铃酸事件”。导致的不良反应实际上是其所含的关木通中的主要成分马兜铃酸会导致人体的肾损害(孟锐，2005)。由此而引发的是龙胆泻肝丸及含有马兜铃酸成分的中成药(如冠心苏合丸、八正散、分清止淋丸、排石丸、耳聋丸、清血内消丸、甘露消毒丸、百消丸等)均被停止使用，凡含马兜铃、寻骨风、天仙藤和朱砂莲药材等中药成方制剂均受到了影响。因此，对中成药的安全性评价应当首先考虑中药材的安全性，中药材的安全性评价问题目前已受到广泛关注并已被提到相关政府主管部门管理日程，成为解决中药不良反应问题的当务之急。

安全和有效是评价中药的关键。只有以客观规范的标准和科学实验数据表明其安全性、有效性、稳定性及可控性，才能在国际医药市场上充分展示中药的优势和实质性内涵，才能在国际竞争中占据一席之地。

由于我国在中药质量控制方面所存在的问题，已制约了中药产品的开发并破坏了中药在国际市场的声誉，因此，应积极吸收现代科学研究成果和先进的技术与方法，结合临床疗效，加强对中药处方中有效成分的控制。在安全性方面，应特别注重对重金属及农药残留等限量标准的研究，同时也要通过深入严谨的稳定性试验研究，确定中药新药的有效期或保存期。中药的安全性贯穿中药的生产、使用各个阶段，就其范畴而言，包括中药材安全性、中药生产安全性和中药临床安全性。

在生产及临床应用方面应按照 GAP、GMP、GCP 在硬件上的要求与软件上的规范，根据中药的特点，尽快制定和完善中药 GLP 的管理规范，使中药安全性评价研究能够达到国际药品安全性评价水平。

6.1.1　有关中药材安全方面的相关法规政策

我国药品安全性评价的规范化开始于 1984 年《中华人民共和国药品管理法》，并于 1985 年 7 月 1 日起正式施行。这是新中国成立以来我国制定的第一部药品管理法。《药品管理法》第三十三条规定，变质不能药用的、被污染不能药用的药品，按假药处理，第三十四条规定，超过有效期的药品为劣药。这些规定，可以说是对药品安全性进行初步控制。

自 1984 年颁布了《药品管理法》后，国务院又于 1988 年 12 月 27 日发布了《医疗用毒性药品管理办法》，随后，卫生部在《关于贯彻执行〈医疗用毒性药品管理办法〉的通知》的附件中规定了 28 种毒性中药品种：砒石(红砒、白砒)、砒霜、水银、生马钱子、生川乌、生草乌、生白附子、生附子、生半夏、生南星、生巴豆、斑蝥、青娘虫、红娘虫、生甘遂、生狼毒、生藤黄、生千金子、生天仙子、闹阳花、雪上一枝蒿、红升丹、白降丹、蟾酥、洋金花、红粉、轻粉、雄黄。1998 年又印发了关于《罂粟壳管理暂行规定》的通知(国药管安[1998]127 号)，单对罂粟壳这一种药材进行了管理规定。1999 年发布了关于《药品不良反应监测管理办法(试行)》的通知(国药管安[1999]401 号)》，标志着我国药品不良反应报告制度实施的开始。规定凡生产、经营、使用药品的单位应根据《办法》建立相应的管理制度，设置机构或配备人员，负责本单位药品不良反应的情况收集、报告和管理工作。以上文件的发布对中药材安全性作了具体详细的规定。

药用植物的引种栽培是中药资源扩大和再生的主要方法。我国中药材栽培历史悠久，一些中药材如当归、川芎、附子、党参、茯苓、黄连、红花、枸杞子、人参、三七和著名的“四大怀药”、“浙八味”等地道药材已有数百上千年的栽培历史(陈士林，2006)。现有栽培的大宗中药材 200 多种，几乎占用量的 80% 在栽培过程中，由于盲目追求产量，滥用化肥、农药和灌溉水的无选择性，以及在收获和产地加工中非法使用杀虫剂和杀菌剂等，造成药材中重金属含量高，农药残留严重，极大地影响中药材质量，由此产生了中药材的安全性问题。

中药材重金属包括铜、铅、镉、汞、砷等，其毒性作用在于重金属进入人体后与体内酶蛋白上的巯基和二硫键牢固结合，从而使蛋白质变性，酶失去活性，组织细胞出现结构和功能上的损害，导致不同类型的中毒性肾病、抗生育、骨质疏松及变形、神经系统损害、致突变甚至致癌等(王书林，2004)。

卫生部在 1984 年发布的《关于禁止使用“对二氯苯”作药材杀虫药的通知》[(84)卫药政字第 101 号]中规定中药材不准使用对二氯苯杀虫药。1992 年又发出《关于限制使用萘作中药材杀虫剂的通知》[卫药发(1992)第 30 号] 中，指出由于萘对人的眼睛、肺、肝及胚胎有明显的毒性，限制使用萘作为杀虫草剂，必须使用萘作杀虫剂的中药材，其萘的残留量不得超过 10 μg/g。以上措施对某些农药使用作出了规定，在一定程度上保证中药材的安全性。

《关于加强进口中药材管理有关事宜的通知》(国药监注[2001]481 号)第二条第五款规

定：进口药材除符合法定标准外，均须检查重金属和农药残留量。除另有规定外，重金属不得超过百万分之二十；有机氯农药残留量：六六六(总 BHC)不得超过千万分之二，滴滴涕(总 DDT)不得超过千万分之二，五氯硝基苯(PCNB)不得超过千万分之一。

《中药材生产质量管理规范(试行)》(局令第32号)中第十六条规定药用植物病虫害的防治应采取综合防治策略。如必须施用农药时，应按照《中华人民共和国农药管理条例》的规定，采用最小有效剂量并选用高效、低毒、低残留农药，以降低农药残留和重金属污染，保护生态环境；第四十二条规定了 GAP 生产基地的药材中农药残留量、重金属及微生物限度均应符合国家标准和有关规定。这些法规将中药材中的农药残留和重金属的限度作了明确规定。

6.1.2 有关中药材安全方面的发展

为更好地贯彻各项法规政策，深入学习中药材中重金属及农药残留检测技术，卫生部于1986年组织了首届全国中药材农药残留检测学习班。之后国家中医药管理局1995年招标立项，选8种中药材及2个品种成药，建立了在中药材、成药中4个类型的农药残留检测方法限量标准研究。从1996年到1999年，国家中医药管理局重点资助的课题“10种中药中农药残留量检测方法与限量标准的研究”，由原中国药品生物制品检定所(现为中国食品药品检定研究院)牵头，组织国内多家单位完成了10种中药中部分有机氯、有机磷、有机氮、拟除虫菊酯农药的检测方法学研究，同时首次起草上述4类农药中20种农药残留的检测方法并提出限量标准，其中有机氯、有机磷和拟除虫菊酯类农药残留的检测方法已经收入2005年版中国药典附录。同时在上述研究基础上，将其方法应用于“中药材质量规范化研究”中，组织全国中药研究的科技力量，分别对71种常用中药材的有机氯、重金属含量进行了系统的方法学研究及含量测定。2010年版《中国药典》在保留2005版《中国药典》有机氯、有机磷和拟除虫菊酯类农药的残留测定方法的同时，建立了色谱法和质谱法共5个检测方法，监测的农药品种按不同类别扩增至123种。其中有机氯57种，有机磷53种，氨基甲酸酯类13种，并均设定了检测限量。此外，还增加了二氧化硫残留量测定法和黄曲霉毒素测定法。

中药中重金属和有害元素残留量研究，是中药的现代化过程中必须面对的现实和紧迫的课题，它贯穿于中药种植、炮制加工、贮存与流通、临床使用等各个环节。在目前阶段，最为迫切的是尽快建立规范、合理、科学、可行的检测技术平台。我国于20世纪80年代开始摸索中药中的重金属元素检测方法，近年来，有关中药中重金属及有害元素检测方法的研究文献时有报道，但其方法多数仅限于对某个品种或者某个元素适用，样品的代表性和广泛性差。国外对药物的安全性非常重视，中药出口一直受到重金属残留问题的困扰，原外经贸部因此在2001年修订了《药用植物及制剂出口绿色行业标准》(WM 2—2001)，内容包括药用植物原料、饮片、提取物及其制剂等的质量要求及检验方法。其中规定了部分重金属(重金属总量、铅、镉、汞、铜、砷)的限量指标。《中国药典》2010年版在附录中收录了药材重金属和农药残留的检测项目和测定方法，并规定冰片、石膏、芒硝、玄明粉、滑石粉、鹿角胶等药材中的重金属总量和砷含量；白矾、煅石膏、八角茴香油、肉桂油、桉油、丁香勒油、地龙等的重金属总量；对白芍、甘草、黄芪、金银花、丹参、阿胶和西洋参等进行了5种重金属元素(铅、镉、汞、铜、砷)的限量控制，并对黄芪、甘草药材中有机氯类农药残留规定了限量指标，使中药中重金属及有害元素检测有了真正的法定依据。

另外，中药材在采收、运输过程中，由于保存不当，致使药材霉变，也会引发中药材的安全性问题。中药材中的霉菌控制也是中药材安全性评价指标之一。在《进口药品管理办法》(1990 年 11 月 2 日)中附件二，进口药材抽样规定中规定，在抽样中，先检察药材的霉变情况，可以说是先以霉菌作为安全性评价指标来初步评价中药材质量。我国在 1975 年有了第一份有关真菌毒素的强制性法规和黄曲霉毒素最高允许量试行标准，1978 年 6 月 1 日作为国家标准执行(李红，2004)。我国 2004 年修订了《药用植物及制剂外经贸绿色行业标准》(WM/T 2—2004)，其中规定黄曲霉毒素 B_1 的限量指标为 $<5\ \mu g/kg$。

现在在市场上流通的中药材，已具有很长的使用历史，经过了长期的临床应用，而对于一些新的中药材，尚需按新药对待，进行临床安全评价。卫生部制定了《新药审批办法》，并于 1985 年 7 月 1 日正式施行，该办法中第三章第七条规定新药(包括新的中药材)研究内容中，就要求进行毒理学研究，这是对新的中药材进行直接的安全性评价进行规范。为了进一步做好中药新药研制的规范化和标准化工作，针对中药的特点，卫生部在 1992 年制定了《〈新药审批方法〉有关中药部分的修订和补充规定》，并于 1992 年 9 月 1 日施行。该《补充规定》和上述《新药审批方法》对中药的分类、药物安全性的非临床实验及临床试验内容及要求均明确和详细规定。

国家药品监督管理局设有中药处，专门负责处理有关中药的问题。国家药品监督管理局尚设有新药审评中心，负责组织对申请新药的药效、安全性、质量监控等方面进行全面的技术审评，并由国家药品监督管理局主管全国新药审批工作。申请新药被分为中药、西药和生物制品等部分，其中中药部门专门对中药新药进行审批。此外，各省、自治区、直辖市均有相应的新药审批机构负责新药的初审工作。上述组织机构为药品安全性评价的规范化提供了组织上的保障。我国不仅在药物安全性评价的研究工作内容方面制定了明确的标准，而且在如何保证药物安全性实验研究的科学性和可靠性方面也采取了一系列规范化措施。另外，国家药品监督管理局还设有药品安全监管司，其职能之一就是建立和完善药品不良反应监测制度。

实际上，中医不但不否认中药的毒性，而且对其毒性有着比较深刻的认识。在宋代时期，古人就把重要的配伍禁忌药物具体加以总结，即“十八反”、“十九畏”。具体为，十八反：甘草反甘遂、大戟、海藻、芫花；乌头反贝母、瓜蒌、半夏、白蔹、白及；藜芦反人参、沙参、丹参、玄参、细辛、芍药。十九畏：硫黄畏朴硝，水银畏砒霜，狼毒畏密陀僧，巴豆畏牵牛，丁香畏郁金，川乌、草乌畏犀角，牙硝畏三棱，官桂畏石脂，人参畏五灵脂。这首“十八反十九畏”歌诀是古人在实践中逐渐总结出的其性味功能的相反畏恶，从而在很大程度上保证了在用药上的安全，在中医界早已深入人心，直到今天也一直被大多数中医药工作者当作临床使用禁忌。

6.2 中药材安全性的风险评价

风险评价是指确定危害事件发生概率和模拟事件的危害程度，计算其风险值的大小，对其可接受性作出评价，提出风险预防和减控措施及应急预案等，为风险管理提供依据和保障。中药材的风险评价，就是确定引发中药材安全性问题的所有因素，根据这些因素评价中药材的危害程度及其可接受性，并采取适当的措施来降低中药材的作用风险性。

我们对中药不良反应的认识，绝不能局限于传统中医药文献记载的那些有毒中药上，必须吸收、借鉴、研究现代药学研究成果和临床不良反应的报道，在经过科学思维与甄别的基础上，开展药物安全性评价工作。

6.2.1 影响中药材安全性的因素

6.2.1.1 中药材的种植与贮存过程中产生的安全性问题

我国中药材在种植过程中大多比较分散，规模小，生产方式原始，技术含量低，基本处于粗放型，药材种植的各个环节缺乏统一的标准和检测方法，使得药材的质量良莠不齐。如东北的地道药材龙胆，其人工栽培多维持在经验种植状态，质量低且不稳定。在龙胆的种植过程中常常遭受到多种病虫害的危害。目前主要依靠化学农药防治，因而造成中药材的农药残留超标。农药喷洒到作物或土壤中，经过一段时间，由于光照、自然降解、雨淋、高温挥发、微生物分解和植物代谢等作用，绝大部分已消失，但还会有微量的农药残留。残留农药对病、虫和杂草无效，但对直接或间接用于治疗疾病的人却会造成危害，影响了用药者的身体健康。由于中药材生产是依赖于自然环境的开放性生产，中药材中污染物质绝大部分来源于环境，中药材生产环境的污染也必然影响中药材质量及产量，造成中药材中污染物超标，质量下降。农药的使用对作物的稳产、高产、优质有着重大的意义，但长期广泛地使用农药也带来了作物产品上的农药残留问题，中药材作为一种特殊商品为患者及体弱者所服用，服用时间长，更易造成蓄积中毒，农药对人体的危害主要表现为神经毒性。中药及其制剂中的农药残留主要原因是农药施用时机和季节不合理，而有机氯农药虽然早已禁用，但由于该农药以前长期广泛使用，又不易分解，在土壤中长期残留，也会对中药材造成污染。再者中药材在仓储过程中为了防虫蛀而喷洒二氧化硫等防腐剂也是主要的污染途径(杨茂春，2007)。

据世界卫生组织(WHO)1992 年资料，全世界每年发生的农药中毒病例多在 300 万以上；我国在 80 年代每年的急性农药中毒人数在 30 万以上，主要为有机磷杀虫剂中毒；除此之外，有些农药(如有机氯)被植物吸收后不易分解，会长期残留于环境中，并通过食物链扩大污染，影响环境生态平衡，对人类和其他生物造成长期危害。有机氯农药在可从呼吸道、消化道、皮肤进入体内，且可蓄积于脂肪组织中。主要受累者为神经系统、肝、肾及心脏。对皮肤及粘膜也有刺激作用；还有些农药其代谢产物具有潜在的致癌、致畸、致突变作用，甚至引起男性不育，严重威胁人类的健康和繁衍；习惯性头痛、头晕、乏力、多汗、抑郁、记忆力减退、脱发、体弱等均是有农药慢性蓄积所引起的中毒症状，是引发各种癌症等疾病的预兆；现在农药的危害成为当前医学科学面临的又一突出问题。

中药中的重金属和有害元素残留问题主要是指植物药在生长、采收、炮制加工等过程中，由于自身蓄积或被污染导致的有毒金属元素残留量异常增加，造成了对临床正常使用的不利影响。

中药材中的微生物及霉菌产生，也会造成中药材使用的安全性，使人们的用药过程产生了一定风险。人类的癌症 65% 以上是因为食用被污染的食物所致，某些霉菌污染食物后产生的毒素，可导致人类中毒或诱发癌变，其中最危险的一种就是黄曲霉毒素。研究表明，黄曲霉毒素的致癌性为肝脏致癌型(S H Henry 等，1999)。动物食用感染后的饲料会导致中毒，中毒后的动物轻则厌食，对饲料的吸收产生障碍，体重增加缓慢等，并生产含有毒素的肉、蛋、奶，造成对人类健康的潜在威胁，重则引发免疫系统紊乱，黄疸病症，直到死亡。由于黄曲霉素在自然界的广泛存在和对人、畜等生物的巨大危害性(主要为致癌性，WHO 将其列为自然界最强的三大致癌物之一)，因而受到了世界各国和国际组织的普遍关注，纷纷将其纳入到严格控制的有害生物名单之中。农产品黄曲霉素含量是国际上食品卫生和农产品贸易中的必检指标。在我国加入 WHO 后，黄曲霉素也常常成为某些国家和组织限制我国农副产品出口的绿色壁垒，我国已连续多次因为黄曲霉素被检出而遭受农产品贸易损失。基于上述这些原因，我们必须加强农副产品及饲料产品中各型黄曲霉素检测的工作。

6.2.1.2　中药材自身毒性及来源不当产生的安全性问题

国家明文规定的毒性中药有以下 28 种：砒石、砒霜、水银、生马钱子、生川乌、生草乌、生白附子、生附子、生半夏、生南星、生巴豆、斑蝥、青娘虫、红娘虫、生甘遂、生狼毒、生藤黄、生千金子、生天仙子、闹羊花、雪上一枝蒿、白降丹、蟾酥、洋金花、红粉、轻粉、雄黄、红升丹。这些药材中有效成分往往也是毒性成分，在发挥药效作用的同时，也会对机体产生不同程度的毒性反应。毒性反应是指用药剂量过大或用药时间过长而引起。一般是在超过极量时才会发生。因服用剂量过大而立即发生的毒性，成为急性毒性；因长期服用后逐渐发生的毒性，成为慢性毒性。中药的毒性是传统中药学的重要组成部分，科学准确地标识每一味中药的毒性是中药理论的重要内容。药物的毒性与四气、五味、升降浮沉、归经等共同构成中药学的理论体系。药物的毒性和药效是密切相关的，中药的毒性具有两面性：一方面是它具有较强的治疗作用和独特的临床疗效，许多疑难杂病离不开它；另一方面临床又很难驾驭使用它，稍不小心就会有中毒甚至致残、致死的危险。有些中药不含有毒成分，但过量服用也会引起中毒，如过量服用肉桂会引起血尿。因而对于此类药材应在用法和用量及注意事项中给予特别说明(朱云，2007)。

中药材来源品种不当，或由于掺入伪品的原因，也会产生中药材安全性问题。可能引起有害反应，如把香加皮当作五加皮使用，因香加皮中含有毒性成分强心苷，不含有五加皮的有效成分，也没有五加皮抗疲劳、耐缺氧、中枢神经抑制等作用，相反对中枢神经系统有明显的兴奋作用。中药材非常讲究产地、品种、采集季节及药用部位。对于某些中药材品种，如中药红茴香为八角茴香的伪品，具有小毒，中药材贯众的品种比较混乱，其中的绵马贯众是有小毒的。若混用，易造成安全性问题。

6.2.1.3　非法染色及添加产生的安全性问题

近年来，随着药监系统“打假”力度的加强，发现在中药材中添加化工染料进行染色的情况十分严重。由于受到经济利益的驱动，一些中药材生产商将质量差的中药材或中药饮片经过染色后，冒充质优的药材或中药饮片，或将其掺入质量好的药材或饮片中，以高价出售。这样的药材或饮片不仅达不到疗效要求，还严重损害中医药的信誉，更给百姓用药带来了安全隐患。使用的往往都是非食用的工业色素染料，如蒲黄中加有工业染料金胺 O，红花中加有工业染料金橙Ⅱ，五味子、血竭等用酸性红染色。另有胭脂红、赤藓红、氧化铁红、氧化铁黑等其他染料染色，在这些染料中金橙Ⅱ、酸性红 73、金胺 O 均是食品禁用色素，这些添加的化学染料具有强的致癌性，严重影响了用药患者的健康，为此国家食品药品监督管理局专门立项整治中药材及饮片染色问题，并于2008年初颁布了有关中药材染色添加及违法增重等补充检验方法汇编，已正式出版并在全国推广，对于打击假药、劣药，震慑不法分子起到了法律保障作用。

6.2.1.4 炮制不规范引起的安全性问题

中药材要进一步应用，一般需经过炮制，其目的是减毒增效，若炮制不当，可能达不到减毒增效的效果，从而引发安全性问题。番泻叶不炮制，通便时可引起腹痛；附子炮制不当，强心利尿时可引起口唇麻木；生半夏毒性强烈，经炮制后毒性大减；川乌、草乌所含双酯型乌头碱类成分性较强，可引起心血管、消化、神经等多系统中毒反应；而川乌、草乌经炮制后其乌头碱水解生成毒性较小的苯甲酰乌头胺，并进一步水解生成乌头原碱，其毒性仅为原来的1/2000；朱砂，按照规定应用水飞法炮制，如采用球磨法加工，极易发生中毒(梁爱华，2005)。但是，近年来忽视中药材炮制的情况比较严重，有些地方和个别医疗单位忽视中药炮制，或者对炮制的工艺把握不当，随意性较强，出现该制不制、生熟不分、炮制太过或不及的现象，使发生毒性反应的可能性大大增加。

对于此问题，国家科技部在“八五”、“九五”、“十五”科技攻关项目及“十一五”重大科技支撑项目中均有中药材及饮片炮制工艺和质量标准方面的立项课题，花大力气研究中药材及饮片的炮制工艺和质量标准，并取得初步成果，在《中国药典》2010年版中收载经过炮制的中药饮片达400余种，解决了长期以来中药饮片缺乏国家标准的问题，基本覆盖了中医临床常用饮片目录。药品标准进一步得到提升。

6.2.1.5 个体差异引发的安全性问题

人的体质是有差异的，因此对于不同的人，用药也应区别对待。比如南北方人体质不同，即使患同样疾病，治疗用药亦应不同。唐代名医孙思邈曰：“凡用药，皆随土地所宜。江南岭表，其地暑湿，其人皮肤薄脆，腠理开疏，用药轻省；关中河北，大地干燥，其人皮肤坚硬，膜理闭塞，用药重复”。以外感风寒为例，江南一般麻黄一钱就可出汗散热，所以南方医书上有“麻黄不过一钱”之说；而到黄河以北麻黄要用到三钱，东北甚至还要更多，始能发汗退寒。儿童、老人的肝肾代谢速度较成人慢，对药物耐受性小、敏感性高；妇女月经期、妊娠期、哺乳期对许多药物反应敏感，会引起月经增多、流产、泌乳减少等；由于基因多态性个体差异，有的人对于某些药物耐受性较差或过敏，易出现过敏反应。若在病理状态下，抵抗力低、体质虚弱、机体功能紊乱等，则更易产生不良反应。

6.2.1.6 使用不当引起的中药材安全性问题

辨证施治是正确应用中药的首要条件，但在临床实际工作中应用中药不辨证的情况时有发生。辨证用药不当可能引起有害反应，如给肝阳上亢病人服用细辛、肉桂等，等于火上加油。中医若辨证失误，药不对症，会使机体阴阳偏盛、偏衰的病理状态更趋加重。如人参是补气药，适用于气虚症候，若用于阴虚阳亢，内有虚热者，就会出现头晕、心悸、失眠、鼻衄、口舌生疮、咽喉疼痛、便干、食欲减退等症。实热患者用寒药或热药过量，易致各种不良反应。若长期用药，可使毒性蓄积引发不良反应，如朱砂长期使用可导致肾损伤，黄花夹竹桃长期使用易导致洋地黄样中毒，人参长期使用可导致头晕、胸闷、气喘、失眠、精神错乱及中枢神经过度兴奋。

中医用药要求每味药用量大小应因症而定、因方而别、因人而异、剂量适当。若用量过大或超常规用药，就会出现不良反应。如细辛常用量为3～6 g，过量可导致呼吸减慢、麻痹而死；川芎常用量为3～9 g，大剂量可出现剧烈头痛、呕吐等不良反应；朱砂、木通用量过大可引起急性肾功能衰竭。山豆根过量服用后，易致休克甚至死亡(王建中，1998；温玉梅，1991)。

中医临床用药，常以多种中药配伍使用，若配伍不当则会使药效降低，增加不良反应。如知母、人参有降血糖作用，但合用时降糖作用减弱；不合理的药配伍可产生增毒作用，乌头与半边莲、瓜蒌、白及、白蔹、麻黄配伍，会使乌头碱毒性加强。有些中药与西药合用会出现不良反应，如山楂、五味子、乌梅等与磺胺同时使用就会引起血尿。

6.3 对中药安全性进行风险评价的措施

保证中药材安全性，不是一个阶段性的工作，它是贯穿在整个中药材的种植、采收加工、存储及使用过程中的一系列工作。所以，在各个环节采取适当的措施来保证中药的安全性。其中解决中药材污染不仅应进行末端产品检测，更重要的是扩展至产地环境监测和生产过程中污染物控制监测，从中药材生产环境源头出发，全过程解决中药材污染问题。

6.3.1 严格监控中药材种植过程

在中药GAP栽培种植阶段，引入多种科技手段，特别是现代生物技术在中药材种植过程中的应用和发展，将会对中药材种植的标准化、规范化产生重大影响。我国现在使用的中药绝大部分为人工栽培的品种，经多年繁衍，其药性和有效成分就会发生变化，如栽培的板蓝根、首乌、地黄等，因种植地域的不同，其活性成分就大不相同，疗效也有显著区别，另外，在长期的种植过程中，还存在品种种质老化、病毒蔓延、种植费工费时，繁殖系数低下等问题。对于此类问题，可以引进和利用生物工程中的基因和细胞工程技术培育出抗病毒、抗虫害的新型中药材品种。

对于人工种植的中药材，要严格按照《中药材生产质量管理规范》(中药材GAP)、《农药安全使用规定》、《农药安全使用标准》等规定进行操作。特别是高毒、高残留农药不得用于中药材上，施用农药一定在安全间隔期内进行。中药材生产质量管理规范中第五条规定，“中药材产地的环境应符合国家相应标准：空气应符合大气环境质量二级标准；土壤应符合土壤质量二级标准；灌溉水应符合农田灌溉水质量标准；药用动物饮用水应符合生活饮用水质量标准。”避免在基地环境质量差的地方建立药材生产基地。建立一整套绿色中药材基地环境质量临测及其评价方法、评价标准和绿色中药材的质量标准。在第十六条中规定：“药用植物病虫害的防治应采取综合防治策略。如必须施用农药时，应按照《中华人民共和国农药管理条例》的规定，采用最小有效剂量并选用高效、低毒、低残留农药，以降低农药残留和重金属污染，保护生态环境。”

重金属的来源多来自土壤母质，所以，改善土壤环境显得尤为重要。目前，国际上采用种植超量积累植物治理污染土壤已取得一些进展，如英国通过种植十字花科天蓝遏蓝菜(*Thlaspi caerulescens*)富集锌，种植山龙眼科澳洲坚果属的粗脉叶澳洲坚果(*Macadamia neuro-*

phylla)富集锰，然后在处理后的土壤种植药用植物。此外，我们发现，铅在天然水中以 Pb^{2+} 状态存在，其含量和活性状态受到碳酸根离子、硫酸根离子、氯离子等含量的影响，镉及其化合物除硫化镉外都可以被水溶出，因此，可利用排水面使其迁移。另外，一些重金属元素在中性或者弱碱性环境中成为难溶状态，这样可利用调整。土壤酸碱性使部分重金属成为难溶态，从而不被植物吸收。

对一些育苗移栽的药材，可采用客土育苗的方法，在种植前期减少重金属的吸收，如在黄连的育苗期，有目的地选择育苗地，采用异地集中育苗的方式，减少植株对重金属的吸收；充分利用植物生长调节剂的技术，加快药材的生长，降低其生长期，从而减少对重金属的吸收。

6.3.2 加强对外源污染物的检测

在农药残留检测中，一般待测样本中农药含量往往很低(包括农药原体及其有毒代谢物、降解物、杂质等)，要求检测的各个步骤都应科学严密，采用的方法灵敏度要高；检测步骤多，流程长，要求操作人员应具有熟练的技术和丰富的经验；待测农药品种和样本种类多，需采用不同的样本前处理和测定方法。选择简洁、有效的样品处理方法，可以达到事半功倍的效果。常用的样品制备方法包括：溶剂萃取法、柱层析法、SPE 固相萃取法、SFC 超临界流体色谱法、SPME 无溶剂固相萃取法。目前常用检测方法有：薄层色谱法、气相色谱法、毛细管气相色谱法等。

由于药材中重金属元素的含量较低，要求仪器的灵敏度较高，而且由于特定的仪器往往只对一些特定的元素灵敏度较高，所以研究不同的元素常常选用不同的检测手段，有些元素还需要特殊的处理。重金属元素的检测(中药中铅、镉、砷、汞、铜残留量测定法已被收录《中国药典》2010 年版一部正式实施)常用检测方法有：比色法、紫外分光光度法、原子吸收分光光度法等。另外，一些先进的仪器检测分析方法，如原子荧光光谱法（AFS)、中子活化分析(NAA)、离子色谱法(IC)、微分脉冲极谱法(DPP)、原子发射光谱法(ICP-AES)、同位素稀释质谱法(ID-MS)以及电感耦合等离子体质谱法(ICP-MS)等也逐渐应用到药材重金属的检测中。

提高对中药中黄曲霉素的检测水平，可以有效控制中药因霉变而产生的安全性问题。目前，针对黄曲霉素的检测方法已有很多种(马涛，2007；高秀芬，2005；陈建民，2005)。主要有薄层分析法、液相色谱法、免疫学方法、荧光光度法等。

6.3.3 统一规范中药材的炮制工艺

严格的炮制工艺是临床安全用药的重要保障。几千年前的古人在治病过程中就发现，中药经炮制后可以降低或消除药物的毒性，提高药效。为了使有毒中药更好地为人类健康服务，历代医家进行了不懈的努力，通过炮制、配伍、改变剂型、控制剂量等方法，总结出了一些中药材科学的、被实践证明行之有效的炮制工艺。

目前，我国的中药材尚缺乏统一的炮制规范。国内研究者正在对此项目开展研究，并已取得初步成果。国家重点科技攻关课题《10 种中药饮片炮制规范化研究》通过科技部验收。

由中国中医研究院中药研究所牵头的课题组完成了芫花、补骨脂、炮天雄、大黄、制南星、白前、延胡索、枳壳、丹皮、赤芍 10 种中药的炮制工艺优选及饮片质量标准等研究。该成果将为修订新版中国药典及饮片实行批准文号等管理提供详实的技术资料。因此应借鉴上述研究成果，针对含“毒性成分”药材进行炮制减毒的研究，并建立炮制减毒(存效)的综合系统评价方法。

随着对中药深入的研究，科研人员在搞清有效成分、阐明药理机制的同时，亦应注重有毒成分、毒性机制的研究，对一些毒剧中草药不仅要测出急性毒性 LD_{50}，使我们粗浅了解该药单次给药的毒性剂量，还要了解长期连续给药产生毒性作用的剂量。用现代药理、毒理学的方法对有毒中药进行实验研究，确定治疗量与中毒量之间的关系，急性中毒的剂量，慢性中毒的主要症状及靶器官病变、中毒机理和解救的方法，为临床用药的安全监护和药物的毒性防治提供依据。另外，目前中药的药理和毒理研究大多借用化学药品研究的方法思路。大多数化学药品为单一化合物，其有效成分和毒性成分常为同一种化合物，而中药多种成分共同起作用，联合作用于多个靶器官和“靶点”，其有效成分和毒性成分可能是两种完全不同的化合物，所以中药的安全性评价研究思路、方法、处理分析具有特殊性。

6.3.4 重视中药不良反应的历史性回顾

对古代文献中有关中药毒性、不良反应、配伍禁忌、饮食宜忌、中毒解救等文献，要进行全面系统整理研究；对建国以来公开发行的中医药期刊、书籍、会议论文、报刊文摘、实验报告中有关中药不良反应等现代文献进行系统全面收集整理，利用合理的分类方法进行分类，建立数据库，供医学研究工作者查询。对国内外有关研究中药安全性评价思路、方法等内容的文献进行收集、分类、归纳、研究，探讨目前中药安全性评价的基本方法，总结经验，吸取教训。

对于不良反应出现频率高的药物(包括单味药、中成药、中西合用制剂)进行实验验证，找出发生的原因，重新评价安全性。根据发生的不良反应类型进行实验设计，通过急性毒性实验、长期毒性实验，从功能、形态上了解药物对整体功能状态、局部脏器功能、形态的损害和恢复情况。对新近发生的大样本不良反应人群进行实地调研，收集有关患者个体、药物、干扰因素等方面的信息，把握第一手资料，然后进行实验验证，科学、公正、客观评价其安全性。

6.3.4 现代中药安全性评价面临的挑战

现代中药安全性评价应当是将传统中医中药的优势特色与现代科学理论、科学技术相结合，建立具有现代科学内涵的中药材安全性评价体系。现代中药的安全性评价在技术和质量方面受以下几点因素影响。

(1) 中药材质量

中药材非常讲究产地、品种、采集季节及药用部位。同一品种的药材，若产地不同，其作用、安全会有较大差别，同一品种的药材，若产地相同，采集季节不同或用药部位不同，对其作用、安全也会有较大的影响。

(2)制剂浓度

在同等条件下(实验条件、环境、试验动物及操作人员)采用同剂量少容量高浓度，可产生明显的毒副反应，甚至引起动物死亡；采用同剂量大容量低浓度则不产生任何明显的毒副反应。

(3)给药速度

对一些静脉注射剂，特别要注意给药的速度。同一药物同一剂量同一给药容量，不同给药速度，可以产生截然不同的毒副反应。给药速度快，动物可出现抽搐、呼吸困难、挣扎、甚至死亡；若给药速度慢，则不出现任何明显的毒副反应。

(4)纯化程度

中药往往有多种成分组成，对纯化确实有很大的困难，对纯化不理想的成分肯定会存在意想不到或一时不表现的毒副反应。

(5)工艺稳定性

包括提取、纯化工艺的稳定性，工艺稳定，一般得到的化合物无论是外观颜色、质量控制均是较理想的，安全性也差异不大，若工艺不够稳定，其得到的化合物的外观颜色就不同，质量控制也较难，其安全性也有较大差别，同一化合物同一剂量同一给药容量，其安全性就不一样。

同时现代中药的安全性评价还存在以下几方面实际问题：

①难以设计合适的长毒剂量　动物显效或有效剂量偏大，并大多数接近人临床拟用剂量。动物急性毒性试验又往往显示低毒或无毒，按此为依据制定动物长毒剂量产生一定的难度，若剂量制定高，不但给药有困难，而且药物供应也有困难，剂量制定低又显不出毒性或观察不到应有的毒副反应。

②给药量　目前我们所做的长毒剂量往往是比较高，有的甚至达到了大浓度最大容量(无法再高了)的程度仍未显示明显的毒性，而有关学者还认为剂量偏低，有的虽然出现一些毒性，但仔细分析不是受试物的实质毒性，而是给药容量太多引起的物理反应，如食欲减退，其实对食欲无影响，而是胃内药物太多影响了食欲。

③药物供应　低毒的药物需要几千克，甚至几十千克，在研究开发阶段往往以小规模实验室提取为主。哪怕试验机构需要研制方一次性提供，也是长时间一批一批积存起来的，若质量难控制或工艺不稳定，势必影响药物的质量，药物质量不保证也就难以保证试验的质量。如同批药物不同包装存在不同颜色，其出现的毒性情况就不同，追及到工艺，质量都是符合要求的。像这样的情况难以评价，也难以解释。以上种种实际现象，必须作系统的基础和应用研究，摸索出既符合实际又能说明的技术要求，真正保证人们应用中药的安全有效性。

(张萍　林瑞超)

本章小结

随着中药材在国内和国际市场的广泛应用，其安全性受到越来越多的重视。影响中药材安全性的因素有中药材自身毒性及来源不当，非法染色及添加，炮制不规范以及个体差异等。对于中药材安全性的评价，首先要考虑到药材的种植环节，改善土壤种植环境，其次要考虑种植过程中播种、育苗、移苗及有机农药化肥的使用等，在采收时期，要考虑采收季节、采收时间以及药材的产地初加工等因素，在贮存时要注意防霉防虫蛀，保持恒温恒湿的贮存条件，经常翻动药材，保持良好的通风环境，运输过程中要注意外部因素如车辆、人员等对药材的污染，此外，还要考虑药材的炮制方法、用法、用量及使用注意事项等，只有充分考虑各因素的影响，才能从根本上解决中药材的安全问题。

复习思考题

1. 何谓“十八反”、“十九畏”？
2. 毒性中药材有哪些？
3. 中药材安全方面的相关法规政策有哪些？
4. 中药外源性污染物有哪些？
5. 简述引发中药材安全性的因素。
6. 简述重金属元素的检测方法。
7. 简述现代中药安全性评价面临哪些挑战？

本章推荐阅读书目

土壤重金属的植物污染化学．陈英旭．北京：科学出版社，2008.

农药残留检测与监控技术/食品安全关键技术系列图书(食品安全关键技术系列图书)．王大宁．北京：化学工业出版社，2006.

欧盟农药残留限量管理新法规．浙江省标准化研究院及浙江省农科院农产品质量标准研究所．浙江省标准化研究院．北京：农业出版社，2009.

生物技术和安全性评估．托马斯，林忠平，译．北京：科学出版社，2007.

参考文献

ROMAS A J, HERNANDOZ E. 1997. Prevention of Aflatoxicosis in Farm Animals by Means of Hydrate Sodium Calcium Aluminosilicate Addition of Feedstuffs: A View[J]. Animal Feed Science and Technology, 65: 1 - 5.

陈建民，张雪辉，杨美华，等．2005. 黄曲霉毒素检测方法研究进展[J]. 中国中药杂志，30(24)：1890 - 1893.

陈士林，肖培根．2006. 中药资源可持续利用导论[M]．北京：中国医药科技出版社．

高秀芬，计融．2005. 黄曲霉毒素的分析方法[J]. 中国食品卫生杂志，17(4)：347 - 350.

李洪，李爱军，董红芬，等．2004. 黄曲霉毒素的发生危害与防控方法[J]. 玉米科学，12(专刊)：88 - 91.

梁爱华，商敏凤．2005. 朱砂的毒性研究概况[J]. 中国中药杂志，30(4)：249 - 256.

马涛 . 2007. 黄曲霉素分析方法简介与比较[J]. 科学之友(2 B)：148 - 150.

孟锐，孙建飞，唐冬蕾，等 . 2005. 中成药安全性评价研究现状及其基本对策的探讨[J] . 中医药信息，22(6)，24 - 25.

王建中 . 1988. 山豆根中毒 3 例报告[J]. 临床医学，8(6)：279 - 280.

王书林 . 2004. 中药材 GAP 概论[M]. 北京：化学工业出版社 .

温玉梅 . 1991. 口服山豆根中毒致死 1 例[J]. 中国医院药学杂志，11(6)：271 - 272.

徐超一，刘岩，韩深，娃里亚，等 . 2005. 进出口中成药中黄曲霉毒素检测方法的研究[J]. 检验检疫科学，15(6)：36 - 39.

杨茂春，杨哲 . 2007. 中药安全性评价与监护方法的探讨[J]. 药物警戒，4(1)：30 - 32.

朱云，王庆珍，王淼 . 2007. 有关中药毒性的讨论[J]. 时珍国医国药，18(1)：216 - 218.

第7章

中药材安全标准

中药包括中药材、中药饮片、中成药及中药提取物等，而中药材属于传统药、原料药，其安全性多沿用传统药经验进行质量及用法用量控制。在新的国内国际环境下，随着人们健康意识的提高，传统药方这些经验已经难以适应现代化、标准化需要。因而提出符合时代特征的、行之有效的解决办法和对策，保证中药产业的持续、稳定、协调发展，制定相应的中药材安全标准也就显得尤为重要和必要。

7.1 中药材标准的分类

近年来，国内国际发生了多起因中药安全问题引发的公共卫生事件或食品安全事件(很多国家将中药作为营养品)，中药安全也多次成为全球瞩目的焦点。

我国自20世纪初即开始对中药的安全问题进行研究，有关中药的重金属含量、农药残留及不良反应问题，也逐步引起人们的重视。但是，长期以来，关于中药标准化的研究，一直停留在单一指标的定性、定量分析上，因而不能切实、有效地反映中药的临床指标，这就造成了中药与国际消费环境的脱节。

在国内国际巨大的市场需求与中药产业发展停滞不前的巨大反差之间，横亘着的是中药的安全性问题——药材本身的安全性及栽培、加工、运输、储藏及使用方面的安全性。因此，要促进中药及中药产业的健康发展，促进中药的全球化发展，一项重要而紧迫的任务，就是中药材安全标准的清理、修订、制定以及与国际标准接轨的问题。

7.1.1 中药材标准的概念

标准是对重复性事物和概念所做的统一规定。它以科学、技术和实践经验的综合成果为基础，经有关方面协商一致，由主管机构批准，以特定形式发布，作为共同遵守的准则和依据。

中药的标准化是中药现代化和国际化的基础和先决条件。中药标准化包括药材标准化、饮片标准化和中成药标准化。其中中药材的标准化是基础，没有中药材的标准化就不可能有饮片及中成药的标准化。

中药作为一种药品，其质量标准是药品标准体系中不可或缺的一部分，而药品标准系根据药物来源、制药工艺等生产及储存过程中的各个环节所制定的，用以检测药品质量是否达到用药要求并衡量其质量是否稳定均一的技术规定。

药品应具有安全性、有效性、稳定性和可控性。质量标准在保证上述特性的同时，其本身又具有如下特性：

(1)权威性

《药品管理法》第三十二条明确规定："药品必须符合国家药品标准"。

(2)科学性

质量标准是对具体对象研究的结果，它有适用性的限制。如牛黄、人工牛黄和体外培育牛黄中含胆酸，胆红素的含量要求不同，均有充分的科学依据。又如粉葛和葛根中均有葛根素的含量测定，但粉葛中葛根素含量规定不得少于0.30%，而葛根中葛根素含量规定不得少2.4%。

(3)进展性

质量标准是对客观事物认识的阶段性小结，即使法定标准也难免有不够全面之处。随着生产技术水平的提高和测试手段的改进，应对药品标准不断进行修订与完善。

我国是中药材资源大国，种类及数量均为世界之首。据调查，全国共有药用植物近万种，药用动物1500余种，药用矿物80余种。人工成功栽培药用植物400多种。但是，由于诸多原因，我国中药材生产存在许多问题，如种质不清，种植、加工技术不规范，农药残留量严重超标；中药材质量低劣，抽检不合格率居高不下，其质量的安全性受到严重挑战，直接影响饮片的质量和中成药的质量。

近几年来，中药材安全标准受到广泛重视，在制定中药材质量标准时更注重其安全性，如2010年版《中国药典》中收载有7种中药材(白芍、丹参、西洋参、金银花、甘草、黄芪和阿胶)的重金属及有害元素检测项，收载5种中药材(胖大海、桃仁、陈皮、酸枣仁和僵蚕)的黄曲霉毒素检测项，在中药提取物中也有重金属及农药残留检测项。28种毒性中药材及麻醉、精神类中药材更是强调了其安全性方面的标准，规定其用法用量和限量标准及禁忌症，保证了临床用药安全、有效。

中药材安全标准的实施，对于保证中药饮片及中成药的质量，保障广大人民群众的用药安全，提高中药材质量，推进中药走向现代化和国际化，具有深远而重要的影响。

7.1.2 中药材标准的分类

由国家政府制定并颁布的药品标准即为国家药品标准，系国家站在公众立场为保证药品质量而规定的药品所必须达到的最基本的技术要求。国家药品标准属于强制性标准。不能达到国家药品标准要求的药品，即意味着其质量不能符合国家对其安全性、有效性或质量可控性的认可，即被视为不符合法定要求的药品，因而不得作为药品销售或使用。目前我国现行中药材法定标准主要有：

(1)国家标准

①《中华人民共和国药典》(简称《中国药典》) 《中国药典》是国家为保证药品质量所制定的法典，是药品生产、经营、使用，检验和监督管理部门共同遵循的法定依据，也是我国医药行业对外贸易和技术交流不可缺少的准绳，在一定程度上反映了我国在医疗预防、医药工业、医药研究和分析检验等方面的科技发展水平。在《中国药典》2010版一部中，国家对

常用中药材编纂制定了统一的标准，并对其中的共性要求在附录等部分给予统一的规定。遵循“安全、有效、可控、实用”的原则，在品种数量、检测方法的科学性、专属性及合理性等方面不断发展、完善。同时，《中国药典》1985年之后的版本均编印了英文版，促进了我国药品标准的国际间交流，扩大了国际影响力。

②中华人民共和国卫生部药品标准（部颁标准）　中药材品种杂，种类多，同名异物和同物异名的现象极为普遍。为澄清中药材品种混乱问题，卫生部对全国药材二级站所经销的中药材品种进行全面调查和鉴定。除《中国药典》收载的品种外，对其他来源清楚，疗效确切，经营与使用地区较多的中药材品种，本着“一名一物”原则，分期分批研究并制定部颁标准。第一批共收载了102种中药材，汇编成为《中华人民共和国卫生部药品标准》中药材（第一册）（简称《部颁药材标准》），于1991年12月10日颁布。

另外，对于中药成方制剂也进行了整理，汇编成《中华人民共和国卫生部药品标准》中药成方制剂（第1～20册）。

③国家食品药品监督管理局药品标准（局颁标准）　包括《维药标准》、《蒙药标准》、《进口药材标准》、《藏药标准》等数种。在原有《中华人民共和国卫生部进口药材标准》的基础上，由中国药品生物制品检定所牵头，组织10个口岸药品检验所对进口药材标准进行了全面修订，2004年6月《儿茶等43种进口药材标准》由国家药品监督管理局正式颁布实施。

《进口药品管理办法》第五条规定，国家对进口药品实行注册制度。凡进口的药品（包括中药材），必须具有卫生部（药品监督部门）核发的《进口药品注册证》。《进口药品注册证》对该证载明的品名和生产国家、厂商有效。进口时每批中药材都要接受药品监督部门的监督。

（2）地方标准

虽然自2002年底起，国家废止了药品标准的两级管理，即药典标准、部颁标准和地方标准，全部药品管理实行国家药品标准，包括药典标准和局颁标准。但这只是针对中成药制剂而言，即中成药制剂取消了地方标准。对于中药材标准，除国家标准外还保留有地方标准。

地方中药材标准，指各省、自治区，直辖市经营、使用的中药材，除《中国药典》与局颁标准已收载的品种外另行颁布的标准。如《四川省中药材标准》、《江苏省中药材标准》、《贵州省中药材标准》、《黑龙江省中药材标准》等。

由于地域的、历史的和文化的原因，我国有所谓的地区性民间习用药材，为确保其质量和安全有效，根据《药品管理法》的相关规定，同样要加强管理。根据《药品管理法》第十条规定，饮片的加工炮制必须按照国家药品标准炮制，国家药品标准没有规定的，必须按照各省、自治区、直辖市人民政府药品监督部门制定的《地方炮制规范》炮制。

另外，对于中药材生产企业，也有自己的企业标准。一般有2种情况，一种为检验方法尚不够成熟，但能在一定程度上控制质量；一种为高于法定标准要求，主要指增加了检测项目或提高了限度标准，作为创优，企业竞争，特别是对保护优质产品本身，严防假冒等均为有效措施。

7.2 中药材安全标准的制定与实施

制定药品标准，必须坚持质量安全第一，充分体现“安全有效，技术先进，经济合理，择优发展”的原则。质量安全标准的制定和提高是建立在对其内在质量的深入研究基础上的，要吸收各学科的研究成果，将药物基础理论研究、药物代谢及动力学研究以及一些新技术的应用研究等结合起来。产业的现代化，归根结底要体现在其产品的现代化上；生产的现代化归根结底要体现在产品质量可控的现代化上。由于一些安全性原因，我国中药材目前还很难通过各国的药品管理标准而作为药品进入国际市场。在国际市场上，我国中药材主要还是以保健品和食品添加剂的形式出口，这已严重影响了我国中药产业现代化、国际化的发展。因此制定合理可行的中药材质量安全标准是行业发展的当务之急。中药材是药品的一个重要组成部分，在实际应用中的确存在安全、质量问题，这就要求提出一个合理的质量标准，对其进行有效监控。

7.2.1 中药外源性污染物的研究与控制

随着人们对保健和治疗安全性的重视，对中药材中各种污染物有了新的认识和更严格的要求，随之而来的技术壁垒提高，各种各样的技术性标准大量涌现或提升，使我国中药污染物的问题不断面临新的挑战，所以，应尽快加强中药外源污染物方面的研究，以保障人们用药的安全，促进国际贸易的发展。

中药污染物指的是从中药材种植至最后成为成品的生产全过程中可能引入的外源性有害物质。包括残留农药、重金属污染、某些药材加工储藏时二氧化硫及其他熏蒸剂的污染、霉菌及其毒素污染、有机溶剂残留、包装可能引入的增塑剂、印刷油墨的污染、动物药养殖过程中摄入的生长激素、抗生素、违规使用的一些着色辅料及添加剂、药材中掺伪成分、中药中违规添加的西药成分等等，这些都能使中药产生潜在的安全风险，都应该加强管理。现在欧美以及日本和东南亚国家，都把有害元素如砷、汞、铅、铜、铬、镍、镉、农药残留量、限制性微生物等指标作为技术壁垒，限制我国的中药材外贸出口。

农药残留一方面是药材生长过程中从环境如土壤、水源、空气中摄入的，另一方面是农药的不合理使用引起的。我国规定了中药材生产中可以使用的低毒农药种类。但在中药材种植时，部分从业者为了追求经济利益，还是频繁使用高毒性及高残留农药，加之施用农药时机和季节不合理等因素，从而带来了中药材的农药残留问题。造成中药材中农药残留，还有几个不容忽视的因素，一是未降解的农药在土壤中的长期残留，如有机氯农药虽然早已被禁用，但因该农药以前长期广泛使用，又不易分解，在土壤中残留期长；二是中药材储存时喷洒农药或用农药及二氧化硫熏蒸以防虫、霉变；三是炮制加工过程中辅料的使用。

1980 年世界卫生组织将农药残留测定单独列为检测项目，并逐步规定了各种农药残留的限量标准。

中药重金属污染，一是源自环境的污染(包括大气、土壤、水等)；二是中药在采集运输和加工过程中的污染。药材的重金属污染还和药用植物自身遗传特性及主动吸收功能和对重金属元素的富集能力有关(张晖芬，2004)。但一些矿物药中含有的重金属元素就是其主要成分，如朱砂中含有的Hg，雄黄中含有的As，密陀僧中含有的Pb等，入药后都有可能引起重金属超标，而这些是中医理论中以毒攻毒的特殊用法，不属于重金属污染的范畴。

中药材霉菌毒素污染主要与品种、产地有关，如火麻仁、郁李仁、益智仁等含油性大、易霉变的药材容易受到污染；其次与工艺剂型有关，如红曲、豆豉、胆汁类需发酵，极易发生霉变；再次，由于药材未及时晒干或者储存不当，而产生霉变。霉菌毒素种类很多，包括镰刀菌毒素、岛青霉类毒素、黄曲霉毒素、赭曲霉毒素、黄绿青霉素、红色青霉素、青霉酸等，其中，黄曲霉毒素在药材和食品中存在较其他类广泛，且毒性最大，因此在近年来对霉菌毒素的研究中，对黄曲霉毒素研究得最多。

对于污染物的检测，残留农药目前主要使用气相色谱、气—质联用、液--质联用技术；重金属检测主要应用原子吸收光谱和电感耦合等离子体质谱联用技术；霉菌毒素的测定主要使用高效液相色谱和液—质联用技术，这些技术设备在国内许多研究院所都有配备，并且各类污染物的检测方法在粮食、水果、水源、地质等方面已比较成熟。而对于中药材而言，测定前的样品处理远比其他样品复杂得多，尽管有高精尖的仪器设备，但如果样品中的污染成分不能被完全提取出来或携带很多的干扰杂质，将严重影响分析结果的准确性。因此，中药污染物尤其是农药残留和霉菌毒素检测方法研究中，应该针对不同种类的药材，根据其性状、质地、含水情况、油脂含量、所含各种次生代谢产物的种类以及所测定的污染物性质进行系统、深入的方法研究，才能找到更适合的方法。

中药外源污染物的存在对人体有很大的危害。鉴于此，迫切需要对中药材中污染的来源、途径等进行分析，找到除去、减少或避免中药材受到污染的方法和途径。农药残留和重金属的主要来源之一是土壤本底，所以首先解决的问题是土壤中污染的修复。比如，应用BHC-A与CDS-1降解菌对六六六和呋喃丹污染的土壤进行修复，在喷施15天后，测定土壤符合农业生产的生态环境标准（黄璐琳，2002）。研究表明，用植物修复技术解决重金属污染问题，不仅能降低土壤中的重金属含量，还能保护生态环境。要减少中药霉菌毒素的含量，就应该特别注意经发酵工艺的曲类药、种子类中药以及南方高温、高湿地区及库房中易长霉药材的储藏状况。采取相应的措施，抑制霉菌生长。比如，控制储藏环境的温、湿度，进行缺氧保管，气调保管或低温通风等。在药材种植期间，尽量使用高效低毒、低残留的农药和有较高生物活性、广谱、经济安全的植物农药。对化学肥料的杂质含量进行合理控制，以避免重金属超标，影响药材质量。在药材运输、炮制、加工和包装过程中，规范处理，避免器皿和辅料中重金属对药材的污染。

7.2.2 现代分析技术和现代药理毒理技术研究

中药材有效成分是中药防治疾病的物质基础，代表了中药的质量。中药材的质量受到从种植到作为原料投料一系列的环节（如土壤、种质、炮制、储存、加工过程等）的影响，这些都能引入外源性污染物而影响药材的有效成分或部位，因此只有建立完善的质量控制体系才能真正达到控制质量的目的。

中药材质量控制体系是建立在科学的质量标准基础之上的。而科学的质量标准的建立，又有赖于2个重要的前提条件。一是中药材主要成分或有效成分的确定，这必然需要进行必要的化学分析；二是对中药材中主要成分或有效成分含量的准确测定，这就要求进行一些定量测定与研究。

现代分析技术是测定药品组成、含量、结构等化学信息的分析方法及理论的一门科学和进行药品研究及质量监控的重要手段，即是一门建立和应用各种方法、仪器和策略获取关于药品在空间和时间方面的组成和性质的信息科学。

目前用于中药质量控制的技术手段主要有：显微鉴别法、一般理化鉴别法（如显色反应、沉淀反应）、经典分析法（容量法、重量法等）、色谱法（如薄层色谱法、气相色谱法、液相色谱法等）以及光谱法（紫外-可见分光光度法、红外分光光度法、原子吸收分光光度法）等，随着现代科学技术的发展，更多的新技术、新方法也不断引入中药质量控制研究和应用中，如色谱与光谱等联用技术（GC-MS、HPLC-MS、GC-MS/MS、LC-MS/MS、HPCE-MS、GC-FTIR），X 射线粉末衍射药材鉴别，DNA 指纹图谱鉴别等，丰富了中药质量控制手段。在质量标准中，运用新的检测技术和方法是突破难点、提高分析检测专属性的重要途径。

高效液相色谱因具有快速灵敏、精密度高、重现性好的优点，在中药研究及质量控制中广泛应用，但紫外检测器仅限于测定具有紫外吸收特征的成分，在中药检验中受到限制。近年来，二极管阵列检测器已普遍应用，可快速提供检测物的 UV 光谱，测定色谱峰的纯度。另外蒸发光散射检测器（ELSD）的应用弥补了紫外检测器的不足，ELSD 是一种通用型的检测器；适用于所有非挥发性组分的检测，与 HPLC 联用，具有分离效率高、检测范围广的优势，大大拓宽了 HPLC 的应用范围，可用于测定中药中树脂、糖类、苷类、氨基酸、脂类及大分子有机酸等成分。与此同时，毛细管电泳法（CE），电感耦合等离子体质谱法（ICP-MS）、离子色谱法、电感耦合等离子体原子发射光谱法（ICP-AES）也已收入 2010 年版《中国药典》附录中。相信其他现代分析技术，如色谱与光谱等联用技术（GC-MS、HPLC-MS、GC-MS/MS、LC-MS/MS、HPCE-MS、GC-FTIR），X 射线粉末衍射药材鉴别，DNA 指纹图谱鉴别，二维蛋白电泳图象鉴别等中药分析检测方法也将会逐步引入中药材研究及质量控制中，促进中药材质量标准的科学发展进程。此外，开展中药生物大分子成分——多糖、多肽、蛋白、核酸等分析检测方法的研究，拓宽质量标准检测的成分类别范围，对质量评价方法的提高，具有重要的意义。

7.2.3 历史经验的总结利用

明代李时珍编著的《本草纲目》中将药材分为上、中、下 3 品，同时也规定了每种药材的毒性作用，分为大毒、中毒、小毒。对于有毒中药材的配伍，提出了十八反和十九畏。《神农本草经·序例》指出："药有阴阳配合，子母兄弟，根茎花实草石骨肉。有单行者，有相须者，有相使者，有相畏者，有相恶者，有相反者，有相杀者。凡此七情和合视之，当用相须相使良者，勿用相恶相反者。若有毒宜制，可用相畏相杀者，勿合用也。"

(1)"十九畏"与"十八反"的研究

"十九畏"和"十八反"诸药，有一部分同实际应用有些出入，历代医家也有所论及，引古方为据，证明某些药物仍然可以合用。如感应丸中的巴豆与牵牛同用；甘遂半夏汤以甘草同甘遂并列；散肿溃坚汤、海藻玉壶汤等均合用甘草和海藻；十香返魂丹是将丁香、郁金同用；大活络丹中乌头与犀角同用；等等。现代这方面的研究工作做得不多，有些实验研究初步表明，如甘草、甘遂两种药合用时，毒性的大小主要取决于甘草的用量比例，甘草的剂量若相等或大于甘遂，毒性较大；又如贝母和半夏分别与乌头配伍，毒性未见明显的增强。而细辛配伍藜芦，则可导致实验动物中毒死亡。对“十九畏”和“十八反”的研究，还有待进一步作较深入的实验和观察，并研究其机理，因此，目前应采取慎重态度。一般说来，对于其中一些药物，若无充分根据和应用经验，仍须避免盲目配合应用。

(2)妊娠用药禁忌

某些药物具有损害胎元(胎的别称，也指母体中培育胎儿发育的元气)以致堕胎的副作用，所以应该作为妊娠禁忌的药物。根据药物对于胎元损害程度的不同，一般可分为禁用与慎用2类。禁用的大多是毒性较强，或药性猛烈的药物，如巴豆、牵牛、大戟、斑蝥、商陆、麝香、三棱、莪术、水蛭、虻虫等；慎用的包括通经去瘀、行气破滞以及辛热等药物，如桃仁、红花、大黄、枳实、附子、干姜、肉桂等。凡禁用的药物，绝对不能使用；慎用的药物，则可根据孕妇患病的情况，酌情使用。但没有特殊必要时，应尽量避免，以防发生事故。

(3)服药时的饮食禁忌

饮食禁忌简称食忌，也就是通常所说的忌口。在古代文献上有常山忌葱；地黄、何首乌忌葱、蒜、萝卜，薄荷忌鳖肉；茯苓忌醋；鳖甲忌苋菜；以及蜜反生葱等记载。这说明服用某些药时不可同吃某些食物。另外，由于疾病的关系，在服药期间，凡属生冷、黏腻、腥臭等不易消化及有特殊刺激性的食物，都应根据需要予以避免。高烧患者还应忌油。

7.2.4　中药指纹图谱质控技术

中药产业发展到今天，中成药指纹图谱质控技术已是牵动行业全面进步的关键技术。其应用研究，对保证中成药功效，提高中药工业整体水平，带动中药农业现代化，推进中药走向世界，具有非常重要的现实意义。

自晋代葛洪在《肘后备急要方》中首次提出“成药”概念以来，中成药已有1700年的历史。受科学技术条件的限制，中成药在成品内在质量的控制上缺乏检验的方法手段，可谓“丸散膏丹，神仙难辨”。中成药功效，主要依靠原料药材的地道性和药工制作的经验性予以保证。同仁堂“炮制虽繁，必不敢省人力；品味虽贵，必不敢减物力”的古训，集中反映了传统中成药生产保证质量的基点。虽然这种缺乏事后内在质量检验方法的状况，直到20世纪60年代徐国钧先生提出显微鉴别方法才发生变化。但由于传统中成药蜜丸、水丸、散剂等主要剂型都以药材饮片粉末为制剂主料，又是小生产状态，所以中药材的地道性、老药工的经验性，基本上可保证成药功效。

采用指纹图谱质控技术，可以显著改善可控性，提高产品的现代化内涵，提高生产的现代化程度。产品质量标准的升级必然要求并导致企业生产各个环节的升级。采用指纹图谱必然要求企业须对原料内在质量批批测定，对原料仓储管理予以改进；必然要求对配方投料不仅仅是按处方投料，而且要针对同一味药，不同批号内在质量的差异，研究如何搭配投料以保证成品内在质量的相对一致；必然要求对工艺过程进行研究，确定严格的控制条件，以保证成品的一致性；必然要求改善生产过程、生产岗位的管理，切实保证操作一致性，达到结果的一致性；必然要求对生产过程中的内在质量予以监控，研究相应技术对策，努力保证每个程序的出料符合要求，达到最终成品的符合要求；必然要求对设备选型进行研究，改善设备保养管理，保证设备状态和使用的一致性，如此等等。中成药的 GMP 在这时才更体现出“软件要求重于硬件要求”的真谛。同时也正因为有了指纹图谱质控要求，生产过程中工艺的变动、设备的变动在质量上有了客观的衡量标准。可以在保证质量的前提下，大胆试验采用各种适用新工艺、新设备。而不是简单地要么就都是醇沉工艺，要么就都是大孔树脂工艺，要么一概排斥，盲目性很大。

指纹图谱与生产过程关系密切，可变因素多，一方面给指纹图谱一致性带来难度，另一方面这种可变因素多直接导致研究指纹图谱的方法及手段多。这一点犹如流化制粒和机械制粒，喷雾干燥与厢式干燥的区别。前者可变因素多，不易掌握。一旦掌握了，又会感到操作弹性大，回旋余地大。同样，中成药企业采用指纹图谱要克服许多技术和管理的障碍。但同时也就在制定新产品的指纹质控图谱中自然包含了许多技术秘密。过去中成药处方是品种的核心技术内含所在。今后处方虽可公示告之，但光有处方却做不出达到合格要求的指纹图谱来。这时，指纹图谱就是企业新产品自我保护的技术壁垒，而且这个壁垒不同于专利保护，因为它没有年限的限制。指纹图谱质控技术的采用，不仅将有力促进中成药生产过程的量化操作，提高规范管理程度，促进生产过程的数字化控制，提高现代分析仪器在生产过程中的应用水平，促进新工艺设备的采用，提高工艺装备的现代化程度，而且还会对中成药新产品的筛选研究开辟新天地。通过对同一处方不同工艺，所得不同物质群图谱，比较功效差异，就可以筛选优化工艺技术。指纹图谱的技术难度和深度使之在推进中成药生产集约化、规范化的过程中，必将促进产业结构更加集中化，企业更加规模化。可以预见，如同当年中成药卫生标准引发了中成药产业的全面进步，中药质控指纹图谱的研究及应用在推进中成药现代化上必然起到更深更广的导向作用。

7.2.4.1 中药指纹图谱的概述

中药指纹图谱是指某些中药材或中药制剂经适当处理后，采用一定的分析手段，得到的能够标示其化学特征的色谱图或光谱图。

中药指纹图谱是一种综合的、可量化的鉴定手段，它是建立在中药化学成分系统研究的基础上，主要用于评价中药材以及中药制剂半成品质量的真实性、优良性和稳定性。“整体性”和“模糊性”为其显著特点。

目前，中药指纹图谱技术方法众多，包括薄层扫描法（TLCS）、高效液相色谱法（HPLC）、气相色谱法（GC）和高效毛细管电泳法（HPCE）等色谱法以及紫外光谱法（UV）、红外光谱法（IR）、质谱法（MS）、核磁共振法（NMR）和 X 射线衍射法等光谱法。其中色谱方法为主要方法，尤其是 HPLC、TLCS 和 GC 已成为公认的 3 种常规分析手段。由于 HPLC 具有分离效能高、选择性高、检测灵敏度高、分析速度快、应用范围广等特点，中药成分绝大多数可在高效液相色谱仪上进行分析检测，且积累较丰富的应用经验。因此，高效液相色谱法已成为中药指纹图谱技术的首选方法。随着 HPLC-MS 和 GC-MS 等联用技术的广泛应用，中药指纹图谱技术更趋完善。

7.2.4.2 推行中药指纹图谱技术的意义

中药材及其制剂均为多组分复杂体系，因此评价其质量应采用与之相适应的，能提供丰富鉴别信息的检测方法，但现行的显微鉴别、理化鉴别和含量测定等方法都不足以解决这一问题，建立并推行中药指纹图谱技术将能较为全面地反映中药及其制剂中所含化学成分的种类与数量，进而对药品质量进行整体描述和评价。这也正好符合中医药整体理论学说。在此基础上，如果进一步开展谱效学研究，可使中药质量与其药效真正结合起来，有助于阐明中药作用机理。总之，中药指纹图谱的研究和建立，对于提高中药质量，促进中药现代化具有重要意义。

7.2.4.3　中药指纹图谱研究

以指纹图谱作为中药(天然药物)提取物及其制剂的质量控制方法，已成为目前国际共识，各种符合中药(天然药物)特色的指纹图谱控制技术体系正在研究和建立。美国食品药品管理局(FDA)允许草药保健品申报资料中提供色谱指纹图谱；世界卫生组织(WHO)在1996年草药评价指导原则中也规定，如果草药的活性成分不明确，可以提供色谱指纹图谱以证明产品质量的一致；欧共体在草药质量指南中亦称，单靠测定某单一有效成分考查其质量的稳定性是不够的，因为草药及其制剂是以整体化学物质为活性基础。德国药用植物学会、英国草药典、印度草药典以及加拿大药用及芳香植物学会也都把指纹图谱作为质量控制标准的内容之一。国外指纹图谱的应用，目的在于解决成分复杂，有效成分不明确的植物药质量检测和产品批次间质量差异的问题。其中德国研制的银杏叶提取物制剂是一个突出的例子。他们应用指纹图谱制定了相应的标准，该图谱体现了制剂所含的33个化学成分(主要为黄酮类和内酯类)和各自的含量。经化学成分和药效相关性研究，发现约24%银杏黄酮和约6%银杏内酯组成的提取物具有最佳疗效。此外，采用“混批勾兑”法，可使最终产品质量稳定，指纹图谱重现性良好，含量浮动范围为5%左右。

20世纪70年代我国已有学者尝试使用TLCS对中成药进行分析，因主客观条件的限制、技术和时机的不成熟，没有得到公认；20世纪90年代《中国药典》增设了中药化学对照品和对照药材，为中药指纹图谱的研究奠定了基础。随着色谱技术的迅速发展和检测能力的显著增强，为指纹图谱的研究和应用提供了良好的技术保证。目前我国已对中药注射剂做出了必须用指纹图谱进行检测的规定，同时提出了具体的技术要求；在中药材规范化生产实施过程中指纹图谱亦有较广泛的应用。

作为一种新的分析方法，中药指纹图谱能全面、综合地反映所含成分的相对关系，较好地体现中药成分的复杂性和相关性，在中药质量评价和控制方面得到了大量应用，是保证中药功效、实现中药现代化的关键之一(任德全，2001)。但是作为一项新技术，中药指纹图谱在实际应用中还面临许多问题，只有进一步加强中药材种植加工和中成药生产贮存的规范化；中药化学成分和中药药理研究的系统化和标准化；以及技术上多学科的渗透，才能保证中药质量的稳定，进而保证中药指纹图谱的建立。指纹图谱技术也被收入《中国药典》2010年版中，人参茎叶总皂苷、人参总皂苷、三七三醇皂苷、三七总皂苷、山楂叶提取物等14个中药提取物及植物油脂均收载有指纹图谱检查，说明指纹图谱技术已经被国家标准正式采用。

中药指纹图谱已成为天然药物辨别真假的最有力的武器。对我国中药制定其指纹图谱是中药质量标准可执行的途径，也是迫不急待的事情，它是实现中药现代化的必经之路。

7.2.4.4　指纹图谱是中药走向世界的保证

唐代鉴真东渡，明代郑和下西洋，都是中药走出国门的重要之举。中医药在东亚和东南亚由于历史的交流已为当地社会所容纳。某种意义上讲，现在说的中药走向世界，是指走出东方文化圈，走向西方发达国家，走向当代世界文化圈。作为现代文化圈，对药品的要求，“安全、有效和可控”是国际共识。对于中成药这样的物质群的质量控制方法近二十年来也日趋共识。日本汉方药主要生产企业在20世纪80年代就已经在企业内部采用高效液相指纹图谱控制质量。他们把传统方剂，采用地道药材，按饮片配方煎煮得到的煎汁作为标准指纹图谱。对大生产的原料、配方和工艺严格控制，使成品指纹图谱与标准指纹图谱一致。欧洲一直比较重视草药的医疗作用，对草药的质量控制也殊途同归，采用了指纹图谱方法。德、法联合开发的银杏叶提取物EG6761是一个典范。他们在研究中发现银杏叶提取物的医疗作用是提取物所得物质群的整体作用结果。德、法联合集团的技术负责人说，EG6761提取物是一个“整体”，正是这样一种混合物保证了其所具有的治疗作用。他们进行了长期的研究，把混合物所含内酯和黄酮相互分离，则“都不具备全部提取物整体的功效”。在这一点上，和我们对中成药的疗效是物质群整体的功效这样的认识是一致的。而对于这样一个“整体”的质量控制，现在也是采用高效液相指纹图谱方法。贯叶连翘用于治疗抑郁症，从德国传到美国，使该产品成为1998年美国草药市场令人瞩目的热点。美国采用指标成分金丝桃素含量作为质量控制标准，但是，近年一些研究发现此成分无抗抑郁作用。而德国公司一直采用指纹图谱整体控制技术，被认为更合理。美国FDA最近几年制定的植物草药指南中已经明确把指纹图谱作为这类混合物质群的质量控制方法。

总之，以指纹图谱作为中成药、草药提取物这类含有混合物质群的质量控制方法，已经成为国际共识。面对这样的现实，应该积极对待。要在吸收消化已有成果的同时，更注重结合中药情况广泛实践，及时总结，建立起符合中药特色的指纹图谱质控技术体系，与国际接轨。

指纹图谱质控技术作为一项新技术，用于中药尚有许多问题有待研究。过去在学术界有一定的研究，在产业界了解的很少。即使学术界的研究，也是零星的、局限的。特别是怎样从学术成果转变成产业界的实践可应用的技术，这里本身又有许多问题。因此，只有科研、教育单位与生产、管理单位结合起来，学术界和产业界结合起来，共同努力，不断探索、交流、总结和完善，才能逐步建立起符合中药特色的指纹图谱质控技术体系。

中药指纹图谱质控技术应用的难度大，涉及的问题范围广、数量多，而这是中药指纹图谱质控技术“牵一发而动全身”、“四两拨千斤”的缘由所在。克服这些困难，解决这些问题，是要下力气的，过程也将是曲折的。但是，我们迎来的不仅是指纹图谱质控技术的应用，而且也是整个中药事业、中药产业的现代化。

7.2.5 遵循相关政策法规和行业规范，采用多种模式综合研究中药材

我国已经制定出中药材种植管理的GAP规范、生产管理的GMP规范、实验室管理的GLP规范、销售管理的GSP规范以及药品注册的管理办法和新药研究的技术要求等相关法规，这些都是药材研究开发的行动指南。利用这些法规能够帮助解决中药材标准中的实验室技术问题，解决中药材及其中成药产品的均一性问题。在中医理论指导下的现代中药模式，在西医理论指导下的化学药模式（包括中草药有效成分的结构修饰）和在西医理论指导下的植物药（洋中药）模式，都是目前中药现代化可以借鉴或采用的模式。

中药质量标准是中药现代化的前提，只有可控的中药质量，才能使中药现代化顺利进行，也只有在有了可靠的中药质量标准后，才能最终实现中药现代化目标。同时也应当看到中药材的安全性问题涵盖中药材的种植、生产、储存、流通及使用等各个环节，因而是中药能否健康、持续、高速发展下去的关键之所在。面对新的发展机遇，中药材必须走安全高效的路子，在保证用药安全的基础上，谋求更大的发展空间和加大发展力度。这也是中药现代化进程中无法逃避和必须面对的问题。

7.3　我国中药材安全标准

我国现行的药品标准是中国药典、局(部)颁标准。这是我国药品生产、供应、使用和监管共同遵守的法定依据。《中国药典》自1953年起颁布第一版；1985年，《药品管理法》实施，1988年，药监局成立后，《部颁药品标准》更名为《局颁药品标准》。在药品生产方面，我国在中药材、中药饮片方面还有炮制规范，各省在进行中药材生产时，还颁发了地方性的中药材标准及炮制规范。总体而言，我国在中药材、中药饮片方面大致存在3个不同层次的标准：中国药典、局(部)颁标准和地方性标准。

目前，我国新药的研制方面，在《新药审批办法》中明确要求要制定临床研究用质量标准及生产用质量标准。目的是保证临床研究试验的药品质量稳定一致及上市药品的质量，从而保证药品的安全和有效。在新药取得批准文号后，其他研究资料如药效、毒理、临床研究资料均已完成历史使命，可存档备用，但唯有质量标准伴随产品终身。只要有药品生产、销售、使用，就要有质量标准的监测和保证。因此，质量标准的制定，不仅在研制新药中，而且对老药再评价均具有相当重要的地位。

商务部于2005年修订了《药用植物及制剂外经贸绿色行业标准》，其中就规定了部分重金属(重金属总量、铅、镉、汞、铜、砷)的限量指标。

《中国药典》2010年版在附录中收录了铅、镉、砷、汞、铜检查法，并在甘草、黄芪、丹参、白芍、西洋参、金银花和阿胶等7个药材品种项下规定了上述5种元素的限量标准，使中药中重金属及有害元素检查有了真正的法定依据。

一般认为，传统中药材的本质是：有明确的药性(药效谱)，所含化学成分群及各成分的比例相对稳定，整体的变化范围相对较窄，宏观性状质量好，其中最重要的是化学成分整体的稳定性和均一性。评价标准就是现行的各级中药材质量标准。随着科学技术的进步，相信会有更多现代化的新技术、新方法不断引入中药质量标准的研究与质量控制中，促进中药材质量控制由定性向定量、由粗放向规范、由片面向系统不断转化与完善的方向发展。但是由于中药材本身的复杂性，以及现有技术方法的局限性，目前公认的中药材质量控制标准还应是一个包含性状、鉴别、检查和含量测定等多项指标的综合评价体系。

我国法定中药材质量标准内容均包括名称、来源、性状、鉴别、检查、浸出物、含量测定、性味与归经、功能与主治、用法与用量、注意、储藏等内容。其中名称、来源、性状和鉴别项为主要反映药品来源和质量的真实性的指标即真伪鉴别指标；检查、含量测定和生物效价等项为主要反映药品药效质量的程度、安全相关物质限量的检测指标，即优劣评价指标。

纵观目前国内中药或天然药物质量标准的内容，中药材部分一般包括名称、基原(科、属、种、拉丁学名)、药用部位、采收加工、性状(外形、质地、嗅味)、鉴别(传统经验、显微、理化)、检查(杂质、水分、灰分、酸不溶性灰分等)、浸出物、含量测定(挥发油、各种活性成分等)，炮制，功能主治(效用)，用法用量，注意事项和储藏等。

(1)名称

指中药材的名称。传统中药材的名称均来源于历代本草记载的名称。对于新发现的中药材，应按中药命名原则要求命名。命名方法一般为植物名加药用部位名，如人参茎叶、牡丹皮等，也可直接采用植物名进行命名，如穿心莲。

(2)来源

指中药材原植(动)物的科名、中文名、拉丁学名、药用部位、采收季节和产地加工方法等；原矿物的类、族、矿石名或岩石名、主要成分及加工方法等。

(3)性状

为用眼观、鼻闻、手摸、口尝等方法感知中药材的宏观特征。包括中药材的形状、颜色、表面特征、质地、断面颜色、断面特征、气、味等。近年来还有些品种将溶解性、相对密度、折光率、熔点和沸点等物理常数归入性状项。来源于动植物的中药材其性状特征虽然多为客观存在的感官特征，但也包含了既模糊又广义的信息，既含药材的生物特征，又与内在化学成分和疗效具较大的相关性。因此，对中药材进行性状检验时，要注意了解和掌握性状变异规律，尽量利用那些在遗传上稳定而又不易受环境因素影响发生变异的性状，如花、果、种子形态构造，花序或叶序，毛被类型等。叶的形态、大小、毛被疏密，根或根茎等地下营养器官的大小，极易变异，只作一般描述，不宜作为性状检验的鉴别要点。

①形状是指干燥药材的形态，与物种特性和用药部位有关。每种药材的形状一般比较固定，如根类、茎木类或根茎类药材多为圆柱形、圆锥形、纺锤形等；皮类药材有卷筒状、板片状等；种子类药材有球形、椭圆形等。观察时一般不需预处理，如观察很皱缩的全草、叶或花类时，可先浸湿使软化后，展平观察。观察某些果实、种子类时，如有必要可浸软后取下果皮或种皮，以观察内部特征。

②大小是指药材的长短、粗细(直径)和厚度。一般应测量较多的供试品，可允许有少量高于或低于规定的数值。测量时应用毫米刻度尺。对细小的种子或果实类，可将每10粒种子紧密排成一行，以毫米刻度尺测量后求其平均值。

③色泽是指在日光下观察的药材颜色及光泽度。如用2种色调复合描述颜色时，以后一种色调为主。例如黄棕色，即以棕色为主。色泽是药材的外观性状之一，每种药材都有自己的色泽特征。许多药材本身含有天然色素成分，如紫草色紫，五味子、枸杞子、红花色红等。有些药效成分本身带有一定的色泽特征(如小檗碱、黄酮苷、花色素、某些挥发油等)。

④观察表面特征、质地和断面特征，应配合以手摸、指压、甲划等方式进行。表面特征包括光滑还是粗糙，有无皱纹、刺、毛茸、气孔等，蕨类药材的根茎带有叶柄残基和鳞片；质地包括肉质、木质、纤维质、革质、油质等；还有药材的坚韧程度，质轻、质实、质坚、质硬、质柔、质脆等。断面指易不易折断，有无粉尘散落以及折断面的特征。自然折断面应注意是否平坦，是否呈纤维性、颗粒性或裂片状，断面有无胶丝，是否层层剥离等等。有时折断面不易观察到纹理，可削平后进行观察。

⑤含有挥发油的药材大多具有特殊的气味。检查气味时，可直接嗅闻，或在折断、破碎或搓揉时进行。必要时可用热水湿润后检查。

⑥检查味感时，可取少量直接口尝，或加开水浸泡后尝浸出液。由于药材(如熊胆、牛黄、大黄、西洋参等)含有化学成分的特殊性，通过咀嚼、尝味获得其口感也是很重要的药材性状信息。口尝时，要咀嚼足够的时间，让样品味接触到各个部位的味蕾。有毒药材不可采用此法，如确需尝味时，应注意防止中毒。

(4)鉴别

包括经验鉴别、显微鉴别、一般理化鉴别、色谱鉴别和光谱鉴别等。

①经验鉴别是人们在长期实践的基础上形成的一种用简便易行的观察药材颜色变化、浮沉情况以及爆鸣、色烟等特征的鉴别方法。如秦皮加水浸泡，浸出液在日光下显碧蓝色荧光；葶苈子、车前子加水浸泡，则种子粘滑，体积膨胀。

②显微鉴别是指用动植物细胞、组织学和矿物晶体光学等知识对中药材的切片、粉末、解离组织或表面制片的显微特征进行鉴别的一种方法。显微鉴别包括组织切片、粉末或表面制片、显微化学反应。一般对于直径较小、易于切片的药材进行组织特征鉴别，而对于直径较大、难于切片的药材进行粉末特征鉴别。鉴别时，应选择有代表性的供试品，根据该中药材鉴别项的规定制片、观察。应充分利用生药学知识，了解基原动植物的生物学特征以及变异规律，选择稳定的专属特征进行观察与鉴别，还应注意粉末的细度直接关系到制片的质量及其观察结果的判定。因此，药典规定，供试品粉末通常应过80目以上药筛。使用显微测微尺进行显微特征的对照与判断，允许有少量数值略高或略低于药典规定。此外，将样品用水合氯醛试液透化处理后观察，以及利用某些显微特征的偏光性进行鉴别也是很常用并且很有效的方法。此外，还有用显微化学方法确定药材中有效成分或特征成分在组织中的分布状况等。

③一般理化鉴别主要是指显色或沉淀等化学鉴别，常用于中药材中所含某类成分的鉴别，如生物碱的沉淀反应、黄酮的显色反应等。主要有荧光法和微量升华法。

④色谱鉴别系指采用色谱方法包括薄层色谱(TLC)、高效液相色谱(HPLC)、气相色谱(GC)等对药材中的成分进行鉴别，最常用的为TLC鉴别。薄层色谱法是一种简便、快速、微量的层析方法，该方法是20世纪50年代从经典色谱法及纸色谱法的基础上发展起来的一种色谱技术。我国在20世纪60年代后期开始发展，《中国药典》(1977年版)开始收载薄层色谱法。所谓薄层色谱，其实是将柱层析用的吸附剂撒布到平面(如玻璃板)上，形成一薄层进行分析，所以也称为薄层层析。薄层鉴别可以在一块层析板上容纳多个样品并同时出现多个信息(斑点数量、位置、色泽等)，因此也可以说它具有分离和鉴定的双重作用，其中那些专属性和重现性好的特征斑点(甚至是未知成分)常常被作为鉴别特征。TLC分析可以鉴别真伪，区别类同品，控制微量成分的限度(如毒性药材)，对某些样品还可以鉴别、检查2项一次完成。总之TLC具有适用性广，检测专属性高，样品前处理要求较低，分析时间短，检测成本低等优点。

⑤光谱鉴别指采用光谱方法对中药材进行鉴别，包括紫外光谱和红外光谱，由于中药材所含成分的复杂性，而光谱方法所提供的信息较少，所以目前在中药材质量标准中很少使用。

(5)检查

包括杂质、水分、灰分、酸不溶性灰分、重金属、砷盐、农药残留量、有关的毒性成分及其他必要的检查项目。

(6)浸出物

主要针对目前尚无成熟的含量测定方法或所测成分含量低于万分之一的品种，根据该药材所含主要化学成分的理化性质，结合用药习惯、药材质地，选择适当的溶剂进行提取，测定其浸出物的量以控制药材质量。常用的有水浸出物、乙醇浸出物、挥发性醚浸出物和正丁醇浸出物的测定。

(7)含量测定

指药材中某类成分或某一或几个成分的含量测定。目前采用的方法包括重量法、容量法、色谱法和光谱法。重量法指采用溶剂萃取或沉淀剂沉淀等方法，对药材提取物进行适当的纯化后进行称量的一种测定方法。容量法系指采用滴定的方法对药材中某类成分进行测定的方法，常用于总生物碱、总有机酸等含量测定。色谱法包括薄层扫描法、高效液相色谱法、气相色谱法、毛细管电泳色谱法等。光谱法目前常用的为可见紫外分光光度法，主要用于测定药材中的某类成分。对于中药材这种化学成分复杂的情况，色谱方法兼有分离与测定的功能，是含量测定最常用的方法。

(8)炮制

指根据传统用药习惯需要进行炮制的品种，应进行的加工工艺。

(9)性味与归经

指药性，包括寒、热、温、凉4种药性。味指药味，包括辛、甘、酸、苦、咸等。归经指药物的主要作用部位。

(10)功能与主治

指药物的主要功效和临床主治病症。

(11)用法与用量

用法指药物的使用方法，如口服、外用等。用量系指一日服用剂量。

(12)注意

主要说明药物临床使用中应注意的问题，如禁忌症和慎用情况等。

(13)储藏

说明药材的储藏方法和储藏条件等。

上述各项检测方法具体操作规定详见现行《中国药典》(一部)附录，及中国药品生物制品检验所编写的《中国药品检验标准操作规程》。

此外，在进行质量标准研究中，如果属于新增标准或修订了已有的标准，应同时提供起草说明。对制定质量标准中各个项目的理由，规定各项目指标的依据、技术条件和注意事项等加以说明，尤其是鉴别试验、杂质定量或限度检查，以及有效成分或指标成分的含量测定等测试方法都应按照“中药质量标准分析方法验证指导原则”作必要的验证试验并记载于起草或修订说明中。总之，既要有理论依据，又要有实践工作的总结以及实验数据。

中药材的安全标准已包括在上述项目中，但还应该重点强调以下几点：

(1) 检查

除包括杂质、水分、灰分、酸不溶性灰分等常规检查外，对于栽培品种还应注意外源性污染物如重金属、农药残留、真菌类微生物、二氧化硫、放射性物质、相关的毒性成分的检查。近年来，我国政府已对此给予了足够重视，在实施的国家“九五”、“十五”、“十一五”科技攻关项目中均有相关的中药材安全性评价课题或安全技术检测平台，对常用的中药材进行重金属及有害元素、各种农药残留等有害物质检测研究，提高中药材的标准，为规范中药材的安全指标，制定与国际接轨、切实可行的中药材安全标准提供依据。

(2)炮制

指根据传统用药习惯需要进行炮制的品种，应进行的加工工艺。炮制的目的：

①洁净药物保证用量准确。除去霉烂变质之物和非药用部位，可使药物清洁纯净，保证临床用药剂量准确。

②便于调剂和制剂。植物的根及根茎类、藤木类、果实类经炮制后加工成一定规格的饮片，如切成片、丝、段、块等，便于调剂时分配制量和配方，矿物类、贝壳类、动物骨甲类如自然铜、磁石、代赭石、牡蛎、石决明、穿山甲等药物质地坚硬，难于粉碎，不便于调剂和制剂，而且在短时间内又不易煎出有效成分，因此必须经过特殊的炮制方法使其质地变脆变酥，易于粉碎，而且使有效成分易于煎出。

③降低或消除药物的毒性或副作用(增加药物安全性)。部分中药虽有较好的疗效，但因其毒性或副作用太大，临床应用不安全。为保证医疗用药安全，历代对有毒药物的炮制都非常重视，各代都有较好的除毒方法，如草乌有浸、漂、煮、蒸、加辅料等炮制方法，以降低毒性。

④改变或缓和药性。中医采用寒、热、湿、凉及辛、酸、苦、咸来表达中药的性能，性和味如果偏盛的药物，在临床应用时，会给病人带来不利的一面，如太寒伤阳，太热伤阴，过酸损齿伤筋，过苦伤胃耗液，过甘生湿助满，过辛损津耗气，过咸助痰湿等。为了适应不同的病情和患者病情的需要，一方面可通过配伍的方法，另一方面可以用不同的炮制方法来转变或缓和药物偏盛的性和味。中药往往通过炒、蜜炙等方法来缓和药性，故有“甘能缓”，“麸炒以缓其药性”的说法。

⑤增强药物的疗效。适当的炮制可以提高中药的疗效，一方面是可以提高其溶出率，并使溶出物易于吸收而增强疗效，明代《医宗粹言》写道：“决明子、萝卜子、芥子、苏子、韭子、青箱子、凡药用子者一俱要炒过，入煎方得味出”这便是现代“适子必炒”的根据和用意，因为种子有硬壳，炒后种皮破裂，有效物质就便于煎出。另一方面是药物之间相互配合起协同作用，起到增强疗效的作用，如款冬花和紫苑等化痰止咳药物，经蜜炙后其作用增强。再者炮制可以引药入经及改变作用部分从而提高疗效。如大黄苦寒，其性沉而不浮，其作用是走而不守，但如经用酒制后，就能上行而清上焦热邪引起的牙痛、口舌生疮等，即转降为升。又如柴胡入经分散(入心包、肝、胆、三焦)，如果经用醋制后，就可专入肝经，专治肝脏疾病。

⑥矫味矫臭，以利服用。动物类或其他具有腥气异味的药物，如用酒制乌梢蛇，用醋制乳香等都是为去掉其腥味或异味。

⑦有利于保存药效和储藏药物(逯尚远，2007)。

(3)用法与用量

对于自身有一些毒性的中药材，如药典收载的28种有毒中药材，还有近年来发现的含有马兜铃酸类成分的中药材等等，须制定单次用药的最大安全剂量标准、制定反复用药时的最大限量标准和明确安全用药期限等。

(4)注意事项

主要说明药物临床使用中应注意的问题，如前述的各种禁忌及慎用情况等。各种禁忌通常包括如下几种情况：

为了加强中药的安全性，《中国药典》2010年版新增了采用原子吸收分光光度法或电感耦合等离子体质谱法测定重金属和有害元素的方法，以适用于不同实验室分析条件。其中，西洋参、白芍、甘草、丹参、金银花、黄芪、阿胶等就是采用上述方法测定的品种，并且首次规定上述药材含重金属铅(Pb) ≤5.0 mg/kg，镉(Cd) ≤0.3 mg/kg，汞(Hg) ≤0.2 mg/kg，砷(As) ≤2.0 mg/kg，铜(Cu)≤20.0 mg/kg。该限量标准与《药用植物及制剂进出口绿色行业标准》中所规定的绿色药用植物及制剂的重金属及砷盐的限量指标相一致。《中国药典》2010年版Ⅰ部对矿物药也进行了重金属和砷盐的检测，规定石膏中重金属不得过百万分之十，砷盐含量不得超过百万分之二；芒硝中重金属不得过百万分之十，砷盐含量不得超过百万分之十；玄明粉中重金属不得过百万分之二十，砷盐不得过百万分之二十；冰片中重金属不得过百万分之五，砷盐不得过百万分之二等等。中国香港也对中药材中铜、汞、镉、锡、铅、锑、铬、砷8种有害元素制定了相应的限量规定。

尤其值得一提的是，目前中药中镉含量超标的情况屡有报道。据有关文献报道(陆龙根，2003)，33种中药中Cd的含量在0.1~0.5，0.5~1.5，1.5~5.0，>5 mg/kg出现的频数分别为20，7，4，2，可见Cd的含量在≥0.5 mg/kg范围内的中药数占总数的39.4%。由于化肥、有机肥的过度施用和大气沉降等因素，许多农业土壤中的镉含量正在缓慢增加。

分析《中国药典》2010年版，虽对重金属总量和种类做出相关限制，但存在两方面的不足：一是规定的重金属种类偏少，例如对重金属镍、铬、锑、锡的含量未作限定，但这些元素因毒性问题现已引起人们重视，故应增加镍、铬、锑、锡等重金属的限量标准和检测方法；二是该标准普遍低于我国在食用作物上所作的规定。例如：镉：药材规定为≤0.3 mg/kg，低于国家规定的无公害蔬菜0.05 mg/kg与稻米0.2 mg/kg[GB 15201—1994]标准。汞：药材规定为≤0.2mg/kg，低于无公害蔬菜0.01 mg/kg与稻米0.02 mg/kg[GB 15201—1994]标准。铅：药材规定为≤5.0 mg/kg，低于无公害蔬菜0.2 mg/kg[GB 15201—1994]与茶叶2.0 mg/kg(紧压茶3.0 mg/kg)[GB 15201—1994]，同时还低于保健(功能)食品通用标准0.5 mg/kg标准。砷：药材规定为≤2.0 mg/kg，低于无公害蔬菜0.5 mg/kg和稻米0.7 mg/kg[GB 15201—1994]以及茶叶(无公害、出口)0.5 mg/kg [GB/T 5009.12—1985]标准，同时也低于保健(功能)食品通用标准中As的最高允许含量≤0.3 mg/kg。

2010年版《中国药典》在附录中规定了有机氯、有机磷和拟除虫菊酯类农药残留量测定法，对部分中药材中的农药残留量作了限制。

7.4 国际药材安全标准

国外对中药的认识基本上是基于其来源植物或动物的角度，尤其是植物类中药，所含有的植物化学成分是质量控制的依据，对该类植物药及其制剂的质量评价方法，则是建立于全面的化学及药理学研究的基础之上，如著名的银杏叶标准制剂 EGB761 的标准，不仅仅控制总黄酮和总内酯的含量，而且对黄酮中槲皮素、山柰酚和异鼠李素的比例，总内酯中银杏内酯 A、B、C、J 和白果内酯的比例，规定了较为明确的范围。从而全面地反应出制剂的质量内涵。国际植物药市场中出现的标准植物药制剂的概念，就是基于制剂中可控成分的分析结果来体现的，标准人参制剂、标准西洋参制剂，均由国外公司开发成功，其质量标准中可控成分的种类数量之多，不仅可以全面反应制剂的质量，同时也为消费者提供可靠的质量保证。近年来，国外研究人员已经把目光转移到中药材的质量评价研究上，德国先后研究了人参、黄芪等常用中药的质量评价方法，采用 TLC 和 HPLC 等手段，利用多种分离到的化学成分作为对照品，进行定性与定量分析，制定出不同来源药材的 TLC 和 HPLC 指纹图谱，为品质评价提供了切实可行的科学依据。美国的民间组织美国草药药典(American Herbal Pharmacopoeia，AHP)也已经开始针对美国市场上流通的热点植物药和中药进行全面的整理，提出行业内可资借鉴的标准，到目前为止已经对贯叶连翘、五味子、甘草等发布了质量标准的单行本，在这些标准中，不仅对这些药用植物的植物特性进行了详尽的阐述，同时也对目前药用植物化学成分的研究结果与质量分析结果进行了评判，并确定了比较稳定可靠的 TLC 和 HPLC 分析结果和指纹图谱，为该类药材的生产与应用提供依据。

2004 年 6 月，FDA 网上发布《美国植物药产业指南》，指南中 FDA 承认植物制品的特殊性，认为有必要采取不同于合成药物、高纯度或化学结构改造药物的政策。对于已在美国和国外以食品补充剂或化妆品形式合法上市很久、无任何已知安全问题、适用于某种非处方药适应症的植物制品，可归入某个非处方药专项；经 FDA 确定并被普遍认为安全有效的某些制品可在 FDA 非处方药专项系统中销售。公布为非处方药专项的植物药品，只要标签说明和其他活性组分符合各相关专项和适当法规，任何厂商生产的具有相同物质和用途的制品均可上市。一般此类植物药品初期临床试验不需提供附加的毒理学和化学、生产和控制资料。

以非处方药专项上市植物药品必须按照 CGMP 要求组织生产；其植物原料药必须有公开发表的资料，包括有充分对照临床研究的结果，以使其安全性和有效性得到普遍承认；该原料药质量标准应该入载《美国药典》(USP)或建议《美国药典》增加申报者提供的原料药质量标准。

《美国药典》第 24 版收载植物药 71 种，其中有重金属限量规定的品种共 17 种，占植物药的 23.9%。美国 FDA 将一些中药列在健康食品范围内，对有害重金属含量控制严格，明确规定：重金属总量限量为≤5 mg/kg，其中 As≤0.02 mg/kg，Hg≤0.026 mg/kg，Pb≤1 mg/kg，Cd≤0.3 mg/kg。

德国规定：Pb≤5 mg/kg，Cd≤0.2 mg/kg，Hg≤0.1 mg/kg。

法国规定：Pb≤5 mg/kg，Hg≤0.1 mg/kg，Cd≤0.2 mg/kg。

英国对重金属及砷盐限量规定：As 食品总量 ≤1 mg/kg，草药≤5 mg/kg。Pb 食品总量

≤1 mg/kg，草药 ≤5 mg/kg。Sn 食品总量≤200 mg/kg，Cu 食品总量≤20 mg/kg，茶≤150 mg/kg。Zn 食品总量≤50 mg/kg。

加拿大对重金属及砷盐限量规定：草药材中，Pb≤10 mg/kg；Cr≤ 0.2 mg/kg。Cd≤0.3 mg/kg；As ≤ 5 mg/kg。Hg≤ 0.2 mg/kg。草药产品中，Pb ≤0.02 mg/day；Cr ≤ 0.006 mg/day。Cd≤0.02 mg/day；As≤ 0.01 mg/day。Hg≤ 0.02 mg/day。

新加坡规定中药中重金属含量：Cu≤15 mg/kg，Pb≤20 mg/kg，Hg≤0.5 mg/kg，As≤5 mg/kg。

日本厚生省颁布的《日本药局方》第 13 改正版收载植物来源的生药 172 种，其中 3% 的品种有重金属的限量标准，要求重金属含量在 50 mg/kg 以下，砷在 2 mg/kg 以下。

韩国于 2008 年 4 月正式颁布实施了中药材霉菌 B1 许可标准。该项标准涉及中药材甘草、决明子、桃仁、半夏、柏子仁、槟榔、酸枣仁、远志、红花 9 个品种。按照该标准，上述 9 种中药材霉菌 B1 必须低于 10 mg/kg。

韩国还对葛根等 267 种中药材中残留二氧化硫制定了许可标准。按照该规定，残留二氧化硫必须低于 30 mg/kg，这一标准已于 2009 年 1 月 7 日正式实施。

韩国食品医药品安全厅（KFDA）在公布上述标准的同时，还公布了上述指标的检验方法。

《英国药典》2000 年版和《欧洲药典》1997—2001 年版除墨角藻（fucus）和菊粉（inulin）外，对植物药的重金属无限定。欧美国家对于植物药的农药残留量，采用的是食品标准。

德国农药残留量规定：有机氯农药≤0.5 mg/kg，BHC≤0.2 mg/kg，DDT≤1.0 mg/kg，五氯硝基苯（PCNB）≤1.0 mg/kg，有机氯农药≤0.5 mg/kg。

世界卫生组织（WHO）对传统药物（包括中药材）的安全性也非常重视，起草的植物药安全性指导原则，规定了部分重金属的限量标准建议，如重金属及砷盐限量规定：铅（Pb）≤10 mg/kg；镉（Cd）≤0.3 mg/kg。世界卫生组织（WHO）与世界粮农组织（FAO）下属的食品添加剂专业委员会（JECFA）提供的毒性数据库也规定了部分有毒元素的最大允许摄入量，各国目前将最大允许摄入量的 1% 作为一般认可的尺度，制定植物药或制剂中相应的有毒元素残留限量标准。

（张萍　林瑞超）

本章小结

中药材标准可分为国家标准和地方标准，国家标准包括《中华人民共和国药典》，是国家的法典，是药品生产、经营、使用，检验和监督管理的权威标准；《中华人民共和国卫生部药品标准》中药材（简称《部颁药材标准》），是卫生部对全国药材二级站所经销的中药材品种进行全面调查和鉴定整理而成的；国家食品药品监督管理局药品标准（局颁标准），包括《维药标准》、《蒙药标准》、《进口药材标准》、《藏药标准》等，另外由中国药品生物制品检定所牵头，组织 10 余个口岸药品检验所对进口药材标准进行了全面修订，由国家药品监督管理局颁布实施了《儿茶等 43 种进口药材标准》。地方中药材标准，指各省、自治区，直辖市经营、使用的中药材，除《中国药典》与部颁标准已收载的品种外，另行颁布的标准，也包括企业标准。

我国中药材的安全性在其质量标准中已经得到体现，检查项强调外源性污染物如重金属、农药残留、真菌类微生物、二氧化硫、放射性物质和其他残留物质以及相关的毒性成分的检查。炮制的目的是除去霉烂变质之物和非药用部位；降低或消除药物的毒性或副作用(增加药物安全性)；改变或缓和药性；增强药物的疗效；矫味矫臭；有利于保存药效和储藏药物，这些都是从用药的安全性方面考虑的。用法与用量以及注意事项中均考虑到药材的安全性。

中药材安全标准的制定与实施，应充分考虑到药材从选种、种植到收获、加工、贮存及使用等一系列的过程所引入的对药材构成危害的隐患。

复习思考题

1. 什么是标准？什么是药品标准？
2. 外源性污染物的检测方法有哪些？
3. 药品具有哪些特性？
4. 中药指纹图谱具有哪些特性？
5. 用于中药质量控制的技术手段有哪些？
6. 简述中药材标准的分类。
7. 论述国内外中药安全标准的内容。

本章推荐阅读书目

欧盟食品安全管理基本法及其研究．浙江省标准化研究院．中国标准出版社，2007.

农药残留量实用检测方法手册(第三卷)．农业部农药检定所．中国农业出版社，2005.

最新农药残留限量标准手册．潘灿平．中国计量出版社，2006.

常用农药残留量检测方法标准选编(上、下)．中华人民共和国秦皇岛入境检验检疫局．中国标准出版社，2009.

参考文献

《中国药典》2010 年版，一部[S].

国家标准 GB/T 3935.1—1983.

黄璐琳．2002．用植物修复技术解决土壤重金属污染问题[J]．中药研究与信息，4(11)：10－12.

李敏，周娟．2006．中药材质量与控制[M]．北京：中国医药科技出版社．

陆龙根．2003．植物类中药材中砷、镉和铅的含量及安全性评价[J]．微量元素与健康研究，20(1)：51－52.

任德全．2001．中药指纹图谱质控技术的意义与作用[J]．中药材，4(4)：235－239.

薛健，刘东静，陈士林，等．2008．中药外源污染物研究现状与分析[J]．世界科学技术－中医药现代化，10(1)：91－96.

张晖芬，赵春杰．2004．中药材中重金属的控制机器分析方法[J]．中药研究与信息，6(5)：10－12.

张明星，洪青，何建．2006．BHC－A 和 CDS－1 降解菌对六六六、呋喃丹污染土壤的原位生物修复[J]．土壤学报，43(4)：693－696.

第8章

中药材生产管理规范与安全监控

中药材的生产过程包括基地的选择、品种的选择、种植技术、田间管理以及采收、加工、储藏等相互联系的环节，每个生产环节都直接关系到药材的安全。比如，土壤中过高的重金属含量可能造成其在药材中的蓄积，所使用的杀虫剂可能残留在药材中从而构成潜在的危险。因此，必须加强对中药材生产的管理和监控，通过科学、有效、可行的生产管理规范和监控措施实现中药材生产的规模化、科学化和现代化，为市场提供安全、有效、质量稳定的药物原料。目前国内外对中药材(植物药)的生产都非常重视，许多国家和地区制定了相应的生产管理规范和安全控制标准。

8.1 我国中药材生产管理规范

中药材的质量是保证中药质量的第一环节，也是关键环节之一。在中药现代化、国际化的进程中，首先必须从中药材的质量抓起，建立既体现中医药特点，又符合国际质量标准的现代中药材质量标准。而过去中药材的质量控制是整个中药质量体系中的薄弱环，严重影响了中药的开发应用和临床疗效，以及中药在国际市场的声誉和竞争力。因此急需对中药材的种植、管理、采收、加工、质量评价等方面进行规范化管理和规范化操作，提高技术水平和技术标准，从而显著提高中药材的质量。为此，国家制定和实施了《中药材生产质量管理规范(试行)》，为中药材的生产指明了方向，为中药材质量的提高奠定了基础。

8.1.1 概述

《中药材生产质量管理规范》简称中药材 GAP，是由国家食品药品监督管理局组织制定和发布实施的行业管理法规，是国家为了规范中药材生产全过程，保证药材质量符合标准，依据《中华人民共和国药品管理法》所制定的国家级规范。实施中药材 GAP 可以规范药材生产各环节及全过程，从源头上控制影响药材质量的各个因素，保证中药材的安全、有效和质量稳定可控。

8.1.1.1 中药材 GAP 的提出和制定

在国外，一些天然药物制造商在原料生产的质量控制方面，已采取一系列规范措施，如日本厚生省药务局于 1992 年修订了《药用植物栽培和品质评价》；欧洲特殊药物制造业协会在 1998 年 3 月布鲁塞尔会议上提出“药用植物与动物良好的质量控制”；后来欧共体起草了

《药用和芳香植物优化种植生产管理规范》(草案)，称“欧共体的 GAP”。

随着国际上对植物药物质量和安全要求的不断提高，为了适应国际形势，提高中药质量，促进中药走向国际市场，国家药品监督管理局于 1998 年 11 月在海口主持了 GAP 座谈会，会后组成了起草专家组，草拟了《中药材 GAP》(第 1 稿)。并于 1999 年 5 月在天津进行了讨论；同年 9 月，由起草专家组修改和制定了《中药材生产质量管理规范(GAP)指导原则》(第 2 稿)，2000 年 9 月上旬在成都讨论通过，成为国家药品质量管理规范中又一个新的行业规范。《中药材生产质量管理规范(试行)》于 2002 年 3 月 18 日经国家药品监督管理局局务会审议通过，2002 年 4 月 17 日发布，自 2002 年 6 月 1 日起施行。

中药材 GAP 为中药材生产质量管理提出了应遵循的要求和准则。实施中药材 GAP，是从保证中药材质量出发，控制影响药材质量的各种因子，规范药材生产的各个环节乃至全过程，以达到药材“安全、有效、稳定、可控”的目的。

8.1.1.2 中药材生产和质量控制的发展方向

(1)全面实施中药材 GAP，建立 GAP 种植基地

在实施中药材 GAP 之前，中药材生产中存在的一些主要问题影响了药材的质量。比如，种子种苗的提纯复壮和优良品种选育工作滞后，造成中药材的质量不稳定；大多数药用植物的引种栽培历史较短，保留着许多野生性状，对栽培的中药材种质混杂(表现为种内变异的多样性)，如栽培的人参有大马牙、二马牙、圆芦和长脖等类型；产品中农药残留、有害重金属含量超标，影响了我国中药在国际市场上的竞争力；不合理的开发利用导致野生资源消耗速度过快，对资源造成毁灭性的破坏，如甘草、麻黄、肉苁蓉、川贝母、石斛、穿龙薯蓣、冬虫夏草等资源破坏严重，影响我国中医药事业的可持续发展；中药材的栽培、加工技术不规范，生产管理粗放，单产低，质量差等现象较为普遍。

中药材 GAP 既是中药材质量管理体系，也是标准体系，它既注重生产过程的控制，也注重药材产品的终端检验。实施中药材生产质量管理规范(中药材 GAP)，可以规范中药材栽培存在的种质混乱、滥施化肥、农药以及加工技术不规范等问题，建立新时期药材生产标准规范，为继承和发扬中医药学奠定基础。

在实施 GAP 的过程中要因地制宜，建立优质中药材 GAP 基地。首先应该考虑的就是药材道地性，即首先应重点发展道地药材，如四川的黄连，甘肃的当归，内蒙古的黄芪，宁夏的枸杞，广东的巴戟天、广藿香，云南的三七，广西的罗汉果，吉林的人参，河南的怀牛膝，山东的金银花、北沙参，山西的党参等。这些药材由于受到当地气候、土壤等因素的影响，异地引种后往往药效降低，甚至不能药用。其次要发展在当地有一定种植基础或野生品种采收历史，经临床应用和现代技术检验证明质量优良、药效显著，值得进一步发展的品种。如山东的木瓜、栝楼、全蝎、丹参、远志，河南的山茱萸、地黄，陕西的丹参、酸枣仁，安徽的白芷，山西的黄芪等。通过历史追溯和现代科学论证，建立 GAP 种植基地，促进中药材的质量稳定和安全、有效。

(2)推进和实现中药材生产的规模化、产业化和国际化

中药的标准化是中药现代化和国际化的基础。中药的标准化包括药材的标准化、饮片的标准化和中成药的标准化等。其中，中药材的标准化是中药标准化的基础，而中药材的标准化有赖于药材生产的规范化。世界上许多国家在加强天然药物研究的同时，也在不断加强天然药物的法制化工作，如美国的《植物药研究指南》、欧盟的《药用和芳香植物优化种植生产管理规范》和《欧洲传统植物药注册程序指令》、世界卫生组织的《药用植物的种植和采集质量管理规范》、世界上普遍遵循的《濒危野生动植物品种国际贸易公约》等。建立中药材 GAP 基地有助于实现中药材生产的规范化、规模化和产业化，改变传统药材采集和生产的分散性、随意性和不规范性，有助于从根本上提高药材质量，促进中药的现代化和国际化。

(3) 推进和实现中药材的全面质量控制

2007 年 7 月通过的新的《药品注册管理办法》规定：实施批准文号管理的中药材、中药饮片以及进口中药材的注册管理规定，由国家食品药品监督管理局另行制定。这意味着中药材的管理将逐步实行注册管理和批准文号管理，从而为提高药材的质量建立了管理和法律前提。随着人们消费观念、健康意识的转变与提高，中药材的质量控制也将从传统的以外观质量控制为主转向外观质量、内在质量和安全标准多方面结合的全面质量控制。这是实现中药现代化的基本要求，也是促进中药国际化的必然要求。

8.1.2　我国中药材 GAP 的主要内容

国家食品药品监督管理局发布的中药材 GAP 共 10 章 57 条，包括总则，产地生态环境，种质和繁殖材料，栽培与养殖管理，采收与初加工，包装、运输与储藏，质量管理，人员和设备，文件管理，内容涉及中药材产前、产中和产后 3 个方面。

(1) 实施 GAP 的目的、意义

中药材 GAP 的总则部分共 3 条，阐明了实施 GAP 的目的和意义。规范的第一条阐明了实施 GAP 的目的：规范中药材生产，保证中药材质量，促进中药标准化、现代化。第二条进一步指出：本规范是中药材生产和质量管理的基本准则，适用于中药材生产企业生产中药材(含植物、动物药)的全过程。本规范主要是对药材生产和质量管理两部分进行提出了具体标准，而且该质量管理规范是全过程的管理。第三条从中药资源和生态环境角度指出了中药材生产应坚持的原则：生产企业应运用规范化管理和质量监控手段，保护野生药材资源和生态环境，坚持“最大持续产量”原则，实现资源的可持续利用。

(2) 产地生态环境

中药材的生产不同于一般农作物，在进行中药材规模化生产前，必须对产地环境进行评价，按中药材产地适宜性优化原则，因地制宜，合理布局。评价的主要指标包括：该地区药材的生产历史、药材质量、产地适宜性、空气、土壤、水质等。本规范明确了药材生产的基本环境：即空气应符合大气环境质量二级标准；土壤应符合土壤质量二级标准；灌溉水应符合农田灌溉水质量标准；药用动物饮用水应符合生活饮用水质量标准；药用动物养殖企业应满足动物种群对生态因子的需求及与生活、繁殖等相适应的条件。

(3) 种质和繁殖材料

药材的种质和繁殖材料直接关系到药材的产量、质量以及可持续发展能力。对养殖、栽培或野生采集的药用动植物，应准确鉴定其物种，包括亚种、变种或品种，记录其中文名及学名。种子、菌种和繁殖材料在生产、储运过程中应实行检验和检疫制度以保证质量和防止病虫害及杂草的传播；防止伪劣种子、菌种和繁殖材料的交易与传播。应按动物习性进行药用动物的引种及驯化，捕捉和运输时应避免动物机体和精神损伤，引种动物必须严格检疫，并进行一定时间的隔离、观察。在中药材生产过程中应采用现代科学技术进行优良品种的选育、培育工作，在保护优良种质资源的同时应不断研究和培育高产、优质品种，实现中药材品种的更新换代。

(4)药用植物栽培管理

①种植　在确定种植区域后，应根据具体药材的生物特性制定种植操作规程，使生产活动有章可寻。

②施肥　本规范对施肥提出了较为明确的要求：根据药用植物的营养特点及土壤的供肥能力，确定施肥种类、时间和数量，施用肥料的种类以有机肥为主，根据不同药用植物物种生长发育的需要有限度地使用化学肥料。允许施用经充分腐熟达到无害化卫生标准的农家肥。

肥料种类应以有机肥为主，符合从传统农业向有机农业的发展趋势；施肥应坚持科学施肥，制定科学的施肥方案，包括施肥时间、次数、剂量、条件等因素。为了防止对药材的污染以及疾病的传播，在本规范中规定禁止使用城市生活垃圾、工业垃圾及医院垃圾和粪便作为肥料。

③田间管理　药材种植基地应有充足的水源保证及时灌溉，有充足的设施保证及时排水。根据药用植物不同生长发育时期的需水规律及气候条件、土壤水分状况，适时、合理灌溉和排水，保持土壤的良好通气条件。

根据药用植物生长发育特性和不同的药用部位，加强田间管理，及时采取打顶、摘蕾、整枝修剪、覆盖遮荫等栽培措施，调控植株生长发育，提高药材产量，保持质量稳定。

④病虫害防治　药用植物病虫害的防治应采取综合防治策略，以保证药材的质量和安全。如必须施用农药时，应按照《中华人民共和国农药管理条例》的规定，采用最小有效剂量并选用高效、低毒、低残留农药，以降低农药残留和重金属污染，保护生态环境。

(5)药用动物养殖管理

药用动物类药材种类相对较少，多数为野生，在由野生变人工养殖时存在一定难度，对养殖环境、方法、技术等要求较高。而人工养殖又往往存在一定的质量和安全问题，因此对动物类药材的养殖必须进行严格管理。

①对养殖环境的要求　根据药用动物栖息、行为等特性，建造具有一定空间的固定场所及必要的安全设施。养殖环境应保持清洁卫生，建立消毒制度，并选用适当消毒剂对动物的生活场所、设备等进行定期消毒。加强对进入养殖场所人员的管理。合理划分养殖区，对群饲药用动物要有适当密度。

②对养殖过程的管理　根据药用动物生存环境、食性、行为特点及对环境的适应能力等，确定相应的养殖方式和方法，制定相应的养殖规程和管理制度。根据药用动物的季节活动、昼夜活动规律及不同生长周期和生理特点，科学配制饲料，定时定量投喂。适时适量地补充精料、维生素、矿物质及其他必要的添加剂，不得添加激素、类激素等添加剂。饲料及添加剂应无污染。药用动物养殖应视季节、气温、通气等情况，确定给水的时间及次数。草食动物应尽可能通过多食青绿多汁的饲料补充水分。

③对动物疾病的管理　药用动物的疫病防治应以预防为主，定期接种疫苗。发现患病动物，应及时隔离。传染病患动物应处死、火化或深埋。禁止将中毒、感染疫病的药用动物加

工成中药材。

(6)采收与初加工

中药材的采收和初加工(产地加工)既要参考传统方法，又应结合现代研究成果。

①*采收* 根据产品质量及植物单位面积产量或动物养殖数量，并参考传统采收经验等因素确定适宜的采收时间(包括采收期、采收年限)和方法。采收机械、器具应保持清洁、无污染，存放在无虫鼠害和禽畜的干燥场所。采收及初加工过程中应尽可能排除非药用部分及异物，特别是杂草及有毒物质，剔除破损、腐烂变质的部分。

②*初加工* 药用部分采收后，经过拣选、清洗、切制或修整等适宜的加工，需干燥的应采用适宜的方法和技术迅速干燥，并控制温度和湿度，使中药材不受污染，有效成分不被破坏。鲜用药材可采用冷藏、砂藏、罐贮、生物保鲜等适宜的保鲜方法，尽可能不使用保鲜剂和防腐剂。如必须使用时，应符合国家对食品添加剂的有关规定。加工场地应清洁、通风，具有遮阳、防雨和防鼠、虫及禽畜的设施。地道药材应按传统方法进行加工，如有改动，应提供充分试验数据，不得影响药材质量。

在实际生产中要根据现代研究成果不断改进采收和初加工程序，以更好保证和提高药材质量。

(7)包装、运输与储藏

针对中药材传统包装不规范，包装材料不统一，对药材的质量影响较大的状况。在GAP中对药材的包装做了明确的规定，基本符合常规药品包装的要求。关于药材的运输、储存，对相关设施的要求不断提高。

①包装应按标准操作规程操作，并有批包装记录，其内容应包括品名、规格、产地、批号、重量、包装工号、包装日期等。

②所使用的包装材料应是清洁、干燥、无污染、无破损，并符合药材质量要求。在每件药材包装上，应注明品名、规格、产地、批号、包装日期、生产单位，并附有质量合格的标志。易破碎的药材应使用坚固的箱盒包装；毒性、麻醉性、贵细药材应使用特殊包装，并应贴上相应的标记。

③药材仓库应通风、干燥、避光，必要时安装空调及除湿设备，并具有防鼠、虫、禽畜的措施。地面应整洁、无缝隙、易清洁。药材应存放在货架上，与墙壁保持足够距离，防止虫蛀、霉变、腐烂、泛油等现象发生，并定期检查。

(8)质量管理

在GAP中对生产企业的质量管理提出了严格的要求。

①生产企业应设质量管理部门，负责中药材生产全过程的监督管理和质量监控，并应配备与药材生产规模、品种检验要求相适应的人员、场所、仪器和设备。

②对质量管理部门的职责提出了具体规定：负责环境监测、卫生管理；负责生产资料、包装材料及药材的检验，并出具检验报告；负责制定培训计划，并监督实施；负责制定和管理质量文件，并对生产、包装、检验等各种原始记录进行管理。

③药材包装前，质量检验部门应对每批药材按中药材国家标准或经审核批准的中药材标准进行检验。检验项目应至少包括药材性状与鉴别、杂质、水分、灰分与酸不溶性灰分、浸出物、指标性成分或有效成分含量。农药残留量、重金属及微生物限度均应符合国家标准和

有关规定。并且检验报告应存档。

(9)对人员和设备的要求

①人员管理 GAP对有关管理人员和生产人员作了一定要求，内容如下：

生产企业的技术负责人应有药学、农学或畜牧学等相关专业的大专以上学历，并有药材生产实践经验。质量管理部门负责人应有大专以上学历，并有药材质量管理经验。

从事中药材生产的人员均应具有基本的中药学、农学或畜牧学常识，并经生产技术、安全及卫生学知识培训。从事田间工作的人员应熟悉栽培技术，特别是农药的施用及防护技术；从事养殖的人员应熟悉养殖技术。从事加工、包装、检验人员应定期进行健康检查，患有传染病、皮肤病或外伤性疾病等不得从事直接接触药材的工作。生产企业应配备专人负责环境卫生及个人卫生检查。

②对设施、设备的要求 中药材产地应设厕所或盥洗室，排出物不应对环境及产品造成污染。生产企业生产和检验用的仪器、仪表、量具、衡器等其适用范围和精密度应符合生产和检验的要求，有明显的状态标志，并定期校验。

(10) 文件管理

生产企业的文件管理是保证生产有章可寻、有据可查的重要方面，严格的文件管理是保证药材质量的基础。

①操作规程 生产企业应建立生产管理、质量管理等标准操作规程。

②对生产过程的记录 记录的主要内容包括种子、菌种和繁殖材料的来源以及生产技术与过程。其中，生产技术与过程的记录包括多项重要内容，如下：

药用植物播种的时间、数量及面积；育苗、移栽以及肥料的种类、施用时间、施用量、施用方法；农药中包括杀虫剂、杀菌剂及除莠剂的种类、施用量、施用时间和方法等。

药用动物养殖日志、周转计划、选配种记录、产仔或产卵记录、病例病志、死亡报告书、死亡登记表、检免疫统计表、饲料配合表、饲料消耗记录、谱系登记表、后裔鉴定表等。

药用部分的采收时间、采收量、鲜重和加工、干燥、干燥减重、运输、储藏等。

气象资料及小气候的记录等。

药材的质量评价：药材性状及各项检测的记录。

③文件的保存 所有原始记录、生产计划及执行情况、合同及协议书等均应存档，至少保存5年。档案资料应有专人保管。

(11)有关术语

①中药材 指药用植物、动物的药用部分采收后经产地初加工形成的原料药材。

②中药材生产企业 指具有一定规模、按一定程序进行药用植物栽培或动物养殖、药材初加工、包装、储存等生产过程的单位。

③最大持续产量 即不危害生态环境，可持续生产(采收)的最大产量。药材生产企业在进行中药材的生产活动中，特别是在进行野生动植物的生产活动中，应有计划地进行野生抚育、轮采与封育，以利生物的繁衍与资源的更新。在追求药材产量和质量的同时，应兼顾维护生态环境，而不是以破坏生态环境为代价。

④地道药材 传统中药材中具有特定的种质、特定的产区或特定的生产技术和加工方法

所生产的中药材。

⑤种子、菌种和繁殖材料 植物(含菌物)可供繁殖用的器官、组织、细胞等，菌物的菌丝、子实体等；动物的种物、仔、卵等。

⑥病虫害综合防治 从生物与环境整体观点出发，本着预防为主的指导思想和安全、有效、经济、简便的原则，因地制宜，合理运用生物的、农业的、化学的方法及其他有效生态手段，把病虫的危害控制在经济阈值以下，以达到提高经济效益和生态效益之目的。

⑦半野生药用动植物 指野生或逸为野生的药用动植物辅以适当人工抚育和中耕、除草、施肥或喂料等管理的动植物种群。

8.2 国外药材生产相关规范

8.2.1 WHO《药用植物种植和采集的生产质量管理规范(GACP)指南》

8.2.1.1 世卫组织 GACP 的产生

随着人们自然意识和健康意识的增强，草药越来越受欢迎。在人们使用草药的过程中，由于服用某些草药或制剂而引起不良反应的报道也不断增加，如含马兜铃算中药的肾脏毒性，雷公藤的肾脏毒性以及其他草药对肝、肾、消化系统、神经系统等也有一定毒副作用，特别是在一些重大的药品、食品安全事件之后，人们开始将视线转向草药中植物的种类、草药的有效成分及含量、草药中的添加物质、草药的受污染程度、各种药材的配伍及草药剂量等问题上，开始关注草药对人体的损害。于是，药材的安全问题被提上日程。

药材的质量及安全性一方面与药材本身的性质有重要关系，比如有些药材中含有一定的毒性成分，药材的种质存在差异或变异；另一方面和一些外部因素有关，比如环境条件、栽培方法、采集方法以及加工、运输及储存方法等。在生产过程的任何一个环节中，均可导致药品质量的降低。从野外采集来的野生药用植物也有可能因为品种问题、意外污染或故意掺假而产生不安全的后果。同时随着草药用量的增加，也带来了草药资源短缺和因过度采伐而导致的环境破坏。这些问题引起了人们对濒危物种保护工作和环境的关注。

为了解决上述问题，确保高品质的药用植物原料能稳定、廉价和持续地供给，应当制定相关的生产管理规范和质量保证措施。比如中国、欧盟、日本出台的有关中药或药用植物种植的生产质量管理规范(GAP)。

2001年7月20日至21日，在加拿大渥太华举行的有关草药成品质量控制方法学的非正式会议上，与会者审议了从原料药到成药的整个生产过程操作规程。建议世界卫生组织应优先制定一套适用于全球的、旨在提高植物药质量及安全性的指南，并将药用植物种植和采集的生产质量管理规范以法规的形式规定下来。与会者希望，该指南能有助于在草药生产的最初阶段确保其安全性和质量。

世界卫生组织(WHO)从2001年8月开始制定《药用植物种植和采集的质量管理规范》，于2003年发布。WHO制定该指南的一个重要目的就是为了指导各国或地区制定适合当地的GACP指南、相关专论或SOP。在WHO的GACP指南附件中，收录了目前全世界已正式发布的3个GAP，即中国、欧盟和日本的GAP。

8.2.1.2 GACP 的目标

在质量保证的范畴内，《药用植物种植和采集的生产质量管理规范指南》旨在提供一个总的技术指南，以期能获得高质量的、能够持续供给的草药产品。这些指南适用于药用植物的栽培和采收过程，包括收后操作过程。植物药的原料应当符合该国或该地区的质量标准。因此在制定和实施相关指南时应根据各国的实际情况加以调整。

指南所要达到的主要目标为：有助于确保药用植物原材料的质量，从而最终提高草药成品的质量、安全性及药效。指导各国和各地区的药用植物种植和采集的生产质量管理规范的制定以及药用植物种植和采集的生产质量管理规范专门记录和相关标准操作程序的制定。鼓励和支持高质量药用植物的可持续栽培与采收，尊重和支持对药用植物和总体环境的保护。

8.2.1.3 GACP 的有关术语

(1) 草药术语

①污染　误将化学/微生物杂质或异物带入原料物质、中间体、样品、包装与二次包装、存储和运输途中。

②交叉污染　在生产过程中，一种产品的原料、中间体或成品同另外一种产品的原料或产品相互污染。

③植物药　植物药包括草药、草药原料、草药药剂，以及用草药制成的成药。

④草药　草药包括原药植物的叶、花、果实、种子、茎、木质部、皮、根、地下茎以及植物的其他部分。它可以是植物的全株、碎片，也可以是粉状。

⑤草药原料　除了草药本身，草药原料还包括果汁、树胶、混合油、香精油、树脂和药用植物的粉末，在一些国家，通常要用当地加工方法对草药进行加工，例如，与蜜、酒或其他物质一起蒸、烘烤或烘焙。

⑥草药预制　草药的预制是制造成品药的基础，包括将原药材粉碎研磨，再通过物理或生物方法将原材料进行提取分离、纯分、浓缩制成浓缩物，酊剂或膏剂，同时也包括用酒、蜜或其他材料将草药浸泡或加热的加工过程。

⑦草药成品药　草药成品药包括用 1 种或几种草药制成的草药制剂，如果使用了不止 1 种草药，则可以使用复方制剂产品的名称。在成品药和复方药中，除了活性成分外，还应包括辅料。在一些国家，由于传统原因，草药还包括原药植物中不含有的有机或无机活性成分(例如含有动物或矿物活性成分)，因此就总体而言，这些添加了化学成分，包括合成成分或/和从原药植中提取分离的成分的成品药或复方药都不应该被认为是草药。

⑧药用植物原料　基本同草药原料。

⑨药用植物　是一种用来作为药品的野生或栽培的植物。

(2) 药用植物栽培、采集术语

有关药用植物栽培、采集术语选自联合国粮农组织编撰的词汇表。

①土壤流失　是指水或风将土壤从一个地方移到另一个地方的过程，地表遭受侵蚀的表现主要有以下几类：a. 片状土壤流失与溪流：由于雨水或灌溉，地表的土壤被冲走或者被冲刷成许多小的沟渠。b. 沟渠：暴雨过后由于浑浊雨水冲刷而造成的沟渠。c. 季节性河流：由水或季节性雨水冲刷造成的，短期存在的，比小溪宽、深、长，同时又比沟壑浅小的河流。d. 风：在多风或少雨的地区，风将灰尘或冲积物吹走。

②*害虫综合防治方案(IPM)* 将现有的各种控制害虫的技术经过深思熟虑后集中起来组成一个管理方案，能够有效地抑制害虫的繁殖，并根据对人体健康和对环境的危害程度适时调整杀虫剂的使用量以及采取其他人为干预措施。害虫综合防治方案(IPM)强调种植健康的、对农业生态环境最少破坏的农作物，进而鼓励使用天然的害虫控制技术防治害虫。

③*原始变种* 早期的从野生植物演变过来的农作物培育品种，在基因方面一般来说都是异源基因的混合物。

④*植物基因资源* 用于植物繁殖再生的物质，包括：栽培变种(当前正在使用或新近培育的变种)，过期变种，原始变种，和栽培品种有亲缘关系的野生品种，特殊基因品种(包括优良品种、当今培育品种以及突变种)。

⑤*繁育组织* 任何能通过无性或有性(包括用小球茎、叶芽)繁殖产生新的植物个体的组织。

⑥*标准操作规程(SOP)* 一种经授权编写的针对操作规程的规定和方法。

⑦*可持续应用* 在使用时，应采取合理的方法和使用频率，防止生物品种多样性的减退。在满足当前使用的前提下，也要满足后来人的使用。

8.2.1.4 药用植物种植的生产质量管理规范

(1) 栽培药用植物的鉴定

①*药用植物的选择* 用于培育的植物品种应当和本国药典中规定的或最终使用国国家权威文件所建议使用的品种一致，如果没有相应的文件，应当考虑选择药典或其他国家权威机构颁发的文件所规定的品种或变种。若为新引进的药用植物品种，在培育时应当对其品种或变种进行鉴定并应有相应的文件证明该品种在原产国是作为传统药材使用的。

②*植物鉴定* 植物鉴定即每株药用植物的科学名称(属、种、亚种/变种、门、纲、目)应给以确认并做出记录，如果有当地通用名称或英文名称也应记录在案。另外，其他信息如变种的名称、生态型、化学型、表现型也应正确地给出。用于商业目的的品种，应给出变种的名称以及供应商的名称。如果要对原始变种进行收集、繁殖、推广种植，有关当地的信息应做出记录，包括种子的原产地、原植物的性状以及繁育所需的材料。

③*标本* 如果对最初注册的植物品种产生怀疑的话，选用的代用品应当由原产地或本国的权威机构进行鉴定，如果可能的话，应将代用品的基因序列和正品加以比较，同时将鉴定的文件附在注册文件中。

(2)种子和繁育材料

种子和其他繁育材料应有详细的说明，种子和其他繁育材料的供应者应提供所有有关品质鉴定、质量、产品性状、培育历史的材料。为了使植物能健康地生长，繁育材料应品质良好并且没有遭受病虫害和其他物质的污染。进行种植的原材料应能耐受生物的和非生物因素。在整个生产过程中，应当特别注意那些稀有品种、具有植物多样性的品种以及变种，杜绝伪品、次品和假冒的繁育材料混入其中。

(3)栽培

药用植物的栽培需要精心照料和科学管理。应根据原药材所要求的质量确定药用植物的栽培条件和年限。如果没有已发表的或书面的有关栽培方面的科学数据，则遵循传统栽培方法，否则，应通过研究摸索出一套科学的栽培方法。根据药用植物生长规律以及对环境的适应性，遵循正确的农事规律，选择正确的耕种方法以及合理的轮种方案。在适宜的地方应当采用保护性农业(CA)技术，特别是那些能够促进有机物形成以及保持土壤水分的技术。保护性农业(CA)技术包括“不耕种”制度(注：保护性农业(CA)的目的是通过综合管理和使用土壤、水、生物资源，同时结合外部投入，保护、改善和更有效地利用自然资源。保护性农业有利于环境保护、促进农业的生产和可持续发展，因而可称之为资源效益/资源效率型农业)。

①栽培地点的选择　相同品种的药用植物栽培在不同地点，由于土壤、气候以及其他因素的影响在品质上显示出一定差异。这些差异或表现在外观性状上、或表现在组成成分上。外部环境包括生态环境和地理环境，它们的变化均会影响生物体内化学物质的合成，因此选择地点时应将这些因素考虑进去。土壤受到污染将会导致药材的污染，因此应尽量避免使用受到有害化学物质污染的水和空气。应对使用过的土地给栽培带来的影响，以及要采取何种保护措施加以考虑。

②对生态环境及社会的影响　药用植物的栽培会影响生态平衡，特别是会对周围动植物的基因多样性产生影响。同时药用植物的质量及生长也会受其他植物、动物及人类活动的影响。因此将本来不在该处生长的药用植物引进来进行培育，可能会给当地的生态环境产生不利的影响。在种植过程中应当监测栽培药用植物对生态环境所造成的影响。同时也应注意栽培药用植物对当地群众所造成的影响，应确保不给当地群众的生活带来负面影响。

根据当地收入情况，优先考虑小规模的种植而不是大规模的种植，特别是在种植的农户能够组织起来共同销售产品的情况下，更应优先考虑小规模的种植。如果已经进行了大规模的种植，则应当考虑使当地居民能直接从中受益，例如给他们提供公平的工资待遇，平等的雇佣机会以及再投资。

③气候　气候条件，例如白天的长度、降雨量(水的供应)以及田间温度都会对药用植物的物理、化学和生物性质产生很大的影响。日照长度、平均降雨量、平均温度，日夜温差同样会对植物的生理、生化活动产生影响，因此应预先了解这方面的知识。

④土壤和肥料　土壤应含有一定量的营养物质、有机物以及其他微量元素，确保能长出品质优良的药用植物。应根据所选的植物品种以及目标药用部分的要求，选择最理想的土壤条件，包括土壤类型、排水能力、对水分的保持能力、肥度以及土壤 pH 值等。为了提高产量，施肥是不可缺少的。通过相应的农业研究，确定出肥料的类型和施肥数量。在实际操作中，有机肥料和化肥协同使用。由于可能存在感染性微生物和寄生虫，人类粪便不得用作肥料。使用动物粪便作为肥料时，应首先充分腐熟，使其中的微生物含量达到安全卫生标准，并破坏野草种子的萌发力。所有动物肥料使用情况应有文件记录。应使用那些经过栽培国和消费国都批准认可的化肥。应当根据药用植物的具体情况以及土壤的承受能力慎重施肥。施肥时应使其流失率达到最低，种植者应尽量采取那些能够有利于土壤保护、减少水土流失的做法。例如，可以建立水流缓冲基金，种植覆盖作物以及可以用作绿色肥料(例如紫花苜蓿)的作物。

⑤灌溉和排水　可以根据植物在不同生长阶段对水的需求量适时地进行灌溉和排水。用于灌溉的水应当符合该地区或该国的水质标准。栽培期间既不能缺水又不能浇水过量。在选择灌溉方式时，应该考虑到不同灌溉方式(地表灌溉、地下灌溉、空中灌溉)对健康的影响，

特别要注意是否会增加虫媒疾病传播的危险。

⑥*植物护养与保护*　根据药用植物生长发育特性和不同的药用部位，加强田间管理，及时采取打顶、摘蕾、整枝修剪、覆盖遮阴等栽培措施，调控植株生长发育，提高药材产量，保持质量稳定。在使用促进药用植物的生长或对植物进行保护的农用化学品时，应使用其最小量，并且是在没有其他可替代方法的情况下方可使用。在条件允许的地方，可以使用害虫综合防治方案。应使用那些经过批准的杀虫剂和除草剂，并根据标签或包装内的说明书以及适用于栽培者和最终用户所在国的管理要求，使用其最小有效量。仅允许合格的人员使用经批准的设备才能使用杀虫剂和除草剂。所有使用情况应记录在案。使用这些化学物质时，应同购买者商议并取得他们的同意，使其距离采收期的最小时间间隔与说明书规定的一致。种植者与生产加工者应当遵守本国以及最终用户所在国关于农药残留量的规定，使其产品中杀虫剂和除草剂的含量符合有关标准。在杀虫剂使用方面、农药残留物方面还可参考一些国际条约，如《国际植物保护公约》、《食品法典》等。

(4)采收

药用植物应在其最适宜的时节采收，从而确保草药原料及成品药的质量。何时采收取决于药用部分。有关最佳采收季节的信息一般在药典、已公布的标准、官方专门出版物，以及主要的参考书目里都可查到。因为植物中的活性成分随着植物生长发育的不同阶段而变化，有毒成分的含量也是随之变化的。采收的最佳季节应该由活性成分的质量和数量而定，而不是由药用部分的产量而决定。采收时，应注意不要使异物、杂草或有毒植物混入。

采收时应尽可能选择最佳条件，避免露水、雨天以及高湿天气。如果不得不在潮湿的环境下采收，采收后应立即将药材运到室内进行干燥，防止由于药材湿度增加而造成药材发酵及霉变，导致药效降低。切割装置、收割机以及其他机器应当保持干净整洁，减少土壤和其他物质所带来的污染与破坏。储存场所应保持干燥无污染，无鸟、虫、鼠和其他害虫，并且畜禽及其他驯养动物也不能接触到药材。采收后的药材应尽量避免接触土壤，防止微生物对药材的污染。必要时，应在土壤和药材之间铺上一层优质棉布。如果药用的是地下部分(如根)，在采收后，应立即将黏附的土壤清除。采收后的药材应尽快在整洁干燥的环境中运送，可以放在干净的篮子里、干燥的麻袋中、拖车或其他通风良好的容器中，然后集中到一起运到加工地点。

采收中使用的容器应保持清洁，并且未受到前次采收药材或其他异物的污染，如果使用塑料容器，应先检查其内部是否受潮，否则可能会导致药材霉变。不用时，应将这些容器保存在干燥的、无鸟、虫、鼠害并且畜禽及其他驯养动物不能接触到的场所中。应避免对原药材进行机械性的破坏的挤压。例如麻袋中装得过多或堆积过高可能会导致药材的腐烂或变质。在采收与采收后检验以及加工过程中，应捡出丢弃腐烂的原药材，以防止微生物的污染以及产品质量的下降。

(5)人员

种植者和生产者应当具备足够的关于该药材的知识，包括物种鉴定、栽培特性、环境要求(土壤类型、酸碱度、肥度、种植空间、所需的光照度)以及采收储存方式。所有从事有关繁殖、栽培、采收、加工工作的人员，包括在田间工作的工人都应注意个人卫生，并应接受卫生责任方面的培训。只有那些经过充分培训，并穿着防护服(包括工作服、手套、防护帽、防护镜、面罩)的工作人员才能使用农用化学品。应对种植者和生产者进行有关环境保护、物种保护、农业管理方面的指导。

8.2.1.5 药用植物采集的生产质量管理规范(主要针对野生植物)

本部分主要阐述了有关新鲜药材小范围采集和大范围采集的基本策略和方法。所采取的采集方式应以不破坏野生植物生长环境并能维持其长期的生长为原则。在管理计划中应制定一个能保证药材长期采集的框架以及适用于各种药材以及药用部分(根、叶、果实等)的适宜的采集方法。药材的采集常常会引起一些复杂的关于环境和社会的问题，应具体问题具体对待。由于各个地区的不同，不可能都在本指南中一一罗列。更多信息可以查阅《WHO/IUCN/WWF 药用植物保护指南》一书。

(1)采集许可

在一些国家，在采集野生药材前，必须首先获得政府权威机构或土地所有者所颁发的许可证及其他文件。因此，在计划书中，应给办理相关手续和许可证留出充足的时间。应经常了解有关国家法律法规，并遵守有关规定。用于出口的药材，应提供下列文件：出口许可证，植物检疫证，濒危野生动植物物种国际贸易许可证(CITES)，用于再次出口的许可证以及其他必需许可证件。

(2)技术规划

在采集药材前，应先对药材在当地的地理分布状况、药材的数量、分布密度以及距离采集点的远近等因素进行勘察。采集地点确定后，就应当去办理相关的采集许可证。应尽量获取目标品种的信息。包括该种植物的分类、分布、所适宜的气候、基因多样性、繁殖特征以及人类活动对植物的影响等。此外还应在采集管理计划中考虑到环境情况，包括预期采集点的地形学、地质学、土壤、气候和植被。应当进行一些药材所属种、变种的形态学研究。对于那些未经培训的工人来说，从相关书籍、植物志得到照片、图片以及药材标本(俗名或当地名称)将会成为很有用的野外工具。在采集地点，植物图例及其他用于鉴定的工具都是很有用的，可以籍此发现一些和本属植物相关(或不相关)的、相似的植物形态特征。应提早安排好快捷、安全、可靠的运输工具，确保人员、设备、供应物资以及采集的药材能尽快地运出。

应建立一支高素质的采集队伍，所有人员应对采集技术、运输方式、机器的操作、药材的处理(包括清洁、干燥、储存)等各个环节充分了解。应定期对人员进行培训。每个人应负的责任均应在文件中有明确规定。另外所有利益相关方，特别是生产厂家，经销商和当地政府，对于品种保护与管理负有不可推卸的责任。应当留意野外采集对当地居民带来的社会影响，并注意监测其对生态环境造成的远期影响。应保障采集区药材生长环境和种群的稳定性。

(3)采集时药用植物的选择

将要采集的品种或变种应和本国药典规定的或者和最终用户所在国权威机构推荐的品种一致。如果没有这类文件应当考虑选用其他国家药典或权威文件规定的品种或变种。若系新引进的品种，在采集时，应当进行鉴定，并出具证明文件，证明该药材在其原产国是作为传统药材使用的。采集者及生产加工者应提供药用植物的标本进行真伪鉴定，该标本应保存在良好的环境中，并保存足够长的时间。进行鉴定的植物学家或其他专家的姓名应记录在案。

如果是公众不甚了解的品种，则应对鉴定的文件作记录并存档。

(4)采集

采集行为应以不降低野生药材的数量以及不破坏其繁殖地为原则。应该对所采药材的数量、密度进行勘察，若是稀有品种，则就应停止采集。为了有利于药材的再生，应对其数量、结构作出统计。

应选择最适宜的季节和时间采集药材，确保使原药材和成品药都达到最好的质量。应当采用生态的非破坏性的采集制度。不同的品种有不同的采集方法。例如，当要采集的药材为树或灌木的根部时，不能切断或挖出主要根茎，也应避免劈开其主根，而只能探明并采集侧根。当药用部位为树皮时，不能环剥或全剥树皮，而应在树的一侧纵向剥取。

不能采集那些种在杀虫剂使用量高或存在其他潜在污染的地方的药材，例如公路边、污水渠旁、矿区、垃圾场以及排放有毒物质的工业设施附近。另外，种在牧场附近(包括流经牧场的河流的两岸)的药材也不能采集，以避免药材被动物排泄物污染。在采集过程中，应尽量去掉不需要的部分以及异物，要特别防止有毒杂草的混入。腐烂的药材应及时丢弃。通常，采集好的药材不应和土壤接触，如果药用部位是地下根茎，应立即将黏附在上面的泥土清除。采集到的药材应放在干净的篮子、网袋以及其他通风良好的容器或生产用布上，并确保没有异物，包括没有前次采集药材的残渣。采集完毕后，应对药材进行初步的加工，包括除去不要的物质及污染物，清洗(除去多余的泥土)、分检和切割。同时防止昆虫、老鼠、鸟类、以及其他害虫、家畜、家禽接触到。如果加工地点距离采集地较远，在运输前，应将药材进行晾晒。

如果采集的是不同的药用部位、不同品种的药材，应将其分开放置，运输时放置于不同的容器，尽量避免药材间的交叉污染。采集时所用的工具如刀、剪、锯以及其他机械工具，应该保持清洁并存放在特定的地方。直接与药材接触的地方应避免使用过多的润滑油以及其他可能的污染物。

(5)人员

负责田间采集工作的当地专家应该接受过有关植物学正规教育或相关培训，并具有田间工作的实践经验。他们应负责对缺少相关药材采集技术知识的人员进行培训。同时监督他们的工作并做相应记录。从事田间工作的人员，也应具备足够的植物学知识，认识所采集的药材，并知道它们的俗名，最好是知道其学名(拉丁名)。当地专家应是外地人与当地人、采集者之间知识交流的纽带。所有从事采集工作的人员应对本品种植物有充分的了解，并应能将该种植与其他形态相似的植物区别开来。应定期接受有关环境保护、物种保存以及可持续采集的社会利益等方面的教育。采集小组应采取措施保证员工和当地居民在药用植物搜寻和交易过程中的福利与安全。应采取措施避免接触有毒物质、导致皮肤炎的植物、有毒动物和携带疾病的昆虫。如有必要，应穿戴防护服(包括手套)。

8.2.1.6　药用植物种植和采集的生产质量管理规范技术细则

(1)采收后的加工

①检验与分类　在进行初加工前，应对原药材进行检验与分类：用目测的方法检查药材是否被其他药材或药用部位交叉污染；目测是否含有异物；性状评估，例如外观、损坏程度、大小、颜色、气味以及可能的味道。

②初加工　采取何种初加工方法应根据具体的药材而定，但是所有的初加工应符合国家和地区的质量标准和法律法规。在有些情况下，购买方会同生产方签订具体协定，要求特殊的加工方法。这些协定同样要符合双方国家的有关规定。加工方法应制定标准操作规程(SOP)，如操作有改动，应有足够的数据证明这样做并没有降低药材的质量。

当采收和采集的原药材运到加工设备处时，立即将药材卸下来解开包装。在加工前，药材应避免雨淋、受潮以及其他可能导致药材变质的因素。只有当药材需要日晒干燥时，才可将其直接置于阳光下。

若为鲜用药材，采收后应尽快送到加工地，防止细菌引起的发酵及热降解。原药材可采用冷藏、罐贮、砂藏或其他生物保鲜方法。尽量避免使用防腐剂，如若使用，应按购销双方国家有关规定使用。

初加工时，应对原药材进行仔细检查，任何次品或异物均应被挑出。例如干燥的药材应用筛子筛过，除去褪色、发霉损坏的部分以及泥土石子等异物。筛子之类的工具应定期清洁和维护。

所有加工好的药材应避免受到污染或腐烂变质，同时要防止昆虫、老鼠、鸟类和其他害虫以及家畜、家禽接触到药材。

③干燥　若使用的药材为干品，应使其水分尽可能低，否则可能会导致药材霉变或滋生微生物。各种药材最适宜的水分含量可以参考本国药典或其他权威性标准。

药材可以用多种方式进行干燥，如露天晾晒(避免阳光直射)，置于室内晒架上阴干，阳光暴晒，烘箱、暖房、太阳能烘干机中烘干，直接用火烤干、焙干，冷冻干燥，微波炉烘干，红外线烤干等。为了不破坏其中的活性成分，干燥时应对其温度和湿度加以控制，干燥方法和干燥温度会对药材的质量产生很大的影响。例如，为了保持叶子和花的颜色常首选阴干的方式。含有挥发性成分时，则应选择低温干燥，对干燥条件作记录。

如果采用露天晾晒的方法，则应将药材平铺在晒台上，并经常翻动。为了使空气充分流动，晒台应置于高处。药材应干燥均匀，防止霉变。不能将药材直接晾在地面上，如果为水泥地面，则应在上面铺上防水布或其他适宜的布料或被单。应避免虫、鼠、鸟、家禽、家畜接触晾晒地。若为室内阴干，应根据药用部位(根、叶、茎、皮、花等)以及所含的挥发性成分选择干燥的时间、温度以及其他条件。若有可能，直接干燥(指用火进行干燥)所用燃料应选择丁烷、丙烷和天然气，温度应控制在60℃以下。若要选择其他燃料，则应避免使药材接触到燃料及其释放的烟雾。

④特定的加工处理　一些药材需要进行特定的加工处理，以提高所选部位的纯度，减少干燥时间，防止霉变，防止微生物的滋生以及昆虫的侵害，去除毒性，提高疗效。一般的加工程序包括预选，根及地下茎去皮，煮、蒸、浸泡、盐渍、熏蒸、烘焙、发酵、用石灰处理，切碎等，所有涉及将药材加工成特定形状、捆扎以及特殊干燥方式的加工均会对药材的质量产生影响。

任何用于药材(包括原药材和加工过的药材)的抗微生物措施包括照射都必须予以声明，并按照要求贴上标签。只有经过培训合格的人员并使用批准的器具才能进行此类操作，同时应遵循标准操作规程(SOP)以及种植采收及最终用户所在国双方国家的有关规定。放射物最大残留限值应遵循有关国家或地区权威部门的规定。

⑤加工设施　加工设施应置于良好的环境中，避免刺激性气味、烟尘以及其他污染。场地没有发生水淹的危险。有轮机动车使用的车道及场地必须建在车辆可及范围之内且路面必须是坚硬的、铺好适合车轮滑动的路面，同时有良好的排水设施。并制定出相应的清洁条例。

厂房必须结构合理，并经常进行维护，比较脏的地方，如进行干燥和碾磨的车间应和洁净区域隔开。一旦厂房完工交付使用，应确保所有建筑材料不能释放有害物质，不能使用未经充分清洁和消毒的建筑材料(例如木材)，除非确信该种木料不会造成污染。

设计厂房应注意：工作区和储存间应足够宽敞，确保各项操作能顺利进行；从药材进入厂区到成品药离厂，都能保证按规定的操作流程、卫生要求进行操作；能对温度和湿度进行合理的控制；当有可能造成交叉污染时，应使用挡板或其他隔离措施，特别对那些较脏的地方，如干燥区及碾磨区，要同洁净区隔离开；进入不同区域的通道应有所控制；易于清洁并方便卫生监督；能防止烟、尘等环境污染物进入；能有效防止害虫藏匿，家禽家畜等动物进入；如有必要，应避免阳光直射。

药材处理区：地板必须防水、防吸附，无缝隙，易于清洗和消毒。可设计适当的斜度，利于排水；墙壁应用防水、防吸附、可擦洗的材料覆盖，密封良好，通常漆成亮色，墙角应密封良好并用易于清洗的材料覆盖；操作台的高度应适当，台面光洁无缝隙，易于清洁和消毒；天花板应防灰尘堆积、防凝结、防霉，并无碎片，易于清洗；窗户和其他孔洞应防灰尘堆积。开口处应安装防昆虫纱窗并且方便移动便于清洗、修补。室内的窗台不能当物品架放东西，并应具有适当的坡度；门应光滑无吸附性，在有些地方可安装能自动关闭的门；应建有楼梯、电梯及其他辅助性的建筑，如平台、梯子、滑道等，为防止对药材造成污染，滑道应安装用于检查及洗用的开口；在设计安装顶部建筑及设施时，应避免所安装的设施易造成水汽或其他物质的凝结而对药材造成污染。安装防漏设施时，应以不影响清洁操作为前提；生活区、食品加工区及饭厅、更衣室、卫生间及留有动物的地方应完全与药材处理区隔离。

给排水：水的供应应充足，并且水压正常，温度适宜，配有储水设备，以及防污染措施。制冰用的水应是可饮用水，为了防止污染，应批量生产、处理并储藏；直接接触药材的蒸汽或平面应不含有危害人体健康的物质或者会对药材造成污染的物质；用于蒸汽、冷却、消防以及其他类似用途的非饮用水应使用不同的管道，并用不同的颜色加以区分，不能和饮用水系统相互连接，防止由于倒吸而流入饮用水系统中；清洗或灭菌应使用饮用水。

污水排放及废物处理：所有的设备均应有排水及废物处理系统，并应经常进行维护，使之处于正常工作状态。排放管道包括排污系统应能承受最大排放量。在安装时应避免污染饮用水。

更衣室和盥洗室：更衣室和盥洗室应位于方便合适的地方，盥洗室的排污设施应保持畅通，照明、通风应良好，有条件时，应保温。有冷热水的洗手设备、洗手液及干手装置等。最好使用肘部可操作的水龙头，如能供应冷热水，则应使用能混合冷热水的水龙头。若提供纸巾，则应就近配备足够的废纸箱，并张贴“便后洗手”的告示。

加工区的洗手设备：在药材加工区，应提供数量充足、方便使用的洗手和干手设施，必要时，提供消毒设备，冷热水及温水，并安装可同时供应冷热水及温水的肘部可操作的水龙头。若提供纸巾，则应配备足够的废纸箱。所有设施应安装排污管道。

消毒设施：只要可能，应提供足够的清洁和消毒工作用具和器材。这些设施应采用抗腐蚀材料、并易于清洗，还应有冷热水供应。

照明：设施各处应配备充足的照明，可为自然光也可为人造光，但光的颜色不应变换，光的亮度应为：检验地点不低于540 lx；车间不低于220 lx；其他地方不低于110 lx。悬于药材上部的照明设备及灯泡应当安全，并有防护措施，防止发生破裂，污染药材。

废物和废料的储藏：应提供储存废物废料的设施，在设计时，应注意不使害虫进入储存处，储存处不能对药材、饮用水、设备及厂房等造成污染。在放垃圾桶的地方应设明显的标记，并每天清空垃圾。

(2)批量包装及标签

加工好的药材应迅速包装以防药效降低，不能暴露在任何有害虫出没的地方以及可能对药材造成污染的地方。成品药应根据标准操作规程(SOP)或生产国和最终用户国的相关规定，装于干燥的盒子、麻袋、袋子及其他容器中。包装用的材料应无污染，清洁、干燥、无破损，符合药材包装的质量要求，易碎药材应包装在硬质容器中。包装方式应该征得买卖双方的同意。那些可以再使用的包装材料，如黄麻包、网包，在使用前，应进行清洁和消毒，以防止前次所装物质的污染，所有的包装材料应保存在干燥整洁、没有害虫的地方，并且不能让家畜以及其他驯养动物接触，应远离任何污染源。标签上应清楚标出该种药用植物的拉丁名、药用部位、原产地(栽培地或采集地)、栽培日期、采集日期、种植者/采收者/生产加工者的姓名、数量等项，标签上同时应该标出所认可的质量标准。标签上应显示批号，其他有关该批药材生产及质量的信息可在另附的文件中标出。每批药材的包装状况应作记录，包括产品名称、产地、批号、重量、分装数量及日期，并按照本国或原产国的规定保存3年。

(3)储存和运输

运载过程中所有的运输工具必须清洁。进行批量运输时，例如船运或火车托运时，均必须对运输工具加以清洁，必要时，应使其通风良好，避免药材受潮，防止水汽凝结。有机药材在运输或储存过程中，应单独存放或运输。有毒药材在储存和运输中，应采取适当的安全措施。对于新鲜药材，应置于低温环境中，理想温度为2～8℃，冷冻产品应存放在－20℃以下。

在害虫出没的地方，如确属必要，应由取得执业许可证、经过专门培训的人员用熏蒸的方法清除害虫。而且只能使用经原产国或最终用户国权威部门许可的化学剂。每一次熏蒸及所用熏蒸剂、使用日期均应有文件记录。当使用冷冻或蒸汽喷蒸的方法除虫时，除虫结束后，应对药材的水分进行检测。

(4)设备

①材料　所有用来制作设备和用具的材料都不能释放有毒物质、刺激性气体或自身带有味道，不应具有吸附性，且耐腐蚀，经得起重复清洗与消毒，表面光滑无凹洞及裂缝。应避免使用不耐清洗和消毒的木材和其他材料，除非他们在使用时明显不会带来污染。应尽量避免使用不同的金属，因为可能发生腐蚀。

②设计、建筑与安装　在设计安装设备时应避免危害卫生状况，并且易于进行全面彻底的清扫和消毒，同时可用肉眼对其进行检验。对于不宜挪动的设备，在安装时，应使其易于

接近和清扫。用来存放废物废料的容器应是防漏的，且用金属或其他不渗的材料制成，易于清理，可以安全地开启。所有冷藏区应安装温度测量及控制装置。

③识别标示　用于处置废物和废弃药材的设备应加标示，不可再用于处理药材。

(5)质量保证

应定期派厂家及商家的专家、代表到栽培点、采集点、加工点对其质量保证体系进行审核，查看企业是否遵从质量保证体系，同时国家或当地主管当局也应对生产厂家的质量保证体系进行审核，并给予证明。

(6)文件管理

应采纳标准操作规程(SOP)并做相应记录，药材生产过程中涉及到的操作与规程以及实施的日期均应有文件记载。应该采集的信息包括：

① 种子与其他繁育材料。

② 繁育。

③ 种植点及采收点。

④ 当地农作物的轮种情况。

⑤ 栽培。

⑥ 化肥、生长调节剂、杀虫剂、除草剂的使用情况。

⑦ 可能影响药材质量的(包括化学成份)非正常环境(例如极端的天气条件，暴露在有害物质和其他污染物里，虫灾暴发)。

⑧ 采收或采集。

⑨ 所有的加工过程。

⑩ 运输。

⑪ 储存。

⑫ 薰蒸消毒剂的使用情况。

应制作多套标本并加以保存，以供植物鉴定和参考用。若条件允许，应制作有关栽培点、采集点以及栽培和采集的药材的图像记录(包括胶片、碟片，数码影像)。所有有关种植者与采收者之间、加工者与收购者之间的协议，以及有关知识产权与利益分配的协议都要做记录。批号应当清晰明了，所有从栽培点和采集点收到的药材都应有明确的批号。在生产初始阶段，就应将各批药材的批号规划好。采集的药材和栽培的药材应使用不同的批号。在实际操作中，审核的结果应在审核报告中加以记录，审核报告包括所有文件的副本、分析报告单、国家或地区的管理规定等。

(7)人员(种植者、采收者、生产者、加工者等)

① 一般性事务　所有人员都必须接受有关植物、农业、采收等方面的培训，在使用农用化学品时，应接受操作培训。生产者与采收者应接受充分的培训，拥有足够有关药物采收、植物护养以及药植保护方面的知识。所有有关环境保护、物种保护，土地管理、农田保护、水土保持的相关事宜均应告知每个人。在雇佣职员时，应当遵守国家或地区有关劳工雇佣的法规。

②健康、个人卫生和环境卫生　所有种植和采集的药材在安全性、处理方式、卫生方面应符合国家或地区的有关法规。在处理和加工药材时。所有有关步骤都应符合国家或地区的

卫生法规。在接触有毒或会引起皮肤过敏的药材时，所有人员都应穿戴防护服，包括戴手套。

卫生状况：对于生病或感染了传染性疾病的员工，因有可能会污染药材，所以不应进入采收、生产、加工区，员工生病或出现疾病征兆时，应及时向管理部门汇报，并进行临床或流行病学方面的检查。

疾病与伤害：有外伤、炎症以及皮肤病的员工应暂停相关工作或按要求采取相关保护措施，例如穿防护服装、戴手套等，直到完全恢复。患痢疾或腹泻的员工，根据国有或地区相关规定，应停止所有在加工区和生产区的工作。

应汇报的健康状况包括：是否患有黄疸、腹泻、呕吐、发热、咽喉痛伴发热，是否受到感染性的伤害(如疖子、伤口等)，眼、耳、鼻是否有分泌物，以便管理部门考虑是否要做医学检查或是否适宜在药材处理区工作。有伤口但被允许继续工作的员工应用防水性材料将伤口包扎好。

个人卫生：负责加工处理药材的员工，应高度注意个人卫生。只要适合，应穿防护服、戴手套、头罩，并套上鞋套。在工作前、便后、处理药材后及接触污染物后，都应洗手。

个人行为：药材加工区禁止吸烟和进餐，进行药材加工的人员应禁止任何可能对药材造成污染的行为，例如随地吐痰，擤鼻涕或对着药材咳嗽。在药材处理区，当个人佩戴的珠宝、手表以及其他物件对药材的安全、质量可能带来损害时，应避免佩戴。

参观人员：到药材加工区及处理区参观的人员应穿相应的防护服，并遵守上述所有的卫生条例。

(8)其他相关事宜

①伦理与法律方面的问题　药材的种植、采集、采收以及采收后的加工处理，必须遵守当地有关法律及环保要求，并合乎当地的道德标准。同时应遵从《生物多样性公约》的有关规定。在使用药用植物种源时，有关返还当前收益和长远收益的协议应在采集和收割前予以商定，并以书面形式记录下来。

受国内法或国际法保护的药用植物，应当根据国家或国际有关法律的规定，取得相关许可证后，方可进行采集。并应遵守《濒危动植物国际贸易公约》(CITES)的有关规定。在获取濒危药材种源时，也应根据国家或国际的有关规定进行采集获取。当药材取自受威胁物种、濒危物种或受保护物种的栽培品种时，应当根据国家或国际有关规定附上相应文件，证明该药材不是取自野生品种。

②研究需求　国有或地区编撰的有关药用植物的目录应当方便使用者对植物(包括濒危物种)的辨认，并指出它的分布状况及现存量的多寡。在出现有关知识产权方面的争议时，该目录可用来作为处理争议的工具。应鼓励各成员国建立类似目录。应大力支持和鼓励栽培药材的农艺学研究，促进农产品之间的信息交流，加强有关栽培和采收药用植物给社会和环境带来何种影响方面的研究。考虑到国家和地区的特殊性，应该积累相关药用植物的专门记录和数据，这些数据在促进技术进步方面可能会成为有用的工具。同时应当对种植者和采集者提供有关药用植物的全面的或有针对性的教育和培训材料。

8.2.2 欧洲《药用和芳香植物优化种植生产管理规范》

8.2.2.1 概述

欧洲是世界上使用中草药或植物药的主要地区之一，特别是在德国、英国等国家有使用中草药的历史传统。德国被誉为“全球草药市场的温度计”，无论是在市场规模还是在产品开发上，都占有举足轻重的地位。据统计，德国的中草药年销售额超过 25 亿美元，人均消耗中草药约 40 美元。同时，德国也是西欧使用中草药最多的国家，占了欧盟 70% 的市场，超过 58% 的德国人服用过中草药。目前，德国卫生部批准可供使用的植物药约有 300 种，并有 3.5 万名医生使用草药。而且草药种植在德国也逐步兴起，目前种植的草药有黄芩草、当归、小白菊和夏枯草等(理查德·傅莱，2009；贺立泽 等，2007)。

为了规范本地区草药种植和其他国家销售到欧洲的草药质量标准，欧洲特殊药物制造业协会在 1998 年 3 月布鲁塞尔会议上提出“药用植物与动物良好的质量控制”，后来欧共体起草了《药用和芳香植物优化种植生产管理规范》(草案)(Guidelines for Good Agricultural Practice (GAP) of Medicinal and Aromatic Plants)，称《欧共体的 GAP》，2002 年 5 月发布。

就所规定的范围而言，中国、欧盟和 WHO 的 GAP 有一定区别。欧盟 GAP 的范围只限于栽培的药用植物和芳香植物，与 WHO 的 GAP 相比，强调了芳香植物，而 WHO 的 GAP 对野生采集的药用植物有详细规定，但二者均不包括药用动物和矿物；中国的 GAP 包括人工种植或野生的药用植物，以及药用动物，不包括矿物。由于中国在中药种植和使用方面有悠久的历史，积累了丰富的经验，因此中国的 GAP 特别强调药材的道地性，这为优良的药材质量奠定了良好的基础。三者都强调了环境保护和药用植物资源的可持续利用，其中政府和环保部门在相关方面具有重要责任。

8.2.2.2 欧盟 GAP 的内容简介

欧盟 GAP 共包括序言和 11 部分内容，11 部分所论述的主要内容与中国的 GAP 和 WHO 的 GAP 接近，但在一些具体规定上又有自己的特点，比如非常强调欧洲标准，在许多方面要求符合欧盟或欧盟成员国有关标准。在一些具体标准的执行上应参照《欧洲药典》、《食品法典》、《欧盟传统药品法案》等法律法规。

(1)序言

序言部分阐明了该 GAP 使用的范围，目的以及对人员和环境的要求等。欧共体药用和芳香植物种植生产管理规范条例适用于在欧共体使用和销售的所有此类植物的种植和初级加工过程。因此其适用于食品、养殖、医药、调味品及芳香工业的植物材料的生产，也适用于依据欧共体法规的包括无性繁殖的所有生产方法。规范提出了药用材料生产和加工过程的新的标准，主要强调明确保证高质量的关键生产步骤(或措施)。主要目的是确保植物原料满足顾客高质量标准的要求。特别重要的方面是：卫生生产，以将微生物污染降到最低；精心生产，以减少在栽培、加工和储存过程的不利因素。

(2)种子繁殖材料

包括对种质的鉴定，材料的纯度、发芽率、抗性等内容。基本要求可参考 WHO 的有关内容。

(3)栽培

基本内容包括栽培方法、土壤和肥料、灌溉、田间管理和植物保护4个部分。

对土壤的未作出详细要求，只是说明所使用的土壤不能被淤泥、重金属、药物和其他非自然产生的化学物质等残留物所污染。灌溉用水应符合欧盟成员国和欧洲质量标准，并且应根据植物生长的需要尽可能地少灌溉。尽可能不使用杀虫剂和除草剂，必须使用时，植物保护产品应符合欧共体规定的最大残留限制(MRLs)(可参照欧洲药典、食品规范等要求)。并且规定了植物保护产品生产者的责任："生产者有义务将杀虫剂的商标、数量和使用日期以书面形式告知购买者。"

(4)收获

基本规范与WHO的GAP有关内容接近。

(5)初级加工

初级加工包括如清洗、冷冻、蒸馏、干燥等加工环节。所有的这些过程无论是供食用或药用都必须遵守欧洲及欧共体成员国规定。含挥发油的植物干燥时，废气不应重复使用。除用丁烷、丙烷或自然气，不允许直接干燥。其他规定可参照WHO的GAP的有关内容。

(6)包装

对包装的有关规定相对较少，主要强调了包装材料和标签。如标签要清楚，永久固定且由无毒材料制成，标签上的内容须符合欧洲和成员对标签的规定。

(7)储存和运输

已包装干燥好的药材和精油应储存在干燥、通风良好的房间中，室内温度在限制范围内且通风良好。新鲜药材应在1~5℃储存，冷藏药材应在-18℃以下储存(长时间储存在-20℃以下)。精油的储存必须遵循相应的化学储存标准。

对抗害虫侵害的熏蒸处理应在必需的情况下应用，且只有在具有资格证书的人员操作下才能进行。所用的化学制剂必须是注册过的。任何对抗害虫侵害的熏蒸处理都应备案。储存室熏蒸所使用的物质，只能是欧洲或欧共体成员国法规允许的。

(8)设备

主要强调了设备的卫生、保存和维护等，要求基本同WHO的GAP的有关内容。

(9)人员和设施

对人员和设施的要求未超出WHO的GAP。但对生产企业提出了要求：应确保种植、加工等工作人员的福利。

(10)文件记录

强调了文件记录的重要性。并指出了一些特别的方面，如：对于来自不同地区的批量货物被保证是同类的情况下可以混合在一起，但其混合过程应备案。检验结果应以检验报告的形式备案(所有档案的副本、记录卡、检验报告、分析报告)且至少保存10年。

(11)教育

应教育全体人员如何处理作物或教育从事生产指导的人相关生产技术及如何合理使用除草剂和杀虫剂。

(12)质量保证

生产者和买方之间关于药用和芳香植物的质量协议，如有关活性成分和其他特性成分、视觉和知觉特性、细菌数量限值、植物保护化学制剂残余和重金属等，必须在国际认可或欧共体成员国法规的基础上以书面的形式签订。

8.3　中药材生产过程安全监控

中药材的安全主要来自内源性因素和外源性因素。内源性因素主要是药材本身含有一定的毒性成分，具有一定的毒性，使用不当可引起患者中毒或死亡。外源性因素包括的内容较广泛，如有害微生物的污染、重金属含量超标、农药残留超标、药材中混入有害杂质等。内源性因素是由药材的品种决定的，要保证其安全，重要的是加强使用管理和科学研究，以促进临床合理用药，减少对机体造成的危害。而外源性因素主要与外界环境和人为操作有关。比如，野生药材由于环境污染而导致其质量和安全性降低，人们在生产、保存或运输过程中使用了违规产品或操作不当等导致药材受到危险因素的污染。

外源性因素是造成一般药材不安全的主要因素，但它是可控因素，完全可以通过科学的管理和操作降低或消除其危害。中药材生产质量管理规范就是主要针对影响药材安全的外源性因素而制定的可操作性强的行业规范，具有法律约束力。实施中药材 GAP，加强药材的生产管理，规范各生产环节的操作，为药材的安全提供了法律的、管理的和技术的保证，必将有力促进药材安全的提高。

中药材 GAP 管理是全过程的管理，安全监控也贯穿于药材栽培、加工等全过程。全过程的监控即全面的监控，因此这个监控过程应有章可寻，应根据 GAP 的要求和生产企业，特别是药材的实际情况制定适宜的标准操作规程，同时为了保证操作规程的执行，企业应有一定的工作规范，以约束操作人员的行为，规定违反操作的责任。工作规范主要设计管理学知识，而操作规程是技术问题。

8.3.1　生产过程监控机构与人员素质要求

8.3.1.1　生产过程的安全监控机构

根据《中药材生产质量管理规范认证管理办法》，省、自治区、直辖市食品药品监督管理局负责本行政区域内中药材生产企业的 GAP 认证申报资料初审和通过中药材 GAP 认证企业的日常监督管理工作；在《中药材 GAP 证书》有效期内，省、自治区、直辖市食品药品监督管理局负责每年对企业跟踪检查一次，并将检查情况及时报国家食品药品监督管理局。

生产企业应设置专门的质量管理部门，对中药材生产过程的安全监控负主要责任。质量管理部门应配备与生产规模、检验要求相适应的检验人员，并有专门的场所和仪器设备。质量管理部门在药材安全方面应制定切实可行的管理方法、管理规范和安全检查标准，并具体负责到人，出现问题及时追查。质量检验人员负责履行日常安全检查工作，并出具检查报告，出现问题及时通报，并予以纠正。生产企业在安全监控过程中可以采用关键控制点分析(HACCP)等方法进行确定安全监控的主要方面和次要方面，以实现有效和高效的监控。

8.3.1.2　安全监控人员的素质要求

为了保障中药材的质量和安全，对生产企业的有关人员必须提出明确要求，具体要求参照中药材 GAP 的有关规定，对企业的技术负责人、质量管理负责人、生产人员等在学历、工作经验、技术等方面都有明确规定。工作人员除满足以上基本的要求外，对其的培训和管理非常重要。应对有关人员进行岗前培训和定期培训，提高其技术水平，加强安全和责任意识。对人员的管理应制定具体规范，并严格执行。

8.3.2 生产过程安全监控的环节与方法

8.3.2.1 土壤、水质、大气等环境的监控

土壤、水质、大气等环境条件与药材的安全具有直接和密切的关系，如土壤中是否含有过量的重金属，灌溉用水中是否含有有害微生物，大气中是否含有大量有毒气体等。并且这些环境条件是在不断变化的，如土壤、灌溉用水等在生产过程中受到污染，从而对药材质量和安全造成影响。因此对土壤、水质、大气等环境条件的科学和及时监控非常重要。

(1)对土壤的监控

中药材产地土壤应符合国家土壤质量二级标准，并且每4年至少对土壤进行一次检测。

①土壤样品的采集　在采样前应根据基地土壤情况设置合理的检测单元和检测点。采样时间一般在作物收获后或与作物同步采集。采样深度通常为0~20 cm的耕作层。每个采样点的样品为农田土壤的混合样。

②土壤样品的制备与保存　首先将土样风干，取风干后的样品100~200 g，碾碎，进行颗粒及物理分析时应过2 mm孔径的筛子，进行化学分析时应过1 mm或0.5 mm孔径的筛子。样品放于广口瓶内保存。

③检测项目及分析方法　检测项目包括规定必测项目和选择必测项目。规定必测项目是指土壤环境质量标准GB 15618—1995中所要求控制的污染物，如镉、汞、砷、铜、铅、铬、镍、锌、六六六、滴滴涕等。选择必测项目是指土壤环境质量标准中未要求控制的污染物，可根据土壤条件具体制定检测项目，如氯化物、矿物油等。具体的检测方法可参考有关标准。下表8-1列出了规定必测项目及分析方法。

表8-1　中药材基地土壤质量检测项目及分析方法

检测项目	检测仪器	检测方法	方法来源	检出限	GB 15618二级质量标准(mg/kg)
总镉	原子吸收光谱仪	石墨炉原子吸收分光光度法	GB/T 17141—1997	0.01 mg/kg	≤0.30
	原子吸收光谱仪	萃取火焰原子吸收分光光度法	GB/T 17140—1997	0.05 mg/kg	
总铬	原子吸收光谱仪	火焰原子吸收光谱法	GB/T 17141—1997	0.05 mg/L	水田≤300 旱地≤200
总汞	原子荧光光度计	冷原子荧光法	土壤元素近代分析法	0.05 μg/L	≤0.50
	测汞仪	冷原子吸收法	GB/T 17136—1997	0.05 mg/kg	
总砷	紫外可见光度计	硼氢化钾-硝酸银分光光度法	GB/T 17135—1997	0.2 mg/kg	水田≤25
	原子荧光光度计	氢化物非色散原子荧光法	土壤元素近代分析法	2 μg/L	旱地≤30
铜	原子吸收光谱仪	火焰原子吸收光谱法	GB/T 17138—1997	0.04 mg/L	≤100
铅	原子吸收光谱仪	石墨炉原子吸收光谱法	GB/T 17141—1997	0.1 mg/kg	≤300
	原子吸收光谱仪	火焰原子吸收光谱法	GB/T 17140—1997	0.2 mg/kg	

（续）

检测项目	检测仪器	检测方法	方法来源	检出限	GB 15618 二级质量标准（mg/kg）
锌	原子吸收光谱仪	火焰原子吸收光谱法	GB/T 17138—1997	0.5 mg/kg	≤250
镍	原子吸收光谱仪	火焰原子吸收光谱法	GB/T 17139—1997	5 mg/kg	≤50
六六六	气相色谱仪	气相色谱法	GB/T 14550—2003	9.79×10^{-13} g	≤0.50
滴滴涕	气相色谱仪	气相色谱法	GB/T 14550—2003	1.47×10^{-12} g	≤0.5

（2）对水质的检测

药材基地灌溉水质量应符合国家农田灌溉水质量标准 GB 5084—2005。

①水样的采集　水样的采集应有代表性，并能反应时间和空间上的变化，因此采集水样应合理布点，并设定采集时间和频率。检测重点应是对药材生产有直接影响的水源，灌溉期至少采样检验一次。

②水质检测项目及分析方法　具体的检测项目是国家农田灌溉水质量标准 GB 5084—2005 中要求控制的污染物。表 8-2 列出了部分检测项目及分析方法。

表 8-2　农田灌溉水检测项目及分析方法

检测项目	检测仪器	检测方法	方法来源	检出限	质量标准
总镉	原子吸收光谱仪	火焰原子吸收光谱法	GB 7475—1987	0.01 mg/L	≤5 μg/L
总铬	紫外可见光度计	二苯碳酰二肼分光光度法	GB 7466—1987	0.001 mg/L	≤0.1 mg/L
总汞	测汞仪	冷原子荧光法	GB 7468—1987	0.05 μg/L	≤1 μg/L
总砷	原子荧光光度计	氨基甲酸银分光光度法	GB 7485—1987	2μg/L	≤0.05 mg/L
	紫外可见光度计	氢化物非色散原子荧光法	GB/T 8583—1995	7 μg/L	
铅	原子吸收光谱仪	火焰原子吸收光谱法	GB 7475—1987	0.06 mg/L	≤0.1 mg/L
pH	酸度计	玻璃电极法	GB 6920—1986	0.1	5.5～8.5

（引自 GB 5084—1992《农田灌溉水质标准》。）

（3）对基地大气质量的监控

药材基地大气质量应符合国家大气环境质量标准 GB 3095—1996 的二级标准。

①大气样品采集　首先应设置合理的检测点，检测点位置的确定应先进行调查研究，在收集大量大气污染危害的现状和历史资料的基础上，根据基地空气污染源的时空分布特征及状况，采用网络布点法。生产基地大气监测最好安排在大气污染对药材质量影响较大的时期。根据基地具体情况，设置合理的采样时间和频率，以满足监测的需要和保证监测的有效性。在监测期，一般连续采样 3 天，每天早、中晚各 1 次。

②大气监测项目及分析方法　中药材 GAP 基地大气监测项目及分析方法见表 8-3。

表 8-3 中药材基地大气监测项目及分析方法

检测项目	采样方法	检测仪器	检测方法	方法来源	检出限	质量标准（日平均）
二氧化硫	四氯汞钾吸收法	分光光度计	甲醛副玫瑰苯胺光度法	GB/T 15262—1994	0.02 mg/L	≤0.15 mg/m^3
氮氧化物	盐酸萘乙二胺吸收法	分光光度计	盐酸萘乙二胺光度法	GB/T 15436—1995	0.1 mg/L	≤0.10 mg/m^3
总悬浮物	石灰滤膜法	分析天平	重量法	GB/T 15432—1995	0.1 mg/L	≤0.30 mg/m^3
氟化物	滤膜法	离子计	石灰滤膜法氟离子选择电极法	GB/T 15433—1995	0.02 mg/L	≤7μg/m^3
	滤膜法	离子计	滤膜法氟离子选择电极法	GB/T 15434—1995	1 μg/L	
苯并芘	滤膜法	荧光光度计	乙酰化滤纸层析荧光光度	GB 9871—1988	2 μg/100m^3	
铅	滤膜法	液相色谱仪	高效液相色谱法	GB/T 15439—1995	10^{-12} ~ 10^{-14} g	
	四氯汞钾吸收法	原子吸收光谱仪	火焰原子吸收光谱法	GB/T 15264—2006	0.5 μg/mL	

（引自 GB 3095—1996《国家大气环境质量标准》）

8.3.2.2 对种质资源的监控

种，也就是物种，是生物分类上的基本单位。凡能够决定生物的“种性”，并将其遗传信息从亲代传递给后代的遗传物质总体称为种质。一个种就是一个特定的种质。凡可供利用和研究的一切具有一定种质或基因的生物类型统称为种质资源。优良种质是指具有优良的遗传物质基础，且能够表达出种子、种苗质量好、抗逆性强、优质高产等优良性状的种质。对于药材而言，种质的差别会导致药材质量的差别，比如有效成分的含量、毒性成分的含量、药理作用等会存在差异。因此，按照中药材 GAP 要求，对于养殖、栽培或野生采集的动植物，应准确鉴定其物种，包括亚种、变种或品种；种子、种苗、菌种等繁殖材料应制定检验及检疫制度，在生产、储运等过程中进行检验；防止伪劣种子、种苗、菌种等繁殖材料的交易和传播。

(1) 种子质量检测

种子质量检测的内容包括种子净度、纯度、含水量、千粒重、发芽力、生活力等方面。具体检测可参考《中华人民共和国种子法》及有关操作规程。

(2) 苗木质量检测

许多中药材以苗木进行繁殖，苗木的质量直接影响中药繁殖的质量。苗木的质量指标主要有生理指标和形态指标，如生根力、生长力、抗逆性、移栽成活率等常作为具体的评价指标。同时应结合苗木的生化指标，如光合作用强弱、有效成分含量等进行综合评价。

8.3.2.3 田间管理的监控

(1) 施肥

肥料是植物的粮食，也是培肥土壤，改善植物营养、促进植物生长发育的重要物质基础。目前使用的肥料分为三类：一是有机肥（包括农家肥和商品有机肥），二是化学肥料（包括氮肥、磷肥、钾肥等），三是微生物肥料。

施肥过程也是影响药材安全的重要方面。实施中药材 GAP 必须进行合理施肥，要根据植物营养的特点及土壤肥力，制定施肥标准操作规程。施肥应以有机肥为主，施用农家肥应经过充分腐熟达到无害化卫生标准，禁止使用城市生活垃圾、工业垃圾和医院垃圾和粪便。

(2) 灌溉

灌溉对药材安全的影响主要是灌溉用水应符合标准。

(3) 病虫害防治

病虫害防治是中药生产过程中的重要环节，而且往往对药材的安全产生严重影响，主要是农药残留问题。实施中药材 GAP 应从生物与环境的整体观点出发，从有效、安全和经济的角度，因地制宜运用农业、生物、化学、物理等多种方法进行综合防治，尽量减少化学农药的使用，改变传统的单纯依靠化学农药的防治方法。在施用农药时应按照《中华人民共和国农药管理条理》的规定，采用最小有效剂量原则，并选用高效、低毒、低残留农药，以降低农药残留和重金属污染，保证药品安全和保护生态环境。使用农药的人员应经过专门的知识和技术培训。

8.3.2.4　采收、加工的监控

(1) 采收过程的安全监控

采收过程涉及药材安全的方面及监控包括：

① 采收机械、器具等应清洁、无污染，不用时应存放在无虫鼠害和畜禽的干燥场所。

② 采收及初加工应分离药用部位和非药用部位，避免混入有毒物质，破损、腐烂的部分应剔除。如采收麻黄时应将根与茎充分分离，避免混杂，以防临床应用时产生不良后果，因为麻黄以发汗为主，麻黄根却具有敛汗的功效，如果二者混用，不但治疗效果不佳，有时甚至贻误病情，产生不良后果。

③ 药材采收后应立即运至加工场所，不得在土地中长期存放，以免腐烂或污染。

(2) 加工过程的安全监控

加工过程涉及药材安全的方面的监控包括：

① 加工场地应清洁无污染，并且具有防雨、防鼠、防尘等设施。

② 需干燥的药材应及时干燥，防止霉烂变质。

③ 药材应按规定方法进行初加工，包括挑选、筛选、分离非药用部位等。如金樱子、枇杷叶等含有较多绒毛，煎煮服用时易引起刺激性咳嗽等不良反应，加工时应尽量除去绒毛；传统认为人参芦头有催吐作用，加工时应去芦；有些药物，木心可能具有一定的副作用，应将其除去，如《雷公炮炙论》记载："远志，若不去心，服之令人闷"。

8.3.2.5　包装、储存、运输过程的监控

(1) 包装过程

根据《中华人民共和国药品管理法实施条例》，国家鼓励培育中药材，对集中规模化栽培养殖、质量可以控制并符合国务院药品监督管理部门规定条件的中药材品种，实行批准文号管理。随着中药材 GAP 的发展，中药材将逐步实行批准文号管理，药材的包装也将逐步规范化。中药材的包装应按照《药品管理法》执行，并可参照 2001 年 1 月 1 日起实行的《药品包装、标签和说明书管理规定》。根据中药材 GAP 的要求，中药材的包装应注明品名、规格、产地、批号、包装日期、生产单位、采收日期、储藏条件、注意事项等内容，并有质量合格标志。毒性中药材、按麻醉药品管理的中药材的包装应按相关的法规和管理办法执行，

麻醉药品的标签应统一用蓝色字标明“麻”字的明显标志，毒性药品的包装容器上必须印有毒药标志。

(2)储存、运输过程

中药材的储存过程中应保证药材无变质、无污染。首先应具备一定的储存条件，并采用科学的储存方法和储存技术。在操作和管理上，应制定仓储养护规程和管理制度。中药材的运输不得与其他有毒、有害的物质混装。

麻醉药品、毒性药品的储存应有专柜保存，专人管理。运输麻醉药品时，生产和供应单位应在运单货物名称栏内明确填写麻醉药品，并在发货人记事栏加盖“麻醉药品专用章”，凭此办理运输手续；运输单位必须加强管理，缩短在车站、码头、机场的存放时间，铁路运输不得使用敞车，水路运输不得配撞仓面，公路运输应严密封存；运输途中如有丢失，承运单位必须认真查找，并立即报告当地公安机关和卫生行政部门。

（王建华　郭巧生　房信胜）

本章小结

中药材生产的科学化和规范化是保证药材质量的关键因素，药材生产的每一个过程、环节都应按照一定的技术标准和要求去操作。因此，针对药材的生产必须制定科学的操作规范和严格的管理监控标准。本章阐述了国内外中药材(植物药)生产管理规范以及安全控制措施和监控标准。首先论述了我国的中药材生产质量管理规范(GAP)，阐明了实施 GAP 的背景和意义，从涉及药材生产的各个方面较为详细的介绍了我国 GAP 的主要内容，这也是学习本章的重要方面。为了指导不同国家的药用植物生产，世界卫生组织制定了《药用植物种植和采集的生产质量管理规范》(GACP)，本章对此也进行了较为详细的介绍，学习者可以和我国的 GAP 进行比较，发现不同和值得我们学习、借鉴的地方。欧洲是药用植物消费的重要市场，欧盟根据本地区的情况制定了适合于欧盟国家的《药用植物和芳香植物生产管理规范》，本章也对此进行了简要介绍。最后，根据我国 GAP 的要求，本章较为详细地阐述了中药材生产过程的安全监控方法、检测项目和标准，为中药材的安全生产提供了较为详细的资料，也是学习本章的重要方面。

复习思考题

1. 什么是中药材生产质量管理规范(GAP)？制定和实施 GAP 的目的和意义是什么？
2. 根据我国 GAP 的要求，药用植物栽培的田间管理规范有哪些？
3. 药用植物生产过程中关系到药材安全的因素有哪些？
4. 我国 GAP 对中药材的包装有何要求？
5. 世界卫生组织的 GACP 中哪些内容或规定可以有效避免药材的外源性有害物质污染？
6. 通过比较分析我国的 GAP 和世界卫生组织的 GACP 以及欧盟的 GAP，找出一些不同的地方列表说明。
7. 中药材生产安全监控的主要环节有哪些？
8. 药材的采收、加工过程如何实施安全监控？

本章推荐阅读书目

中药材规范化生产与管理(GAP)方法及技术. 李敏. 北京：中国医药科技出版社，2005.

无公害中药材安全生产手册. 丁自勉. 北京：中国农业出版社，2008.

中药材生产质量管理规范. 贺红，江滨. 北京：科学出版社，2006.

参考文献

鲍志东，叶晨，黄欣. 2001. 马兜铃属植物的肾毒性[J]. 国外医学·中医中药分册，23(5)：259－260.

陈楠，任红，陈晓农，等. 2001. 马兜铃酸引起慢性肾衰竭临床病理分析[J]. 中国中西医结合肾病杂志，2(9)：88－89.

陈薇，贾波，黄秀深，等. 2005. 广防己肾毒性实验研究[J]. 四川中医杂志，23(11)，32－33.

杜弢，林丽，雍思龙，等. 2008. 四倍体黄芩D20引种实验报告[J]. 中药材，31(4)：479－481.

郭军鹏，刘震坤. 2010. 雷公藤肾脏毒性的实验研究[J]. 长春中医药大学学报，26(1)：124.

贺立泽，王佩贤，王伟. 2007. 德国植物药行业发展探析[J]. 亚太传统医药，3(11)：20－22.

胡敏伶，任江剑，王志安. 2010. 采收期和加工方法对杭白芍中芍药苷含量的影响[J]. 中国现代中药，5(1)：27－29.

理查德·傅莱. 2009. 中医药在德国的市场现状[J]. 临床药物治疗杂志，7(2)：13－17.

宋秉智，高翔宗. 2001. 神经系统毒性中药及其与药性和有效成分的关系——对102种中药神经系统毒性文献资料的分析总结[J]. 中医药研究，17(4)：52－53.

宋秉智，高耀宗. 2001. 消化系统毒性中药及其与药性和有效成分的关系——对122种中药消化系统毒性文献资料的分析报告[J]. 山西中医学院学报，2(2)：21－22.

宋秉智，施怀生. 2001. 肝毒性中药及其与药性和有效成分的关系——对55种中药肝毒性文献资料的分析报告[J]. 山西中医学院学报，2(1)：18－19.

吴和珍，陆毅，艾伦强，等. 2008. 麻黄根化学成分与药理作用研究进展[J]. 亚太传统医药，4(11)：144－147.

杨武亮，付丽萍，聂清林，等. 2008. 江枳壳采收期的研究[J]. 江西中医学院学报，20(5)：50－51.

第9章

中药材生产安全认证

作为整个中药产业的原材料，中药材的质量优劣直接关系到整个中药产业的生命。而中药材的质量是由其生产原料、生产过程等因素所决定的，加强中药材生产安全体系建设，提高中药材生产安全水平，对保障中药材质量具有极其重要的意义。由于中药材的生产主体是企业，为保障中药材质量，有必要对中药材生产企业的生产体系进行安全认证。通过中药材安全生产认证体系的建设和实施，将中药材生产安全认证与市场准入相结合，促进生产企业提高中药材生产安全水平，为整个中药产业的有序发展提供优质的原材料，这对促进中医理论的实践与发展，稳定和提高其在世界医疗保健体系中的地位具有关键性的作用和现实意义。

另外，药材是特殊的农产品，有些药材也是特殊食品，由于中药材生产安全认证体系的建设和发展落后于食品相关产业，本章在对现有的中药材生产安全认证体系进行介绍的同时也对其他食品相关安全生产认证体系进行了介绍，为中药材生产安全认证体系的建立和完善提供参考。

9.1 中药材生产质量管理规范(GAP)认证

我国是中药材资源大国，其种类及数量均居世界之首。据调查，全国共有药用植物近万种，药用动物1500余种，药用矿物80余种。人工成功栽培药用植物400多种。但是，由于诸多原因，我国中药材生产还存在许多问题：种质不清，种养、加工技术不规范，农药残留量超标，中药材质量低劣，野生资源破坏严重等。目前，企业为了获得来源稳定、品质好、农药残留少的中药材而要求在中药材产地建立中药材生产基地的呼声日益强烈。为了加强对中药材生产全过程的管理，确保中药材的质量，必须制定中药材生产质量管理规范。

中药材生产质量管理规范(Good Agricultural Practice for Chinese Crude Drugs，简称中药材GAP)认证是国家级食品药品监管部门依照《中药材生产质量管理规范(试行)》，对中药材生产企业的规范化生产行为所给予的认证。

9.1.1 实施中药材生产质量管理规范认证的意义

制定及实施GAP是促进农业产业化的重要措施。目前，农业结构正在调整，中药材生产也是其中组成部分。发展中药材生产，使之走向产业化，不仅仅是制药企业和医疗保健事业的需要，也是农业结构调整的一条道路。

实施中药材 GAP 的目的是规范中药材生产全过程，从源头上控制中药材的质量，并和国际接轨，以实现药材"真实、优质、稳定、可控"的目的。

通过实施中药材生产质量管理规范认证，能够提升中药材生产的标准化水平，生产出优质、安全的中药材产品，有利于提高我国中药材的质量安全水平。中药材生产质量管理规范认证已在国际上得到广泛认可，实施良好中药材生产质量管理规范认证正在成为中药材产品国际贸易中增强国际互信，消除技术壁垒的一项重要措施。通过中药材生产质量管理规范认证，将成为我国中药材产品出口的一个重要条件。通过 GAP 认证的企业将在欧洲的 EUREP-GAP 网站和我国认证机构的网站上公布，因此，GAP 认证能够提高企业形象和知名度。通过 GAP 认证的产品，可以形成品牌效应，增加认证企业和生产者的收入。通过 GAP 认证，有利于增强生产者的安全意识和环保意识，保护劳动者的身体健康，有利于保护生态环境和增加自然界的生物多样性，有利于自然界的生态平衡和促进中药材生产的可持续发展。

9.1.2　中药材生产质量管理规范(GAP)认证

9.1.2.1　中药材生产质量管理规范(GAP)认证初审

(1)法定依据

《中华人民共和国药品管理法》(2001 年 2 月 28 日中华人民共和国主席令第 45 号公布，自 2001 年 12 月 1 日起施行)第 103 条规定：中药材的种植、采集和饲养的管理办法，由国务院另行制定。

《中华人民共和国药品管理法实施条例》(2002 年 8 月 4 日中华人民共和国国务院令第 360 号公布，自 2002 年 9 月 15 日起施行)第四十条规定：国家鼓励培育中药材。对集中规模化栽培养殖、质量可以控制并符合国务院药品监督管理部门规定条件的中药材品种，实行批准文号管理。

《中药材生产质量管理规范认证管理办法(试行)》(国食药监安[2003]251 号)(2003 年 11 月 1 日起施行)第三条规定：省、自治区、直辖市食品药品监督管理局(药品监督管理局)负责本行政区域内中药材生产企业的 GAP 认证申报资料初审和通过中药材 GAP 认证企业的日常监督管理工作。

(2)申请条件

申请中药材生产质量管理规范(GAP)认证的企业，必须具备以下条件：

①持有《营业执照》。

②配备符合中药材生产质量管理规范要求的相关专业技术人员。

③必须严格执行中药材生产质量管理规范，具有能够保证中药材质量的生产场地、设施、管理制度、检验仪器和卫生条件。

(3)申报资料

申请中药材 GAP 认证的中药材生产企业，其申报的品种至少完成一个生产周期。申报时需填写《中药材 GAP 认证申请表》，并向所在省、自治区、直辖市级食品药品监管部门提交以下资料：

①《营业执照》(复印件)。

②申报品种的种植(养殖)历史和规模、产地生态环境、品种来源及鉴定、种质来源、野生资源分布情况和中药材动植物生长习性资料、良种繁育情况、适宜采收时间(采收年限、采收期)及确定依据、病虫害综合防治情况、中药材质量控制及评价情况等。

③中药材生产企业概况，包括组织形式并附组织机构图(注明各部门名称及职责)、运营机制、人员结构，企业负责人、生产和质量部门负责人背景资料(包括专业、学历和经历)、人员培训情况等。

④种植(养殖)流程图及关键技术控制点。

⑤种植(养殖)区域布置图(标明规模、产量、范围)。

⑥种植(养殖)地点选择依据及标准。

⑦产地生态环境检测报告(包括土壤、灌溉水、大气环境)、品种来源鉴定报告、法定及企业内控质量标准(包括质量标准依据及起草说明)、取样方法及质量检测报告书、历年来质量控制及检测情况。

⑧中药材生产管理、质量管理文件目录。

⑨企业实施中药材 GAP 自查情况总结资料。

⑩企业法人出具的确保申报资料内容真实有效的保证函。

⑪组织机构代码证复印件。

⑫申请人不是法定代表人本人的，应当提交《授权委托书》。

(4)办理程序

①申请　申请人持申报材料向所在省、自治区、直辖市级食品药品监管部门窗口提出申请；申请人应当对其申请材料全部内容的真实性负责。

②受理　由服务窗口受理。办理时限为当场办结。

③审查　由服务窗口进行。办理时限为 3 个工作日。

④决定　由服务窗口签发、制作初审意见。办理时限为 2 个工作日。

⑤转报　服务窗口送达初审意见并将认证资料转报国家级食品药品监管部门。办理时限为 1 个工作日。

9.1.2.2　中药材生产质量管理规范(GAP)认证的审查程序

①省、自治区、直辖市级食品药品监管部门根据申请人提交的申报资料完成初审并提出初审意见。符合规定的，将初审意见及认证资料转报国家级食品药品监管部门。

②国家级食品药品监管部门组织对初审合格的中药材 GAP 认证资料进行形式审查，必要时可请专家论证，审查工作时限为 5 个工作日(若需组织专家论证，可延长至 30 个工作日)。符合要求的予以受理并转国家级食品药品监管部门认证中心。

③国家级食品药品监管部门认证中心在收到申请资料后 30 个工作日内提出技术审查意见，制定现场检查方案。检查方案的内容包括日程安排、检查项目、检查组成员及分工等，如需核实的问题应列入检查范围。现场检查时间一般安排在该品种的采收期，时间一般为 3 ~5 天，必要时可适当延长。

④现场检查报告、缺陷项目表、每个检查员现场检查记录和原始评价及相关资料应在检查工作结束后 5 个工作日内报送国家级食品药品监管局认证中心。

⑤国家级食品药品监管部门认证中心在收到现场检查报告后 20 个工作日内进行技术审

核，符合规定的，报国家级食品药品监管部门进行审批。符合《中药材生产质量管理规范》的，颁发《中药材 GAP 证书》并予以公告。

9.1.3　中药材生产质量管理规范认证管理办法

9.1.3.1　《中药材生产质量管理规范认证管理办法(试行)》实施的意义

为贯彻执行《中华人民共和国药品管理法》及《中华人民共和国药品管理法实施条例》，规范《中药材生产质量管理规范(试行)》认证工作，保证中药材 GAP 认证工作的顺利进行，进一步加强药品的监督管理，促进中药现代化，国家食品药品监督管理局于 2003 年 9 月 19 日发布并于 2003 年 11 月 1 日起实施了《中药材生产质量管理规范认证管理办法(试行)》(以下简称《中药材 GAP 认证管理办法》)。实施中药材 GAP，对中药材生产全过程进行有效的质量控制，是保证中药材质量稳定、可控，保障中医临床用药安全有效的重要措施；有利于中药资源保护和持续利用，促进中药材种植(养殖)的规模化、规范化和产业化发展。

9.1.3.2　《中药材生产质量管理规范认证管理办法(试行)》的主要内容

(1)《中药材 GAP 认证管理办法》的制定依据和目的

《中药材 GAP 认证管理办法》是根据《药品管理法》及《药品管理法实施条例》的有关规定制定的，其目的在于加强中药材生产的监督管理，规范中药材 GAP 认证工作。

(2) 中药材 GAP 认证管理工作的分工

由于中药材 GAP 认证工作是一个系统性的工作，涉及认证及认证企业的日常管理工作，为了维护认证的权威性和统一性，《中药材 GAP 认证管理办法》第二条规定：全国的中药材 GAP 认证统一由国家级食品药品监管部门负责，包括中药材 GAP 认证检查评定标准及相关文件的制定、修订工作和中药材 GAP 认证检查员的培训、考核和聘任等管理工作，并由国家级食品药品监管部门药品认证管理中心(以下简称"局认证中心")承担具体工作。同时，由于我国地域广阔，为了节省行政成本、减少企业负担和提高办事效率，按照属地管理原则，《中药材 GAP 认证管理办法》第三条规定：GAP 认证申报资料初审和 GAP 认证企业的日常监督管理工作由所在省、自治区、直辖市级食品药品监管部门(药品监督管理局)负责。

(3) 中药材 GAP 认证的申请条件

《中药材 GAP 认证管理办法》第四条规定：中药材 GAP 认证的申请主体为持有《营业执照》的中药材生产企业，且所申报的品种至少已经完成了一个生产周期。

(4) 中药材 GAP 认证申请的提交

《中药材 GAP 认证管理办法》第五条规定：中药材 GAP 认证的初审由所在省、自治区、直辖市级食品药品监管部门(药品监督管理局)负责。为了便于技术和形式审查、提高工作效率，《中药材 GAP 认证管理办法》第四条规定：申请中药材 GAP 认证的中药材生产企业需填写《中药材 GAP 认证申请表》，并提交相关申请资料。

(5) 中药材 GAP 认证的初审和受理

为了提高工作效率，保障中药材 GAP 认证申报企业的权益，《中药材 GAP 认证管理办法》第五条和第六条对中药材 GAP 认证的初审、受理程序及时限进行了规范，《中药材 GAP 认证管理办法》第五条规定：省、自治区、直辖市级食品药品监管部门(药品监督管理局)在收到中药材 GAP 认证申报资料之日起 40 个工作日内提出初审意见；符合规定的，将初审意见及认证资料转报国家级食品药品监管部门。《中药材GAP认证管理办法》第六条规定：国家级食品药品监管部门对初审合格的中药材GAP认证资料进行形式审查，审查工作时限为5个工作日(若需组织专家论证，可延长至30个工作日)。符合要求的予以受理并转局认证中心。

(6) 中药材GAP认证的审查

在通过对申报材料的初审和形式审查后，为了保证所申报材料的真实性，维护中药材GAP认证的权威性，还应由局认证中心统一负责进行技术审查和现场检查。《中药材GAP认证管理办法》第七条规定：局认证中心在收到申请资料后30个工作日内提出技术审查意见并制定现场检查方案。现场检查时间一般安排在该品种的采收期，时间一般为3~5天，必要时可适当延长。为了规范现场检查行为，《中药材GAP认证管理办法》第八条至第十八条对检查组成员的组成及检查所应遵循的原则进行了规范。同时，为了细化现场检查评定标准，保证中药材GAP认证的统一性和规范性，国家食品药品监督管理局于2003年11月1日实施了《中药材GAP认证检查评定标准(试行)》(具体内容请参见附录2)。检查组成员依据《中药材GAP认证检查评定标准(试行)》制定现场检查报告、缺陷项目表等，并于检查结束后5个工作日内报送局认证中心。

(7)《中药材GAP证书》的颁发

《中药材GAP认证管理办法》第十七条至第十九条规定：局认证中心在收到现场检查报告后20个工作日内进行技术审核，符合规定的，报国家级食品药品监管部门审批。符合《中药材生产质量管理规范》的，颁发《中药材GAP证书》并予以公告；不符合中药材GAP认证标准的，不予通过中药材GAP认证，由局认证中心向被检查企业发认证不合格通知书。认证不合格企业再次申请中药材GAP认证的，以及取得中药材GAP证书后改变种植(养殖)区域(地点)或扩大规模等，应重新提交认证申请。此外，由于标准的制定是与时俱进的，为了反映时代的进步对中药材GAP的要求，《中药材GAP认证管理办法》第二十条规定：《中药材GAP证书》有效期一般为5年，生产企业应在有效期满前6个月，重新申请中药材GAP认证。这为生产企业的技术更新提供了推动力，为中药材GAP体系的良性发展提供了保障。

(8) 中药材GAP认证企业的日常管理

由于中药材的质量与中药材生产企业的日常操作是否规范密切相关，因而，为了维护中药材GAP认证的严肃性，确保中药材生产企业在日常的中药材生产中严格按照中药材GAP要求开展生产，需要对相关企业实行动态管理。为此，《中药材GAP认证管理办法》第二十八条至第三十三条对取得《中药材GAP证书》企业的跟踪检查和日常管理进行了规范。

9.1.4 《中药材GAP认证检查评定标准(试行)》的基本内容

9.1.4.1 《中药材GAP认证检查评定标准(试行)》制定的意义、依据

制定《中药材GAP认证检查评定标准(试行)》(以下简称《评定标准》)的意义主要体现在保证《中药材生产质量管理规范认证管理办法(试行)》的实施，使国家级食品药品监管部门药品认证管理中心所承担得中药材GAP认证工作得以顺利开展。《评定标准》制定的依据为《中药材生产质量管理规范(试行)》的规定。

9.1.4.2 《中药材 GAP 认证检查评定标准(试行)》的基本内容

中药材 GAP 认证检查项目共 104 项，根据对中药材质量影响程度不同，《评定标准》将检查项目细分为关键项目(19 项)和一般项目(85 项)。而在实际检查认证中，具体的检查项目应根据所申请认证的品种特性来确定。

《评定标准》规定，一般项目不合格(也称为一般缺陷)项目数占总检查项目数不超过(包括)20%，且不存在关键项目不合格(也称为严重缺陷)时，通过 GAP 认证。而当一般项目不合格(也称为一般缺陷)项目数占总检查项目数超过(不包括)20% 时或存在关键项目不合格(也称为严重缺陷)时，不通过 GAP 认证。并对具体的检查项目进行了规定(具体内容请见附录 2)。

9.2 危害分析与关键控制点(HACCP)认证

有关 HACCP 的基本概念详见第 2 章相关部分。HACCP 通过预计哪些环节最有可能出现问题，或一旦出了问题对人危害较大，来建立防止这些问题出现的有效措施以保证食品的安全。即通过对食品全过程的各个环节进行危害分析，找出关键控制点(CCP)，采用有效的预防措施和监控手段，使危害因素降到最小程度，并采取必要的验证措施，使产品达到预期的要求。HACCP 是一个为国际认可的，保证食品免受生物性、化学性及物理性危害的预防体系。它主要是通过科学和系统的方法，分析和查找食品生产过程的危害，确定关键控制点和具体的预防控制措施，并实施有效的监控，从而确保产品的安全卫生质量。

9.2.1 HACCP 认证的意义

9.2.1.1 HACCP 认证的重要性

在食品的生产过程中，控制潜在危害的先期觉察决定了 HACCP 的重要性。通过对主要的食品危害，如微生物、化学和物理污染的控制，食品工业可以更好地向消费者提供消费方面的安全保证，降低食品生产过程中的危害，从而提高人民健康水平。

HACCP 是决定产品安全性的基础，食品生产者利用 HACCP 控制产品的安全性比利用传统的最终产品检验法要可靠，实施时也可作为谨慎防御的一部分。HACCP 作为控制食源性疾患最为有效的措施得到了国际和国内认可。

9.2.1.2 HACCP 认证的优越性

①强调识别并预防食品污染的风险，克服食品安全控制方面传统方法(通过检测，而不是预防食物安全问题)的限制。

②有完整的科学依据。

③由于保存了公司符合食品安全法的长时间记录，而不是在某一天的符合程度，使政府部门的调查员效率更高，结果更有效，有助于法规方面的权威人士开展调查工作。

④使可能的、合理的潜在危害得到识别，即使以前未经历过类似的失效问题。因而，对新操作工有特殊的用处。

⑤有更充分的允许变化的弹性。例如，在设备设计方面的改进，在与产品相关的加工程序和技术开发方面的提高等。

⑥与质量管理体系更能协调一致。

⑦有助于提高食品企业在全球市场上的竞争力，提高食品安全的信誉度，促进贸易发展。

9.2.1.3 HACCP认证的实际益处

（1）对食品企业

①*增强消费者和政府的信心* 食用不洁食品将对消费者的消费信心产生沉重的打击，而食品安全事故的发生将同时动摇政府对企业食品安全保障的信心，从而加强对企业的监管。

②*减少法律和保险支出* 若消费者因食用食品而致病，可能向企业投诉或向法院起诉该企业，既影响消费者信心，也增加企业的法律和保险支出。

③*增加市场机会* 良好的产品质量将不断增强消费者信心，特别是在政府的不断抽查中，总是保持良好的企业，将受到消费者的青睐，形成良好的市场机会。

④*降低生产成本(减少回收/食品废弃)* 因产品不合格，使企业产品的保质期缩短，使企业频繁召回其产品，提高企业生产费用。如在美国的肉制品生产厂家在实施HACCP体系后，沙门氏菌在牛肉上降低了40%，在猪肉上降低了25%，在鸡肉上降低了50%，所带来的经济效益不言而喻。

⑤*提高产品质量的一致性* HACCP的实施使生产过程更规范，在提高产品安全性的同时，也大大提高了产品质量的均匀性。

⑥*提高员工对食品安全的参与* HACCP的实施使生产操作更规范，并促进员工对提高公司产品安全的全面参与。

⑦*降低商业风险* 日本雪印公司金黄色葡萄球菌中毒事件使全球牛奶巨头日本雪印公司一蹶不振的事例充分说明了食品安全是食品生产企业的生存保证。

（2）对消费者的益处

①*减少食源性疾病的危害* 良好的食品质量可显著提高食品安全的水平，更充分地保障公众健康。

②*增强卫生意识* HACCP的实施和推广，可提高公众对食品安全体系的认识，并增强自我卫生和自我保护的意识。

③*增强对食品供应的信心* HACCP的实施，使公众更加了解食品企业所建立的食品安全体系，对社会的食品供应和保障更有信心。

④*提高生活质量(健康和社会经济)* 良好的公众健康对提高大众生活质量，促进社会经济的良性发展具有重要意义。

（3）对政府的益处

①*改善公众健康* HACCP的实施将使政府在提高和改善公众健康方面，能发挥更积极的影响。

②*更有效和有目的的食品监控* HACCP的实施将改变传统的食品监管方式，使政府从被动的市场抽检，变为政府主动地参与企业食品安全体系的建立，促进企业更积极地实施安全控制的手段。并将政府对食品安全的监管，从市场转向企业。

③*减少公众健康支出* 公众良好的健康，将减少政府在公众健康上的支出，使资金能流向更需要的地方。

④确保贸易畅通 非关税壁垒已成为国际贸易中重要的手段。为保障贸易的畅通，对国际上其他国家已强制性实施的管理规范，须学习和掌握，并灵活地加以应用，减小对外贸易中遭遇的阻力。

⑤提高公众对食品供应的信心 政府的参与将更能提高公众对食品供应的信心，增强国内企业竞争力。

9.2.2 《食品生产企业HACCP管理体系认证管理规定》的主要内容

为提高食品生产企业的安全卫生质量管理水平，规范"危害分析与关键控制点"(HACCP)认证工作，扩大食品出口，保护消费者健康安全，经国家认证认可监督管理委员会主任办公会发布并于2002年5月1日起执行《食品生产企业危害分析与关键控制点(HACCP)管理体系认证管理规定》(以下简称《HACCP管理体系认证管理规定》)的主要内容包括:

(1)《HACCP管理体系认证管理规定》制定的目的和依据

《HACCP管理体系认证管理规定》第一条阐明制定该规定的目的是为了规范HACCP管理体系的建立、实施、验证以及HACCP的认证工作，提高食品的安全卫生质量，扩大食品出口。《HACCP管理体系认证管理规定》是依据《中华人民共和国食品卫生法》、《中华人民共和国进出口商品检验法》、《中华人民共和国进出口商品检验法实施条例》和国务院的有关规定而制定的。

(2)HACCP管理体系认证的实施对象

《HACCP管理体系认证管理规定》第二条规定HACCP管理体系实施对象分为强制性和鼓励性，对于列入《出口食品卫生注册需要评审HACCP管理体系的产品目录》(以下简称《目录》)的企业，必须建立和实施HACCP管理体系，同时鼓励其他未列入《目录》的从事生产、加工出口食品的企业(以下简称企业)建立并实施HACCP管理体系。

(3)HACCP管理体系认证的工作分工

《HACCP管理体系认证管理规定》第三条和第四条规定，国家认证认可监督管理委员会(以下简称国家认监委)负责全国HACCP管理体系认证认可工作的统一管理、监督和综合协调工作，监督管理HACCP管理体系的实施和出入境检验检疫机构的验证工作，负责调整和公布《目录》。各地出入境检验检疫机构负责所辖区域内企业HACCP管理体系的验证工作，并根据国外食品卫生管理机构的要求，出具HACCP验证证书。

(4)企业HACCP管理体系的建立和运行基本要求

《HACCP管理体系认证管理规定》第五条至第八条对企业HACCP管理体系的建立和运行基本要求进行了规定，企业应当在符合国家有关食品安全卫生要求的基础上，建立符合HACCP原理的基本要求的HACCP管理体系和实施卫生标准操作程序，由本企业接受过HACCP培训或者其工作能力等效于经过HACCP培训的人员承担相应工作。企业负有执行职责的最高管理者负责批准HACCP计划。HACCP管理体系的运行必须有效保证食品符合安全卫生要求。企业在执行中应当定期或者根据需要及时对HACCP计划进行内部审核和调整。

(5)HACCP认证的流程

HACCP体系认证通常分为四个阶段，即企业申请阶段、认证审核阶段、证书保持阶段、复审换证阶段。

①企业申请阶段 为了确保认证的权威性及证书效力，确保认证结果与产品消费国官方验证体系相衔接。《HACCP 管理体系认证管理规定》第九条规定，企业必须向获得国家认监委的批准，并按有关规定取得国家认可机构的资格的第三方认证机构申请 HACCP 认证。

认证机构将对申请方提供的认证申请书、文件资料、双方约定的审核依据等内容进行评估。认证机构将根据自身专业资源及授权的审核业务范围决定受理企业的申请，并与申请方签署认证合同。

在认证机构受理企业申请后，申请企业应提交与 HACCP 体系相关的程序文件和资料。申请企业还应声明已充分运行了 HACCP 体系。认证机构对企业提供和传授的所有资料和信息负有保密责任。

②认证审核阶段 依照《HACCP 管理体系认证管理规定》第十条、第十一条规定，认证机构受理申请后将确定审核小组，按照国家有关法律法规、国家标准或者行业标准和有关国际标准、准则或者规范等拟定的审核计划对申请方的 HACCP 体系进行初访和审核。必要时审核小组还会聘请技术专家对审核过程提供技术指导。申请方聘请的食品安全顾问可以作为观察员参加审核过程。

HACCP 体系的审核过程通常分为两个阶段，第一阶段是进行文件审核，包括 SSOP 计划、GMP 程序、员工培训计划、设备保养计划、HACCP 计划等。这一阶段的评审一般需要在申请方的现场进行，以便审核组收集更多的必要信息。审核小组将听取申请方有关信息的反馈，并与申请方就第二阶段的审核细节达成一致。第二阶段审核必须在审核方的现场进行。审核组将主要评价 HACCP 体系、GMP 或 SSOP 的适宜性、符合性、有效性。现场审核结束，审核小组将最终审核结果提交认证机构作出认证决定，认证机构将依照《HACCP 管理体系认证管理规定》第十二条规定向申请人颁发认证证书。

③证书保持阶段 鉴于 HACCP 是一个安全控制体系，因此其认证证书有效期通常最多为一年，获证企业应在证书有效期内保证 HACCP 体系的持续运行，同时必须接受认证机构至少每半年一次的监督审核。如果获证方在证书有效期内对其以 HACCP 为基础的食品安全体系进行了重大更改，应通知认证机构，认证机构将视情况增加监督认证频次或安排复审。

④复审换证阶段 认证机构将在获证企业 HACCP 证书有效期结束前安排体系的复审，通过复审认证机构将向获证企业换发新的认证证书。

此外，根据《HACCP 管理体系认证管理规定》第十三条至第十九条规定及顾客的要求，在证书有效期内，获证方还可能接受出入境检验检疫机构及顾客对 HACCP 体系的验证。

(6)其他相关内容

《HACCP 管理体系认证管理规定》在第六章附则的第二十条对规定中的相关术语的含义进行了定义。在第二十一条中规定《HACCP 管理体系认证管理规定》适用于对其他食品生产企业建立并实施 HACCP 管理体系及其认证、验证的管理、监督。第二十二条规定了《HACCP 管理体系认证管理规定》的解释由国家认监委负责。

9.3 药用植物及制剂外经贸绿色行业标准

绿色标准通常是一些国家通过立法手段制定严格的强制性环保技术标准，限制他国不符合该标准的产品进口。这些标准大都由发达国家根据其生产水平和检测技术水平制定的，对于发展中国家来说大部分情况下是难以承受的，这就必然导致发展中国家的产品难以进入发达国家市场，成为绿色壁垒的重要表现形式。《药用植物及制剂外经贸绿色行业标准》(WM/T 2—2004)(详细内容请见附录4)是中华人民共和国对外经济贸易活动中药用植物及其制剂进出口的重要质量标准之一，是商务部于2005年2月16日发布并于2005年4月1日起实施的，以替代原有的《药用植物及制剂进出口绿色行业标准》(WM 2—2001)。

9.3.1 建立药用植物及制剂绿色标准的宏观意义

9.3.1.1 保护本国市场

目前，国际植物药市场方兴未艾。它虽然是植物制剂，但其产品有效物质能说得清楚，作用机理能阐述得通俗易懂，疗效确切，毒副作用小，包装精致高档，顺应了当今世界药品的现代化潮流，因此大受市场欢迎。

国外植物药的研究基本划分为2个层次：一是从植物中提取有效成分(相当于我国一类新药)；二是从植物中提取有效部位(相当于我国二类新药)；三是单味或多味植物制成的制剂，俗称“洋中药”(相当于我国三类新药)。国外植物药进入中国市场，从国际贸易角度分析，一是国际上对任何植物药的研究与开发，均不会放弃有着13亿人口和上千年使用中药历史的中国这一巨大市场。随着国际市场“洋中药”或植物药的日益崛起，洋中药以其先进的生产技术及标准，科学的药理药效分析及方便的剂型、良好的包装等适合市场自身的优点，除固守本国市场外必然会积极向海外扩展，特别是我国市场。二是中国加入WTO后，市场不仅是对发达国家开放，也同样对发展中国家开放，因此发展中国家的药用植物原料进口也不可避免地要呈现增加之势。

在我国中药产品只能以非药方式进入国外市场且需要符合进口国的绿色标准的同时，洋中药或一些植物制剂出口到我国却不需要类似的绿色检查。而于1999年5月1日起施行的国家药品监督管理局令第6号《进口药品管理办法》上未明确规定相关重金属与农药残留等安全性质量内容。为此，充分利用WTO的技术性贸易壁垒保护本国市场显得尤为重要。WTO的TBT协议的基本原则首要是保护人类健康或安全，由于植物药目前没有国际标准，因此建立我国自己的药用植物及制剂绿色行业标准将有助于以WTO通行准则保护本国市场，包括幼稚的中成药市场和基础的农村药材种植市场。

9.3.1.2 促进植物类中药的出口

在涉及中药类商品的国际贸易中，按其国际市场用途可分为植物药原料、功能食品或食品添加剂和化妆品原料等3个主要方面，以药品形式出口的仅局限于东南亚的华人社会。

造成中药出口下降的原因是多方面的，有产品的质量、包装、标签等的影响，其中产品的重金属及农药残留含量等超标因素是出口受阻的重要原因之一。我国中药及其他产品在欧美等发达国家已有因重金属、农药残留超标和其他因素等被查扣的事件报道，对我国中药的国际声誉产生了极大的负面影响，有些品种因此而失去了一些市场。

近年来，国际贸易中以环保标准为基础的绿色认证制度日趋盛行，“环保标签”开始被视为国际间贸易往来的一个筹码，在许多情况下变成贸易壁垒加以利用。工业化国家的政府从法律、法规、政策、措施等方面鼓励发展绿色产品，这些法律与法规的制定在许多情况下已成为阻止发展中国家商品输入发达国家的一种手段。因此，制定植物类中药的绿色行业标准将有利于提高我国出口产品的质量，提高出口数量和价格。

9.3.1.3 与国际标准接轨，提高出口产品的质量

加入 WTO 后，中药的国际贸易以国际通行的标准进行贸易。目前，国际上虽然尚无植物类中药的国际标准，但是 FAO 和 WHO 均制定了食品、蔬菜及茶叶重金属的周允许摄入量和农药残留限量。美国、欧盟及我国传统出口中药的东南亚地区均对中药提出了重金属和农药残留限量的指标，并有提高的趋势。在此情况下，一方面我们要提出适合我国产品质量的标准以适应国际标准，提高我国出口产品的国际信誉和档次；另一方面中药在中国有数千年的使用历史，世界各国在制定相应的植物药产品质量标准中也多参考我国的中药标准。因此，及时制定绿色标准也可以同时影响世界，以达到对我国中药产品在国际贸易中相对有利的局面。

9.3.1.4 推进中药现代化

标准的制定是中药现代化的重要内容之一。中药现代化是一个系统工程，内容包括药材生产的质量控制，国际市场可接受的中药现代化的制剂，符合国际通行的药品质量标准；用现代医学技术解释的药效作用物质基础和作用机制，符合国际上普遍认可的疗效和安全性评估标准，等等。其中绿色品质的安全标准只是中药现代化的一个基本组成部分，是解决目前在中药进出口的国际贸易中所遇到的实际问题的基础，因为现代科学已经证明了重金属及农药的残留对人体有害。

9.3.1.5 提高商会对产品的协调水平

自加入 WTO 以来，中药或植物药的国际贸易越来越开放，过去以许可经营、配额、招标、核章等的管理手段适用面越来越窄，取而代之的是以产品的技术、标准来对产品的质量及贸易进行协调与管理。依法行政、依法协调以达到规范市场，提高出口产品的质量与档次，以及如何更有效地保护本国市场等目标，已成为进出口商会工作的重要内容。

9.3.2 《药用植物及制剂外经贸绿色行业标准》的主要内容

《药用植物及制剂外经贸绿色行业标准》(以下简称《标准》)规定了药用植物及制剂的外经贸绿色行业标准品质，包括药用植物原料、饮片、提取物，及其制剂等的质量要求及检验方法，适用于药用植物原料及制剂的外经贸行业品质检验。

《标准》规定需要对药用植物及制剂中砷、铅、铜等重金属、黄曲霉毒素等毒素、化学成分等相关物质进行定量检测，而在我国的现行标准体系中有对相关物质的检测标准方法，为了体现标准体系的统一性，避免标准体系的混乱，《标准》通过直接引用相关标准而成为本标准的相应条款。如总汞按 GB/T 5009.17—2003 中第一法进行测定，农药残留限量按《中华人民共和国药典》2000 年版一部中附录Ⅸ Q 规定的方法进行测定。此外，《标准》对相关成分的限量要求、限量标准等进行了规定。

《标准》对交收检验、判定原则和检验仲裁等检验规则进行了规范。此外，标准还对检验合格产品的药用植物及制剂外经贸绿色行业标志的使用以及与产品质量相关的包装、运输和贮存等操作进行了规定。如《标准》规定产品应贮存在清洁、干燥、阴凉、通风、无异味的专用仓库中，这些规定对确保药用植物及制剂质量的稳定具有非常重要的作用。

此外，为避免歧义的产生，确保标准的严肃性和规范性，《标准》还对绿色药用植物及制剂、药用植物及药用植物制剂等标准中涉及的术语进行了定义。

9.4　中药的有机农业食品认证

受我国工业化和城市化的进程加快的影响，包括中药农业在内的农业生产环境受到越来越严重的破坏，在追求环保、提倡回归自然的今天，人们对有机中药的需求开始出现。而目前在我国的中药材种植体系中还没有形成成熟的有机中药农业种植体系。我国蔬菜、水果、大田作物等方面已形成了相关的栽培体系，为此，有必要借鉴其他作物的有机生产体系，开展有机中药农业实践，以逐渐形成具有中药特色的有机中药农业体系。

9.4.1　有机农业的概念及要求

有机农业是指在动植物生产过程中不使用化学合成的农药、化肥、生长调节剂、饲料添加剂等物质，以及基因工程技术及其产物，而是遵循自然规律和生态学原理，采取一系列可持续发展的农业技术，协调种植业和养殖业的平衡，维持农业生态系统持续稳定的一种农业生产方式。

9.4.1.1　有机生产基地的基本要求

①生产基地在最近 2 年(一年生作物)或 3 年(多年生作物)内未使用过 GB/T 19630—2005《有机产品》和《OFDC 有机认证标准》中的禁用物质。

②种子使用前没有用任何禁用物质处理。禁止使用任何转基因的种子和种苗。

③生产基地应建立长期的土壤培肥、植物保护、作物轮作和畜禽养殖计划。

④生产基地无明显水土流失、风蚀及其他环境问题。

⑤作物在收获、清洁、干燥、贮存和运输过程中必须避免污染。

⑥从常规生产系统向有机生产转换通常需要 2 ~ 3 年的时间，新开荒地及撂荒多年的土地也需经至少 12 个月的转换期才有可能获得有机认证。

⑦在生产和流通过程中，必须有完善的质量控制和跟踪审查体系，并有完整的生产和销售记录。

9.4.1.2　有机产品加工/贸易的基本要求

①原料必须是已获得认证的有机产品或野生(天然)产品。

②已获得有机认证的原料在终产品中所占的重量或体积不得少于 95%。

③只允许使用天然的调料、色素和香料等辅助原料、GB/T 19630—2005《有机产品》和《OFDC 有机认证标准》中允许使用的物质，禁止使用人工合成的色素、香料和添加剂等。禁止采用基因工程技术及其产物以及离子辐射处理技术。

④有机产品在加工、贮存和运输的过程中必须避免受到污染。

⑤加工/储藏/运输/贸易全过程必须有完整的档案记录，并保留相应的单据。

9.4.2　有机农业认证的必要性

有机农业的认证是指由第三方对有机食品生产的农产品进行验证，以证明其真实性。

认证的必要性在于：首先明确了有机农业栽培方式的定义，以保护真正的有机农产品生产者并给予培训；保证有机食品质量；区别真正和假冒的有机食品，保护消费者利益；并保证实现有机食品和有机农业的公平贸易。

在有机农业的认证过程中要遵循以下几项基本原则：一是必须有完善的有机生产和加工标准；二是确保这些标准能够被遵守；三是经正式批准的生产或加工者，只允许在特定产品上使用有机执照。

9.4.3 有机农业认证标准制定的基本原则

有机农业认证标准的制定来自于以下几个基本原则：①有机生产主要通过系统自身力量(如种植绿肥，充分利用土壤本身蕴藏的养分等)获得土壤肥力。②建立尽可能完整的营养物资循环体系(充分利用有机废弃物，合理施用有机肥等)。③禁止使用基因工程品种及其产物(基因工程品种不是自然产生的品种，违背自然规律)。④充分利用生态系统的自我调节机制来防治病虫草害的发生(如多样化种植、轮作、保护天敌等)。⑤根据动物天然习性进行养殖，以农场自产饲料为主(要求善待牲畜、保证牲畜健康生活、满足动物的福利需要)。⑥不使用化学合成的农药、化肥和易溶性矿物质肥料(易溶性矿物肥料容易造成养分流失，污染地下和地表水)。⑦不使用生长调节剂和含有化学合成药物(如抗生素)的饲料。⑧保护不可再生性自然资源(土壤、矿物性资源与能源)。⑨生产充足的高品质食品。

理解了以上有机农业的基本原则，就能很好地理解有机认证标准，也可使生产者从被动遵守转为主动接受。

9.4.4 有机农业认证的特征与主要类型

有机农业认证的主要特点表现为：首先它是对从原料、生产基地、生产过程，到产品运输、销售全过程实行的严格的现场认证；要求检验审核人员具有独立性；并且在法律上具有约束效力。而认证体系的机构主要由认证检查人员，认证、检查准则、条例，认证、检查和申请者之间的合约等必须环节构成。

目前，由于各国和地区文化、政策的差异，认证体系差别很大。下面以欧盟为例来说明国际有机食品和有机农业典型的认证体系的类型、程序和方法。欧盟制定有机食品条例后，要求其成员国指定专门的有机食品认证的控制和管理机构。欧盟的认证体系主要包括 2092/91 条例、认证的监督管理机构以及授权的专门认证机构。例如其中的英国体系中，以欧盟的 2092/91 条例为中心，是英国认证体系的核心；英国有机食品标准注册中心(UKROFS)作为指定的监督管理机构，它有权力制定自己的标准，当然不能与欧盟标准冲突而且要严于欧盟标准，在当时欧盟没有动物源食品生产标准的时候，英国的标准就已包括完整的动植物标准了；而授权的认证机构受 UKROFS 的管理。每年 UKROFS 根据认证机构各自的工作情况对其进行评价。另外，UKROFS 本身也是一个认证机构，尽管这一点许多人持反对态度。各认证机构根据 UKROFS 的标准制定各自的标准，而且比 UKROFS 要严格或条例更多。在德国体系中，在德国每个州都有自己的管理机构，因此私人认证机构要从事有机食品的认证就必须在州的管理机构注册。而丹麦体系则与德国和英国不同，其监督管理机构就是唯一的认证机构。

美国国际有机作物改良协会(简称 OCIA)是目前世界上最大的国际认可的有机食品颁证机构。总部设在俄亥俄州的 Bellefontaine 城。经 OCIA 颁证的有机食品可以在国际有机食品市场上进行贸易。OCIA 于1985 年成立，现有35 000 多名会员和250 多个非正式会员分布在近30 个国家。我国国家环境保护总局有机食品发展中心于 1995 年4 月建立了 OCIA 中国分会，并根据其有关章程开展颁证工作。

9.4.5　我国的有机农业认证

9.4.5.1　有机食品和有机农业认证机构

目前，全球有机食品市场正在以年均20% ~30%的速度增长，预计2010 年将达到1000 亿美元。与此同时，国际市场对中国有机产品的需求也在逐年增加，中国的有机水果、稻米、蔬菜、茶叶、杂粮等农副产品和山茶油、核桃油、蜂蜜等加工产品在国际市场上供不应求。2006 年，中国有机食品出口额3.50 亿美元，仅占国际有机市场份额的0.7%。广阔的市场，加上比常规产品高出2 ~3 倍的价格，让越来越多的生产者走上有机生产之路。我国从1994 年开始成立专门的有机食品和有机农业认证机构，即国家环境保护总局有机食品发展中心，并已制定出较规范的有机农业生产检查、认证、监督和出口要求及技术文件。

9.4.5.2　国家有机食品生产基地考核管理规定及其基本内容

建设国家有机食品生产基地是推动有机食品发展、保障食品安全、保护和改善农村与农业生态环境的重要举措，也是实现发展经济和保护环境“双赢”的重要载体。为进一步加强我国有机食品生产基地的监督管理、规范国家有机食品生产基地的建设国家环境保护总局于2003 年5 月1 日起实施了《国家有机食品生产基地考核管理规定(试行)》(以下简称《考核管理规定》，详细内容请参见附录5)。《考核管理规定》分5 部分，对适用范围、申报的条件、原则、程序、内容及时限、基地的审批和命名以及监督管理等进行了规定。其基本内容包括:

(1) 适用范围

《考核管理规定》规定，凡在我国境内从事有机食品生产的单位或组织均可申报国家有机食品生产基地。

(2) 申报条件

由于有机食品的生产是一个以过程管理为主，强调生态平衡、利用生态环境中现有因素来进行生产，减少对生态环境的干扰，《考核管理规定》对有机食品生产的基本条件、发展规划、生产加工操作规程、生态保护与建设方案、耕地质量、种养品种、规模和质量监督体系等等方面都进行了规定，以最大限度地维护产品的自然性。

(3) 申报原则、程序、内容及时限

《考核管理规定》的第三部分对有机食品生产基地申报原则、程序、内容及时限进行了规定。由于有机食品强调“完全天然”和“全程无污染”，其生产加工过程严禁使用化肥、农药、激素、生长调节剂、饲料添加剂、食品添加剂等人工合成的化学物质，在追求环保、强调回归大自然的今天，市场上对有机食品的渴求量大，有机食品生产企业能够借助其产品实现很好的利益。在有机食品方面，政府强调市场调控原则，对食品生产企业不作硬性规范。

因此，《考核管理规定》规定有机食品生产基地的申报按照自愿原则由申报单位或组织自行申报。

在申报程序上，《考核管理规定》规定，拟申报国家有机食品生产基地的单位或组织经自查完全符合条件后，由所在地县级以上人民政府同意，可向所在地省级环境保护行政主管部门提出书面申请，并提交有关文件和材料。省级环境保护行政主管部门收到书面申请、有关文件和材料后，组织有关人员对材料进行初审并向国家环境保护总局报送初审意见。国家环境保护总局收到省级环境保护行政主管部门的初审意见及有关文件和材料后，委托国家环境保护总局有机食品发展中心组织专家组对材料进行复核和实地核查。专家组应在收到有关文件和材料后的30个工作日内，向国家环境保护总局报送书面核查意见，并将核查结果通报所在地省级环境保护行政主管部门。

在申报内容上，《考核管理规定》规定，申请报告须附有有机食品生产基地的工作总结和技术报告。工作总结包括基地基本概况、建设过程和取得的成效；技术报告包括国家有机食品生产基地申报表、申报条件中所要求的各项内容完成情况的证明材料(包括地、市级以上检测、监测部门出具的检测、监测报告)。

在申报时限上，《考核管理规定》规定，一个单位或组织在一个年度内只能申报1次。

(4) 审批、命名

《考核管理规定》规定，国家环境保护总局对省级环境保护行政主管部门和国家环境保护总局有机食品发展中心专家组报送的初审意见和核查意见进行审议。对符合条件的，命名为“国家有机食品生产基地”，并颁发证书、标牌，允许其使用专用标志。“国家有机食品生产基地”证书、标牌和标志由国家环境保护总局统一组织制作。证书、标牌和标志有效期四年。

(5) 监督管理

国家环境保护总局对“国家有机食品生产基地”实行动态管理。《考核管理规定》规定，省级环境保护行政主管部门受国家环境保护总局委托负责“国家有机食品生产基地”的经常性监督工作，每2年组织一次全面复查。国家环境保护总局对群众有反映的基地和省级环境保护部门上报的复查结果进行抽查。根据复查和抽查中发现的问题，提出限期整改措施和要求，逾期未整改或整改达不到要求的，撤销命名。此外，还对其他获得称号的企业可能出现的违规情形及其相应处罚措施进行了规定。

获得命名“国家有机食品生产基地”的单位或组织满一年后，应于每年的1月31日前向省级环境保护行政主管部门报送上年度基地工作总结及下一年度的工作计划。工作总结应包括基地有机食品生产情况(种类、数量、经营状况以及内贸和外贸出口情况)、环境管理及环境质量状况、有关考核指标变化等方面的情况。此外，省级环境保护行政主管部门应于每年的2月28日前将有关材料报国家环境保护总局备案。

9.4.6 欧盟有机农业认证和监控的法律要求

1991年欧洲议会颁布了VO(EWG)Nr. 2092/91法案，即《有机农业和有机农产品与有机食品标志法案》，简称《欧洲有机法案》，它承接了来自100多个国家的740个团体组成的国际有机农业联盟(IFOAM)《有机生产和加工基本标准》的指导原则，是欧盟有机农业发展的法律保证。有机农业生产和流通必须符合有机农业规程，纳入有机农业监控操作程序。

9.4.6.1　有机农业监控的界定

有效的有机农业监控可保障有机农业产品的高安全、高质量和高信誉，《欧洲有机法案》对监控操作程序做了详尽的规定。有机农业企业和监控机构必须承担义务，严格遵守和实施监控操作程序的一般规程和不同来源产品的特殊规程。

(1) 具体负责的政府机构

由欧盟成员国确定的“具体负责的政府机构”是有机农业认证认可的国家权力机关。它对私立的“质量检查认证机构”实施认可和监察制度，授权和认可有机农业“负责检查的政府机构”。成员国颁布细则，规范企业纳入监控操作的程序、遵守《欧洲有机法案》的措施、缴纳有机认证和监控产生的费用等。成员国尤其要采取切实有效的措施，加强有机农业动物养殖和肉制品生产和流通的可回溯追综管理，在养殖、屠宰、肢解等加工、包装与标签、销售的产业链物流中，实现有机农业产品的全程监控和食品产业链的有效管理，确保符合《欧洲有机法案》。

(2) 监控机构

“负责检查的官方机构”和“质量检查认证机构”是有机农业的认证和监控机构。监控机构实施监控操作程序，对纳入监控操作程序的有机农产品生产、加工和进(出)口企业实施监控。

《欧洲有机法案》对监控机构规定了下列义务和责任：对有机农业企业实施监控，保证企业至少实施了监控操作程序的检查和预防措施；质量检查认证机构必须保证向具体负责的政府机构开放业务活动的场所、设施，有回答询问和支持工作的义务；最迟每年的 1 月 31 日，质量检查认证机构向具体负责的政府机构呈交在上年末处于其监控的企业目录，提交年终报告；监控机构在标签、生产规程和监控操作程序的实施过程中，确定了不符合要求的情况，必须取消所涉分装货物或所涉全部产品的有机标志；在确定明显的违规或产生后果的违规后，与具体负责的政府机构商定期限，在此期限前，取消所涉企业有机标志产品的市场销售。

(3) 有机农业企业

有机农业产品的生产、加工和进(出)口企业为有机农业企业。《欧洲有机法案》对有机农业企业承担的义务做了明确要求：保证向成员国“具体负责的政府机构”登记所从事的活动，登记企业名字和地址、实施活动的位置及具体田块、产业链环节和产品类型、标签措施、生产规程、贸易措施、最后一次使用未收录在《欧洲有机法案》产品的日期、相关监控机构名字、声明纳入在监控操作程序。

9.4.6.2　有机农业监控操作程序的一般规程

(1) 最低检查要求

和成员国实施措施相一致的《欧洲有机法案》最低检查要求，必须保证各层次有机农业产品的可回溯追综，保证《欧洲有机法案》的实施。

(2) 企业的认证准备

企业执行有机农业规程，进行有机农业的有效监控和管理，并在监控机构登记生产经营活动的时刻，是企业纳入监控操作程序的开始时刻。监控机构进行首次认证检查前，纳入监控操作程序企业必须首先完成下列事宜：完整提供对生产单元、生产设施及生产活动的“描述性报告”；明确所有“具体措施”，以保证在生产单元和设施、产业链各个层次执行《欧洲有机法案》规定；签署一份“声明书”，描述性报告和具体措施必须属于声明书的一部分；声明书中还必须保证实施标签的规定、生产规程、监控操作程序和产品进口欧盟规定，并声明：同意在违反规定或非常情况下，必须取消所涉分装货物或全部产品的有机标志和纳入监控操作程序的标注；书面通知产品购买者，确保取消所涉及批次所有产品的有机标志。企业签署的声明书必须由监控机构审核并出具“报告书”，指出声明书中的不足和改进意见，企业必须在报告书上署名，并采取所有要求的改进措施。描述性报告、具体措施、不同来源产品的特殊规程中规定的认证准备材料发生任何改变，所涉企业必须按规定时间呈报监控机构。

（3）检查监察

在对有机农业企业进行首次检查后，监控机构必须对企业的生产单元、加工单元或其他工场每年至少做一次全面督查。为了检查不符合《欧洲有机法案》的物品或工艺，监控机构可以采样检测。如遇有怀疑则必须采样，进行检测。每次检查应当出具“检查报告”，并由被检查单元的负责人或代表署名。监控机构可随机地、无须事先告知地进行检查。重点对存在非有机产品的可能污染和混淆，以及可能危险的企业和环节进行检查。

（4）造册登记

在有机农业企业的单元或设施内必须建立台账制度，设有“物品登记账册”和“财务记账册”，企业、监控机构能从账册中了解到下述情况：送货者、产品销售者、产品出口者；所有买进物品的种类、数量及其使用；所有有机农业产品在离开单元或第一收货人的记录，包括产品种类、数量、收货人和购买者；监控机构认为有用的信息。账册内容必须附有票据材料。从账册中必须能得出投入和产出间的关系。

（5）产品包装和产品在加工环节中的运输

有机农业产品仅在有合适的包装、容器或其他工具的情况下运输，产品的密封能保证所含物质不被混淆，标牌和随货单应包含企业及产品所有权人或出售人的名称和地址、符合有机标志规定的商品名称、相关监控机构的名称及代码、可能的批次货登记号，依据随货单能够有序明确地安排产品包装、产品容器或其他运输工具，随货单必须包括供货人及运输企业的信息。对密闭封装不作要求的情况有：产品在纳入监控操作程序的企业间运输，而且产品伴有详细信息的随货单，并且向发货人和收货人的监控机构都做了呈报并得到许可。

（6）产品仓储

在有机农业的生产、加工和贸易的产业链中，产品仓储是十分重要的环节，进行可回溯追踪管理、实现有机农业产品的全程监控、保证产品质量和安全不受影响是仓储的基本原则。在任何情况下都可以明确认定仓储的批次货，都必须避免非有机农业产品的污染或混淆。

（7）可疑产品的处理

如果某企业认为或怀疑由它生产的、加工的、进口的或由另一企业引进的某一产品没有满足《欧洲有机法案》要求，应撤销所涉产品的有机标志，或另外归类并做相应标识。如果其不再标有有机标志可进入市场流通。在排除怀疑后，该企业才可对它们加工、包装，进行有机标志后投放市场。在存在疑问的情况下，该企业应立即通知监控机构。如果监控机构有理由怀疑，某企业故意把不符合《欧洲有机法案》要求的产品标以有机标志投放市场，可对该企业发出指令：标有有机标志的产品暂时不准投放市场。如果怀疑得到确认，监控机构可责成企业撤销所有该产品的有机标志，不准继续使用有机标志。如果怀疑得不到确认，在监控机构确定的期限内将取消上述指令。在澄清事实的过程中，该企业需向监控机构提供所要求的所有支持与帮助。

（8）监控机构的权利保证

为了实施有效监控，企业必须保证监控机构能进入和检查所有的部位、设施、企业账册及相关票据材料；企业应回答与监控有关的所有咨询；在要求下，应提供自愿实施的企业检查结果和取样程序。进口商和第一收货人必须呈报“进口授权证明”和第三国有机产品“监控证明”。

（9）情报信息的交换

如果某有机农业企业和其子企业由不同的监控机构监控，“声明书”中必须以共同的名义声明：同意不同的监控机构采取方式交换监控信息。

《欧洲有机法案》还规范了下列特殊规程：有机农业植物和植物源产品监控操作程序的特殊规程、有机农业动物及动物源产品监控操作程序的特殊规程、单一食品和组成食品加工单元监控操作程序的特殊规程。

9.4.6.3　有机农业转换期与有机标志

（1）“转换”的一般内涵

从常规农业转换从事有机农业，到产品作为有机农业产品标志称为有机农业的转换期。转换期最早始于企业在监控机构登记生产活动、执行有机农业规程、纳入监控操作程序的时刻。转换期开始后必须遵守有机农业规程和实施规定，只允许使用收录在《欧洲有机法案》的特定农药、肥料、土壤改良剂等，使用在规定的范围，采用特定的使用方式。不允许使用转基因生物及其衍生物。

种植土地的产品和牧地的饲料收获前至少需2年转换期，多年生植物土地的有机农产品首次收获前至少需要3年。享有有机农业最短饲养时间动物，才能作为有机农业动物及动物源产品进入市场。有机农业动物最短饲养时间为：反刍动物幼体和猪6个月；生产奶乳的动物6个月；产肉的奇蹄动物和牛(包括水牛和美洲野牛)12个月，保证至少为其生命周期的3/4；产肉的禽类10周，幼雏孵化后3天，开始有机农业饲养；产蛋的禽类6周。

（2）有机标志的规定

转换期后，据《欧洲有机法案》规则生产，纳入在有机农业监控操作程序的有机农业产品允许使用有机标志，同时可以标注纳入有机农业监控操作程序。植物产品收获时转换时间至少为12个月的产品可标注“有机农业转换期产品”。

《欧洲有机法案》对标注纳入有机农业监控操作程序的语言表达做了明确规定，并且对欧盟共同的有机标志的模式、语言文字、色彩等方面也做了详细的说明。而且，对使用有机标志、纳入有机农业监控操作程序的标注、原料目录的有机成分标注、有机农业转换期产品的标汢等具体情况做了十分详尽的要求和表述。

有机农业采用与环境高度协调的生产方式，对于环境保护、食品安全和农业可持续发展有着明显优势。有机农业属于环保型生产方式，体现了食品安全全程监控的理念。环保型植保技术、农业技术以及现代食品生产经营管理理论和实践，使有机农业产业成为名副其实的高科技现代产业，前景广阔的有机农业已成为现代农业发展最重要的领域。《欧洲有机法案》及配套法案为科学合理利用自然资源的有机农业发展提供了法律保证，值得借鉴。

9.4.7 美国的有机农业及有机认证

美国是目前世界上最大的有机农产品的消费市场之一，其有机农业生产已形成一定的规模，也是我国有机农产品的出口国之一，下面就美国的有机法规和有机认证情况作一些介绍，以便有机农产品生产、出口企业学习和借鉴。

9.4.7.1 美国的有机农业及有机产品市场

美国的有机农业开展比较早，20 世纪 80 年代后期，随着消费者对无化学制剂健康食品需求的增长及农民对化学制剂污染环境的认识提高，越来越多的农民开始从事有机农业生产。据 2003 年的统计数据，美国获有机认证的农场共有 8035 个，在有机生产管理下的生产面积共 220 万亩，有机家畜量 880 万只，有机牧场 745 273 亩。

美国是目前全球最大的有机农产品销售市场之一，有机产品多数在国内销售，5% ~7% 销往国外，同时也是主要的进口国。其消费的所有蔬菜和水果中，25% ~40% 来源于进口，发展中国家的有机农产品主要出口到美国。

美国有机农产品的种类不断增多，几乎包括所有的传统食品种类，有机谷物、水果、蔬菜、坚果和香料市场已具有一定规模，目前主要出口的有机农产品是大豆、食物成分和加工果实、蔬菜和其他的一些产品，主要出口到澳大利亚。

美国对有机农产品的需求保持持续快速增长，超过 75% 的美国人会购买有机农产品，促使人们购买有机果蔬的主要因素是它的优质、卫生和对人体的安全性。消费者认为，有机果蔬更新鲜更天然、口味更纯正，但抑制人们购买有机食品热情的因素主要是其过高的价格。

9.4.7.2 美国的有机农产品法规

1990 年，美国所制定的《有机食品产品法案 1990》(Organic Food Production Act of 1990)，对国家有机食品的生产程序、有机食品的国家标准、国家的认证程序等作了规定。除该法案外，2000 年 12 月 21 日，美国联邦农业部(USDA)的分支机构农业市场服务处(Agricultural Marketing Service)制定了美国有机农业条例(NOP)，条例于 2001 年 4 月 21 日开始试用，2002 年 10 月 21 日正式施行。该条例对有机农产品的定义、适用性、有机农作物等进行了详细的界定，列出了有机农产品中允许和禁止使用的物质，有力促进了新鲜食品或有机制成的加工食品的国内和国际市场的发展。该条例是强制性的，根据条例要求，所有出口到美国的有机农产品必须接受美国农业部认可的认证机构的检查和认证。

9.4.7.3 美国的有机农业组织机构

美国联邦农业部部长组建了“国家有机标准委员会”(NOSB)，该委员会由 15 个成员组成，分别由有机农产品的生产、消费、贸易、管理、研究等不同领域的代表组成，帮助农业部制定关于有机产品中允许使用物质的标准，协助制定美国国家有机农业标准，同样也建议农业部在其他方面实施国际有机程序。农业市场服务处(Agricultural Marketing Service)是美国农业部的分支机构，制定并实施有机产品的相关标准。

9.4.7.4 美国的有机农产品认证机构

美国的有机农产品须经美国农业部认可的认证机构的检查和认证，且该机构必须完全按照ISO65导则进行操作，认证机构可以是政府机构，也可以是私人机构。截至2006年8月23日，美国有机认证认可机构(Accredited certifying Agents)共95个，其中国内的认证机构55个，国外的认证机构40个。美国对农产品的认证监管十分重视，并有多个职能部门担此职责，其中主要有农业部、人类与健康服务部、食品和药品管理局、食品安全检验局、动植物健康监测检疫局、环境保护机构、海关等部门。国外货物进入美国市场可以通过下列的3种方式：国外的认可机构在美国申请认可；该国家的主管当局能够评估和确定已经达到NOP的要求，提出申请，USDA根据国外政府的请求来决定是否认可；USDA和外国政府机构的标准和认证程序是等同的，所以美国可以认可来自这个国家的有机农产品。

9.4.7.5 美国的有机农产品的标识

美国有机农产品的标识分为4级，即100%有机、有机(有机含量大于95%)、含有机(有机含量70%~95%)和非有机(有机含量小于70%)。具体为："100% ORGANIC"(完全为有机食品)主要用于蔬菜及水果；"ORGANIC"(有机率达95%以上的产品)；"MADE WITH ORGANIC INGREDIENTS(由有机成分构成)"(由有机的成分、材料构成，有机率达70%以上的产品。此类产品不贴"有机"的标签，但可以列表显示有机的成分、材料)；"CONTAINS ORGANIC INGREDIENTS(包含有机成分)"(有机成分、材料在70%以下的产品，此类食品不贴"有机"标签，但可以列表显示有机的成分、材料)，其中，有机率为100%和95%以上的有机食品上可以贴上绿色的"USDA ORGANIC"标签。该标准不仅适用于美国国内的产品，也适用于从外国进口的产品。

(郭巧生 罗庆云)

本章小结

中药材生产安全认证是中药材安全与监控的核心内容，是学习中药材安全与监控所必须掌握的基本内容之一。如何根据中药饮片、中成药、中药制剂以及中药材的其他用途对中药材质量的要求，参考食品等相关产业已成熟的质量安全与监控措施，逐渐建立和完善符合中药材自身特点的质量安全监控体系，是促进中药产业化积极有序健康发展的关键内容，也对促进中医理论的实践与发展，稳定和提高其在世界医疗保健体系中的地位具有关键性的作用。本章节在对中药材生产质量管理规范(GAP)认证和药用植物及制剂外经贸绿色行业标准等现有中药材生产安全认证体系进行介绍的同时，也对其他食品行业的HACCP认证、有机农业食品认证等安全生产认证体系进行了介绍，以为中药材生产安全认证体系的建立和完善提供参考。此外，由于各个安全认证体系所针对的生产体系不同，存在相互交流、相互依存的关系，在学习和实践操作中应注意不同安全认证体系间的融会贯通。

复习思考题

1. 结合中药产业对中药材质量安全的要求，阐述本章所介绍的4大中药材生产安全认证体系之间的区别与联系。

2. 为什么说中药材质量安全与监控体系在稳定和提高中医理论在世界医疗保健体系中的地位具有关键性的作用？

3. 如何根据中药饮片、中成药、中药制剂以及中药材的其他用途对中药材的质量要求来逐渐建立和完善符合中药材自身特点的质量安全与监控体系？

本章推荐阅读书目

中药材生产质量管理规范(GAP)实施指南. 任德权，周荣汉. 北京：中国农业出版社，2003.

农产品质量安全认证理论与实践. 欧阳喜辉. 北京：中国农业出版社，2009.

中国有机产品认证. 有机种植认证指南. 李在卿，梁平. 北京：中国环境科学出版社，2009.

安全认证食品产业发展研究. 张利国. 北京：中国农业出版社，2006.

有机食品的标准、认证与质量管理. 国家环境保护总局有机食品发展中心. 北京：中国计量出版社，2005.

中药材 GAP 实施与认证. 李敏，吴锐. 北京：中国医药科技出版社，2006.

参考文献

国际有机作物改良协会中国分会，译. 2008. 美国国家有机农业标准[S].

李敏，吴锐. 2006. 中药材 GAP 实施与认证[M]. 北京：中国医药科技出版社.

李在卿，梁平. 2009. 中国有机产品认证·有机加工认证指南[M]. 北京：中国环境科学出版社.

李在卿，梁平. 2009. 中国有机产品认证·有机养殖认证指南[M]. 北京：中国环境科学出版社.

李在卿，梁平. 2009. 中国有机产品认证·有机种植认证指南[M]. 北京：中国环境科学出版社.

欧阳喜辉. 2003. 食品质量安全认证指导[M]. 北京：中国轻工业出版社.

欧阳喜辉. 2009. 农产品质量安全认证理论与实践[M]. 北京：中国农业出版社.

肖光明，江为民，邓国雄. 2009. 无公害农产品认证手册[M]. 长沙：湖南科学技术出版社.

于千. 2004. 有机食品的生产加工与认证[M]. 西安：西北农林科技大学出版社.

张利国. 2006. 安全认证食品产业发展研究[M]. 北京：中国农业出版社.

第10章 中药材有害物质检测

中药材生产过程中，由于种植环境选择不当、有害生物危害以及加工、储藏不当，都会使中药材在发挥治病作用的同时，还可能因其农药残留、重金属污染、有害生物危害等，导致其治病功效下降，对人体产生毒害作用。因此，加强中药材有害物质检测是保障中药安全、有效、稳定、可控的必要措施。本章重点就中药材农药残留、重金属和药材内源性有害物质及有害生物污染检测进行阐述。

10.1 中药材农药残留分析

中药材在野生状态下，因无人管理，受农药污染的机会相对较少；而规模化种植以后，种植者为了追求效益最大化，使用农药防治有害生物危害是必不可少的手段。由于我国中药材种植面积较之大宗农作物相比实在太小，农药企业一般不会专门针对某一中药材生产过程中发生的有害生物去进行相应农药品种的登记，因此，中药材生产过程中的农药乱用或滥用现象十分普遍。尽管我国目前还没有规范的中药材农药安全使用标准，为实现中药现代化和中药国际化，针对中药材农药残留，国内很多研究部门已开展了大量研究工作。

从20世纪70年代开始，国际上即对中药材农药残留问题引起重视，自1980年世界卫生组织将农药残留单独列为药材质量的重要检测项后，国内也逐步开展中药材农药残留检测的研究工作。中药材成分复杂，且其中很多物质的化学结构和理化性质与一些农药相似，加大了农药残留检测过程中分离、净化的难度，导致检测结果出现较大偏差，因此，中药材农药残留检测的方法学研究，直到现在，既是一个热点，也是一个难点。按《中国药典》2010年版(一部)规定，中药材农药残留量的测定方法采用气相色谱法，但为了适应国际市场需求，应进口国要求，也时常采用其他方法进行检测。因此，综合国内相关领域的研究现状，目前中药材农药残留检测方法总体上表现为经典与现代并存，呈现多元化的特点。

10.1.1 快速检测方法

中药材农药残留检测监控体系的建立，将对农药残留的检测水平提出更高的要求，尤其是农药残留快速检测方法的研究和应用。快速检测方法可在现场对大量样本进行快速的初步筛选，然后对初筛中具有阳性反应结果的样本进行实验室验证，使检测的速度和进度大大加快，同时还缓解农药残留检测机构严重不足的现状。

目前应用较多的农药残留快速检测技术主要有：薄层色谱法、酶抑制法、生物传感器法、酶联免疫吸附法、活体生物测定法以及基于酶抑制法、生物传感器法、酶联免疫吸附法等理论而研制成功的农药残留快速检测仪等。

10.1.1.1 薄层色谱法

薄层色谱法(TLC)又称薄层层析法，一般是将作为固定相的支持物涂布于玻璃板上，以合适的溶剂为流动相，对样品进行分离、鉴定的一种层析分离技术。根据所选用固定相的支持物不同，又可分为薄层吸附层析、薄层分配层析、薄层离子交换层析和薄层凝胶层析等，以薄层吸附层析应用较多。

例如，用硅胶和氧化铝作支持物，其主要原理就是利用其吸附力与分配系数的不同，使混合物得以分离。将样品点样于薄层板后，正确置于展开剂中，展开剂就会沿着吸附剂移动，并带着样品中的不同组分随之一起移动，在移动过程中不断发生吸附与解吸附作用，由于各组分在溶剂中的溶解度不同，以及吸附剂对它们的吸附能力有差异，最终将样品中的混合物分离成一系列斑点。与此同时，在进行样品点样时将已知的标准化合物也在薄层板上点样，使其与样品一起展开，根据这些已知的标准化合物的 Rf 值，就会很方便地对样品各斑点组分进行鉴定。

胡秋菊等(2004)运用薄层色谱法检测了生蒲黄、地骨皮、洋金花和钩藤等 4 种中药材中的氨基甲酸酯类农药西维因，当添加水平为 0.01 mg/mL 时，回收率在 84% ~111%，线性相关系数为 0.9998，检测限达到 10 ng。肖学成等(2004)、郑东等(2005)及余涛(2008)均以薄层色谱法分别准确地检出了菊酯类农药中毒、有机磷类农药中毒和敌鼠钠中毒的最低限量，为快速诊治争取了可能性。

运用薄层色谱法检测中药材的农药残留，无须特殊设备和试剂，适于复杂混合物的分离和筛选，可快速进行定性分析，在我国基层或现场抽检中有较好的实用性。

10.1.1.2 酶抑制法

酶抑制法是利用有机磷类和氨基甲酸酯类农药可特异性地抑制乙酰胆碱酯酶(AChE)的活性这一特点，将样品与 AChE 在一定体系下反应，根据 AChE 活性的变化判断出样品中是否含有有机磷类和氨基甲酸酯类农药及其大致含量。基于这一原理，目前国内外已经开发出快速检测有机磷类和氨基甲酸酯类农药的快速检测仪器。由于此类快速检测仪器中的 AChE 不稳定，容易失活，使其生产和应用受到了很大的限制。此类仪器测定的样品和农药种类有限，不能对残留农药种类进行定性和较准确定量，对常用农药的检测灵敏度也较低，其检出限一般为 0.3 ~3.5 mg/kg，大都高于相应农药的最大残留限量。因此，此方法只适用于定性的快速初筛检测。

10.1.1.3 生物传感器法

生物传感器法主要使用生物传感器检测样品中的农药残留量。生物传感器是由一种生物感应元件与数模转换元件组成的一种农药残留分析设备。其中，生物感应元件含有对农药具有特异性响应的生物物质(如酶、细胞器、细胞、受体蛋白、抗体等)，可以与农药发生特异性反应，引起 pH 值、电导性等物理化学信号的变化，再通过转换器转换成农药的含量，即测得了样品中的农药残留量。目前，国内外研制的生物传感器大多自动化程度较高、检测时间短，对技术人员的要求不高，灵敏度也越来越高，非常适合于现场快速检测。如国外使用鳗鲡的乙酰胆碱酯酶(AChE)作为生物感应元件开发出来的生物传感器对有机磷类和氨基甲酸酯类农药的检测限可达 1×10^{-8} mol/L，且在几分钟内可同时检测多个样品。因此，生物传感器对中药材中残留农药的检测与监控具有广阔的应用前景。

10.1.1.4　酶联免疫吸附法

酶联免疫吸附法(enzyme-linked immunosorbent assay，ELISA)又称酶标法，是将抗原与抗体的特异性免疫反应和酶促反应的生物放大作用结合而成的一种技术。该方法的主要原理是将小分子的农药化合物与一定的大分子载体蛋白耦合形成抗原，再由抗原制备出特异性的多克隆抗体或单克隆抗体，抗原与抗体发生特异性的免疫反应，反应平衡后将游离的酶标记物去除，最后加入底物发生酶促反应，使用分光光度计测定反应产物颜色的变化可对抗原抗体进行定性、定量分析。ELISA 在欧美等发达国家应用非常广泛，并且有很多相应的检测试剂盒已经面市。ELISA 与其他分析方法、仪器设备的结合使用，会使检测结果更加准确灵敏，应用范围更加广泛。如将免疫技术与生物芯片技术相结合，制备出农药残留检测的免疫芯片，则可以对农药残留进行高通量、快速检测。Kumar 等将 ELISA 与流动注射分析技术相结合，形成了一种灵敏、准确、高通量且自动化程度较高的农药残留检测方法。

10.1.1.5　活体生物测定法

活体生物测定法也称活体检测法，所用活体主要有发光细菌、敏感家蝇及大型水蚤等，以它们为测试对象来检测样品中的农药残留量。目前用发光细菌已能对有机磷农药进行准确检测，正常情况下发光细菌体内的荧光素在有氧时经荧光酶的作用会产生荧光，但当受到农药等有毒化合物作用后，荧光酶活性会减弱甚至失活，随之发出的荧光也会相应减弱或消失，其减弱程度与有毒物的量呈一定的线性关系，根据这一特点，检测发光细菌的荧光发光量就可以对试样中残留农药量进行定量检测，目前该方法的最低检出限可达 3 mg/L。我国台湾地区 20 世纪 60 年代即用家蝇作为指示活体检测蔬菜中的农药残留量，以对农药高度敏感的家蝇为对象，将其释放于待测样品汁液中，4～5 h 后家蝇死亡率在 10% 以下为合格，否则为超标，如果对叶类或花类中药材在采收前取其汁液，运用此法检测，应该可以初步检测是否含有超标的农药残留。除此以外，还有多种对农药敏感的水生昆虫如水蚤和毛翅目昆虫等，均可作为指示生物体，来检测中药材中的农药残留。

活体生物测定法具有快速、简便、灵敏、价廉等特点，无须精密仪器，操作人员经培训熟练掌握后，可于现场检测，缺点是无法分辨残留农药的种类，准确性较低。中药材成分复杂，有些本身就具有一定毒性，该方法在中药材残留农药的检测上还有待进一步研究。

10.1.1.6　农药残留快速检测仪

市场上可见的农药残留快速检测技术包括农药速测卡、农药速测片、农药速测光度计等，这些一般都只能定性检测出是否为有机磷类农药或氨基甲酸酯类农药，但准确性和可重复性较差；而采用免疫分析技术、生物化学技术和生物传感技术集成的多通道农药残留快速检测仪“GDYN－308S 农药残毒快速检测仪”，利用酶抑制法原理，由超高亮度硅光光源、培养显色一体化比色池、集成光电传感器、微处理器和打印机构成，该仪器属多通道、阵列、固态发光器件式农药残留检测仪，模块化设计，具有 8 个检测通道，采用阵列式检测方式，所用试剂盒中的酶试剂为进口试剂且采用双重保护技术，能较好地保证测量的准确度和灵敏度。

10.1.2 常规检测方法

农药残留的常规检测法主要是运用仪器进行检测，是一门涉及多学科、综合性很强的应用学科。随着科学技术的不断进步，农药残留检测技术也在迅速发展。传统的实验室分析模式正被两步分析模式所代替，即先期利用快速检测方法进行现场初筛，再在实验室对阳性样品使用传统色谱、光谱等方法进行检测确定。对农药残留的实验室检测，目前仍然以色谱为主，但在样品前处理技术及检测器使用方面已大有改进。此外，由于技术的进步，灵敏度的提高，光谱检测技术在农药残留分析中也得到了广泛应用。

10.1.2.1 色谱分析法

色谱分析法是农药残留检测中应用最广泛、最常用的方法，主要有气相色谱(GC)和高效液相色谱(HPLC)等。色谱分析方法具有灵敏度高、分离效果好等优点，可对大部分农药(如有机氯、拟除虫菊酯、有机磷等)残留进行检测。

气相色谱配备电子捕获检测器(ECD)对有机氯类、拟除虫菊酯类农药具有较高的检测灵敏度。我国早在《中国药典》2000年版中就公布了采用GC-ECD测定药材中9种有机氯农药残留量的检测方法。黄卫平等采用GC法检测了浙八味药材中DDT、六六六等有机氯农药的残留，不仅能检出浙八味药材中有机氯农药的残留量，而且能有效地分离几种有机氯农药的异构体。万益群等采用GC-ECD法测定了栀子、白术、丹参、板蓝根中有机氯类和拟除虫菊酯类农药的残留量。该方法对以上几种中药材中有机氯农药的检出限为0.005 mg/kg，对拟除虫菊酯农药的检出限为0.01 mg/kg。

气相色谱还配有氮磷检测器(NPD)、氢火焰离子化检测器(FID)和火焰光度检测器(FPD)等检测器，可以对有机磷、氨基甲酸酯类农药残留量进行检测。但其检测的灵敏度较ECD检测器稍低，且不能同时进行多农药残留的定性定量检测。气相色谱法需要将被测样品加热到很高的温度，使样品迅速气化后进行分离检测，对相对分子质量较大、极性或热不稳定性农药及其化合物，气相色谱法就有一定的局限性，需要采用高效液相色谱法来检测。

高效液相色谱法和气相色谱法的区别主要在于它的流动相为液体，不需要将样品高温气化。HPLC的流动相组成、pH值等可以灵活调节，但配备的检测器主要有紫外检测器、荧光检测器，灵敏度较低。董顺玲等采用RP-HPLC测定了三七、西洋参、白芍和当归等几种药材中杀菌剂甲霜灵的残留量。试验采用YWG-C_{18}色谱柱(250 mm×4.6 mm，5 μm)，以乙腈-水(40∶60)为流动相，检测波长为220 nm，在此条件下甲霜灵添加回收率可达90%以上，最小检测量为3.6 ng。

色谱仪器昂贵，需要专业的分析人员，样品前处理复杂，检测周期相对较长，这些都限制了色谱分析方法在中药材农药残留检测，尤其是市场监测上的实际应用。

10.1.2.2 色谱-质谱联用法

灵敏度高、分离效果好、检测结果稳定，是经典的农药残留分析方法。随着对农药残留分析的要求提高，气相色谱和高效液相色谱方法的缺点越来越明显。特别在经济全球化的浪潮下，全球贸易量越来越大，对农药残留检测效率和准确性要求也越来越高。而GC和HPLC只能按照农药的化学结构选择性的检测，不能满足高通量检测的要求；且对中药材等背景物质较复杂的样品进行检测时，干扰物与待测物在同一根色谱柱上具有相同保留时间的现象时有发生，造成假阳性。

气相色谱与质谱联用技术(GC－MS)具有对样品中不同种类的多种农药残留同时进行快速扫描、定性、定量的优势，因此，在中药材农药残留检测中被广泛应用。孙秀燕等(2003)采用气相色谱－正化学电离－质谱法(GC－PCI－MS)，同时检测出了人参、金银花中的11种有机磷农药。中药材样品背景干扰大，前处理过程烦琐，而多级质谱GC－MSn技术的发展为中药材中残留农药定性、定量分析开辟了新途径，近年来逐渐被世界各国权威检测机构用于仲裁分析。

色谱－质谱联用是目前国内外通用的农药残留检测技术。它不仅具有灵敏度高、广谱性好、抗干扰强的特点，还可以实现多种不同化学结构农药的高通量检测，利用色谱保留时间和质谱特征离子及其丰度比等多重因素定性，使测定结果更加准确可靠。吴永江等(2006)采用GC－MS的方法，以丙酮为溶剂提取中药材样品中的残留农药，经弗罗里硅土净化处理，在DB－5弱性石英毛细管柱上用程序升温技术分离，采用选择离子检测方式，以保留时间和特征离子进行目标成分的定性鉴别，以外标法定量，建立了中药材中16种常用农药的残留检测分析方法，在55 min内能完全分离包括有机磷类、有机氯类和拟除虫菊酯类16种农药，样品回收率达到70.5%～105.0%，检测限为0.03～7.23 μg/kg，明显小于定量限(0.13～9.04 μg/kg)，符合FDA对农药残留检测的有关要求。采用该方法对市场上随机购买的18种中药材进行检测，均能有效检出相关农药残留，弥补了专属检测器只能针对某一类农药进行检测的缺点。

薄涛(2009)使用HPLC－MS方法测定了复杂食品基质中407种农药残留量，所建立的检测方法不仅能对407种农药进行定性分析，而且检测灵敏度高、线性关系好、重复性强，其检测限均在0.13 μg/kg以下。该方法非常适用于像中药材这类具复杂基质的痕量农药残留分析，具有很好的应用前景。

10.1.2.3 样品前处理

中药材中的农药残留，无论用什么方法进行分析检测，都必须要有前处理过程，包括样品提取、净化分离等。现代农药残留分析检测技术的进步和发展使得提取和净化的界限十分模糊，提取、净化常可一次完成。

(1) 样品提取

每一种待测农药都有其相对固定的化学特性，结合所取样品的背景成分，根据相似相溶原理确定提取溶剂，这是首先要做的工作。一般而言，正己烷、石油醚等弱极性溶剂适用于有机氯类和拟除虫菊酯类农药的提取；二氯甲烷、乙酸乙酯等中等极性溶剂适合有机磷类、氨基甲酸酯类农药的提取；乙腈、丙酮等强极性溶剂则适用于强极性农药的提取。由于乙腈具有较强毒性且价格较高，FDA已经推荐使用丙酮替代乙腈。

(2) 净化分离

样品净化是指使用一定的技术将提取样品中的背景杂质最大限度地去除，同时对样品中的待测农药进行一定程度的富集，以提高其纯度和浓度。目前常用的样品净化方法主要有液－液分配法、凝胶色谱法和固相萃取法等。随着科学技术的发展，固相微萃取技术、超临界流体萃取、基质固相分散等新技术取得很大进展，样品前处理也向着省时、省力、省钱、减少溶剂用量、减少对环境的污染、微型化和自动化方向发展。

液－液分配法主要利用待测农药与背景杂质在两种互不相溶的溶剂中的分配系数不同，从而将两者进行分离，可通过选择两种不相溶的液体控制萃取过程的选择性和分离效率。常用的萃取剂有二氯甲烷、乙酸乙酯等。在水和有机相中，亲水化合物的亲水性越强，疏水性化合物进入有机相中的程度就越大。通常先在有机溶剂中分离出被测物质，然后利用常用的溶剂具有较高蒸气压的特性，通过蒸发的方法将溶剂除去，以便浓缩这些被测物质。

液－液萃取中非常重要的操作是急速地振荡样品。由于物质剧烈振动，液－液萃取中乳化现象经常发生，特别是那些含有表面活性剂和脂肪的样品。发生乳化现象时，可根据乳化的程度采用适当的方法消除，如：加盐；使用加热－冷却萃取溶剂；通过玻璃棉塞过滤乳化液样品；通过滤纸过滤乳化液样品；通过离心作用；加入少量的不同的有机溶剂。在液－液萃取中，应该选择在水中具有低溶解性（小于10%）的有机溶剂和萃取后易挥发的、与分析技术匹配的、具有极性和氢键性质的有机溶剂，这样可以强化有机相中欲测定物质的回收率。但此方法净化效果差，不仅费时费力，且溶剂消耗量较大，一般只作粗分离，或与其他净化方法结合使用。

凝胶色谱又称凝胶过滤色谱，主要是根据待测组分的相对分子质量大小进行分离。相对分子质量大的化合物不能进入凝胶孔内，随流动相直接流出色谱柱；进入凝胶孔内的化合物，又因相对分子质量大小，所受阻力不同，流出色谱柱的先后不一样。根据该原理，即可将待测农药与杂质进行分离。

固相萃取是根据吸附剂对待测样品与杂质的吸附性能大小不同而将其分离，是基于液相色谱理论的一种分离、纯化方法。首先选取合适的固体吸附剂，然后再选择合适的溶剂进行淋洗和洗脱，从而将待测农药组分进行分离。固相萃取的主要分离模式也与液相色谱相同，可以分为正相（吸附剂极性大于流动相极性）、反相（吸附剂极性小于流动相极性）、离子交换和吸附。与传统的液－液萃取法相比，固相萃取克服了在液－液处理过程中出现的乳化现象，净化过程高效快速、节省溶剂、重现性好、回收率高，而且易于实现自动化。自从一次性商品化固相萃取柱出现以来，经过近30年的发展，在某些分析领域已经取代了传统的液－液萃取技术。

固相微萃取由加拿大Waterloo大学的Pawliszyn及其同事在1990年首次提出，1994年开始应用于农药残留检测，它集采集、浓缩于一体，简单、方便、无溶剂，不会造成二次污染，是一种有利于环境保护的很有应用前景的样品前处理方法。与液－液萃取和固相萃取相比，具有操作时间短，样品量小，无须萃取溶剂，适用于分析挥发性与非挥发性物质，重现性好等优点。它是在固相萃取的基础上发展起来的一种分离方法。其装置形如注射器，通常采用涂有聚二甲基硅烷（PDMS）的纤维来提取和浓缩待测物，其选择性可以通过改变涂渍材料或涂层厚度来调节；在样品中加入盐，调节pH值，可提高某些待测物的回收率。固相微萃取的萃取过程是一个平衡过程，萃取的平衡时间与搅拌速度、固定相的膜厚以及被分析样品的分配常数、扩散系数、萃取温度有关。相对分子质量大的物质比相对分子质量小的物质需更长的分析时间，当达到平衡后，固相微萃取方法的灵敏度最高。

基质固相分散（MSPD）是将提取液与某种吸附剂均匀混合装柱，用一定的淋洗剂淋洗的方法。它是美国Louisiana州立大学的Barker教授（2001）提出并给予理论解释的一种快速样品处理技术。此法浓缩了传统的样品前处理中的样品匀化、组织细胞裂解、提取、净化等过程，避免了样品的损失。其依据是采用 C_{18} 等聚合物破坏细胞膜并将组织分散，C_{18} 等聚合物充当分散剂。Torres(1995)比较了用 MSPD 和传统的液－液分配两种净化方法对萃取水果、蔬菜中 13 种杀菌剂及杀虫剂残留的效果，结果表明，以 C_{18} 为分散剂的 MSPD 效果较好，回收率为 70%～105%。

超临界流体(SPE)是指处于临界温度和临界压力的非凝缩性的高密度流体。这种流体介于气体和液体之间，兼具二者的优点。超临界流体萃取是指利用处于超临界状态的流体为溶剂对样品中待测组分萃取的方法。SFE 利用超临界流体密度大、黏度低、扩散系数大等特点，将样品中的待测物质分离出来，可同时完成萃取和分离。目前，最常用的超临界流体为无毒、分子极性较小的 CO_2，它可用于提取非极性或弱极性残留农药，同时也可以加入适量极性调节剂(如甲醇等)，可最大限度地提取不同极性的残留农药，减少杂质的提取。Akiko Kaihara 等采用超临界 CO_2 萃取，固相萃取柱净化，HPLC 测定了新鲜水果蔬菜中的 27 种农药，检出限为 0.005～0.01 mg/kg，除噻菌灵(thiabendazole)，抑霉唑(imazalil)和四螨嗪(clofentezine)3 种农药外，其他农药在 0.05 mg/kg 水平上均呈现良好的回收率。

在中药材农药残留分析中，由于中药材的化学成分众多，样品净化始终是分析中的重点和难点。目前，中药材残留分析中常将液－液分配法和固相萃取法结合起来使用，可以达到较好效果。刘硕谦等在测定淫羊藿中有机氯农药残留时，使用 C_{18} 固相萃取柱，丙酮∶正己烷＝1∶9 作为洗脱液对样品进行净化，不仅去除了大量杂质，而且回收率可达 92% 以上。

10.2　中药材中重金属的检测

中药材生产地受重金属污染，无论属本底超标，还是工业污染，都会对中药疗效产生负面影响，如果出口被他国检出超标，不仅对企业造成直接经济损失，更会使我国国际声誉受到影响。因此，重金属残留污染是中药走向世界不可逾越的瓶颈。所以，加大对中药材重金属的污染控制，是提高中药质量，确保临床用药安全，实现中药现代化和中药国际化的重要保证。

10.2.1　常规检测技术

10.2.1.1　高效液相色谱法(HPLC)

HPLC 是利用痕量金属离子可与有机试剂形成稳定有色络合物，然后用 HPLC 进行分离，用紫外－可见光检测器检测，从而实现多元素的同时测定。由于络合试剂的选择有限，给 HPLC 在重金属含量测定方面的广泛应用带来了局限性。董黎(2000)等利用金属离子与二硫腙体系反应后的色谱行为，建立了在同一波长下测定独活中汞、铜、铅的 HPLC 分析方法，提高了重金属检测的灵敏度与选择性。苏新国等(2007)采用 4－(对氨基苯基)－卟啉(T4－APP)柱前衍生，以固相萃取富集，利用高效液相色谱法，检测了 4 种煲汤药材中的铜、镍、锡、铅、镉和汞 6 种重金属含量，并对以这 4 种药材煲汤后的汤底同时检测，其结果较好地反映了 6 种重金属在药材中的含量及煲煮后进入汤中的情况。杨亚玲等(2004)采用固相萃取富集－高效液相色谱法对三七、天麻、无根藤和虫草中的铜、镍、锡、铅、镉和汞进行了测定，取得了满意的结果。

10.2.1.2 原子吸收光谱法(AAS)

AAS 已被《中国药典》(2005 年版)收载为测定中药材中铅、镉、砷、汞、铜的法定方法之一。根据各元素的性质及原子化的方法不同，该法又可分为火焰原子化法、非火焰原子化法和低温原子化法。

(1)火焰原子化法

火焰原子化法是利用化学火焰使物质分解并原子化的方法。本法使用较早、较广泛，缺点是原子化效率不太高，火焰中的自由原子浓度相对较低，但对有些中药材中的重金属采取特殊的分离富集技术和洗脱条件，排除干扰因素，也能获得很好的检测效果。如魏巍等(2002)采用火焰原子吸收分光光度法测定地黄中的铅，回收率达到 97.0% ~102.0%。冯光泉等(2003)采用火焰原子吸收法测定三七及其栽培土壤中铅的含量，铅的平均回收率达 97.24%。魏得良等(2007)采用火焰原子吸收光谱法测定黄芪、甘草、广藿香中的铜，检出限可达 0.0032 μg/mL，加标回收率为 98.7% ~103.0%。韩晓梅等(2005)采用火焰原子吸收光谱法测定栽培甘草中 6 种金属元素钙、镁、铁、铜、锌、铅，加标回收率可达 99.38% ~102.30%。表明此种方法，简单易行、方便快速，用于测定中药材中的重金属独具优势。

(2)非火焰原子化法

以石墨炉法应用最为广泛，该法是利用石墨管高温下使样品原子化通过炉内光路产生吸收的原理来测定的。与火焰原子化相比，石墨炉原子化法的样品消耗少，特别适用于分析非常少量的试样，且灵敏度高；缺点是石墨管价格较贵，不能同时测定多个元素，且分析结果的精密度比火焰原子化法稍差，基体效应、化学干扰多，记忆效应较严重。石墨平台技术的采用，改善了基体干扰，提高了挥发元素的测定精密度和灵敏度，延长了石墨管的使用寿命。该法可用于除汞以外的重金属元素的测定。田义杰(2003)采用石墨炉原子吸收法测定了藏药蕨麻中铅、砷、镉、铜的含量，为防止基体干扰，采取了加入硝酸镍、磷酸二氢氨做基体改进剂消除干扰，取得理想效果，为蕨麻的进一步研究开发提供了科学依据。朱加叶等(2002)采用微波消化技术，用石墨炉原子吸收法对进口西洋参中的铅进行测定，铅的检出线性范围为 0 ~100 μg /L，具有令人满意的精密度及准确度。陈世忠(2003)采用石墨炉原子吸收光谱法对中药黄姜中微量镉和中药漏芦中的微量铅，检测黄姜中镉时，以钯为基体改进剂，检出限为 0.075 ng/mL，回收率 90% ~110%。检测漏芦中微量铅时，选用磷酸氢二氨为基体改进剂，检出限为 0.61 ng/mL，回收率 94% ~103%。

(3)低温原子化法

低温原子化法是利用化学反应方法预处理试样，在室温至摄氏几百度的条件下使其原子化，因此又称化学原子化法，主要包括汞的冷原子化法和氢化物原子化法。

①*冷原子化法* 冷原子化法是用于汞元素的一种专用测定方法，它主要是利用汞在常温下蒸气压较高和在空气中不易氧化的特点，将样品消解后还原生成汞，用载气将汞蒸汽吹出通过石英吸收池，汞蒸汽对汞空心阴极灯的辐射产生吸收，从而进行定量分析。多采用现代化仪器，简单、快速。田义杰(2003)用冷原子吸收光谱法测定藏药蕨麻中汞元素的含量，检出限为 0.0608 μg/mL，平均回收率为 95.3%。戴益华采用流动注射 - 冷原子吸收光谱法(FIAAS)测定中药中微量汞，汞的检出限为 0.334 μg/mL，加标回收率为 98% ~104%，应

用于中药样品中微量汞的测定比较适合。姚素梅等(2006)用冷原子吸收分光光度法测定了山楂、山药、百合、枸杞子、麦冬和莲子等 6 种常用滋补中药中汞的含量，也取得相对准确的检测数据。

②氢化物原子化法　氢化物原子化法是将待测元素在酸性介质中还原成低沸点、形成受热易分解的氢化物，在吸收池中被加热分解，并形成基态原子。该法优点是干扰低，缺点是可检测的元素种类较少，一般只用于铅、砷、汞等元素的测定。孙楠等(2007)采用微波消解的前处理技术，然后用氢化物 - 原子吸收光谱法测定甘草、浙贝母、银杏叶、栀子、党参和当归 6 种中药材中的砷，其回收率为 88.4% ~119.5%，检测样品中砷的浓度范围 0 ~5.9 mg/kg。张晖芬等(2003)采用流动注射氢化物发生 - 原子吸收分光光度法测定 5 种补益类药材中痕量有害元素铅、砷、汞的含量，其线性范围 0.0 ~20.0 μg/kg，加标回收率为 91.0% ~108.0%，简便、快速、灵敏度高，很适合于中药材中痕量铅、砷、汞的含量测定，采用流动注射氢化物发生 - 原子吸收分光光度法能克服间断法的缺点，减少样品耗量，加快分析速度。

10.2.1.3　原子荧光光谱法(AFS)

原子荧光光谱法，是利用激发光源照射含有一定浓度的待测元素的原子蒸汽，从而使基态原子跃迁到激发态，然后去激发回到较低能态或基态，发出原子荧光，通过测定原子荧光的强度即可求得样品中该待测元素的含量。就原子荧光技术本身来讲，它具有原子发射光谱和原子吸收光谱两种技术的优点，同时又克服了两者的不足。该法谱线简单、灵敏度高、检出限低，适用于多元素同时分析。目前应用较广泛的是氢化物发生原了荧光光谱法(HG-AFS)。王爱平(2007)采用一次微波消解 - 原子荧光光谱法检测砷、汞的含量，与湿法消解原子荧光法比较，具有更为简便经济的特点，对砷的线性范围为 0 ~200 mg/mL，对汞的线性范围为 0 ~50 ng/mL。

10.2.1.4　电感耦合等离子体发射光谱法(ICP-AES)

高频感应电流产生的高温将反应气加热、电离，利用元素发出的特征谱线进行测定，谱线强度与重金属含量成正比。李凤等(2000)运用 ICP-AES 同时检测中草药漏芦中多种微量元素，取得令人满意的结果。这种方法具有灵敏、准确，能同时检测多元素，操作简便、快速等优点，适应于中草药及其各种剂型中多元素的同时测定。郝南明等(2004)采用 ICP-AES 测定了两种不同种植方式、不同生长期的三七不同部位中重金属元素砷、铜、隔、铬、汞、铅等的含量，砷、汞含量较高，铜、铅次之，镉、铬含量在植株中未检出，为三七 GAP 栽培标准和特征的制定、三七道地药材的化学特征——化学指纹图谱的建立提供了理论依据。丁晴等(2008)检测了不同产地山茱萸中铅、镉、砷、汞、铜、铬 6 种有害微量元素的含量，其线性关系均好，回收率在 91.5% ~110.6%，具有较好的准确度和重复性。

10.2.1.5　电感耦合等离子体质谱法(ICP-MS)

电感耦合等离子体质谱法，是 20 世纪 80 年代发展起来的一种新的分析测试技术，是《中国药典》(2005 年版)收载为测定中药材中铅、镉、砷、汞、铜的法定方法之一。其原理是利用电感耦合等离子体将样品汽化，使待测金属元素分离出来，从而进入质谱进行测定。ICP-MS 可通过离子荷质比进行无机元素的定性分析、半定量分析、定量分析，同时进行多种元素及同位素的测定，可与激光采样、氢化物发生、低压色谱、高效液相色谱、气相色谱、毛细管电泳等进样或分离技术联用，是目前痕量元素分析领域中最先进的方法。与传统无机分析技术相比，ICP-MS 技术提供了极低的检出限，很宽的动态线性范围，干扰最少，分析精密度高，分析速度快，可进行多元素同时测定以及可提供精确的同位素信息等分析特性，可用于绝大多数重金属元素的测定。夏斌锋等(2004)采用 ICP-MS 测定了 10 种中药材中铜、砷、镉、汞、铅 5 种有害元素的含量，数据的重复性和回收率均能满足痕量分析的要求，是一种快速、有效、准确的分析方法。王柯等(2005)采用微波消解法制备供试样品，运用 ICP-MS 法检测中药材中铜、砷、镉、汞、铅等 13 种元素的含量，回收率符合痕量分析要求，灵敏度高，检测限低，分析速度快，分析精密度高。温慧敏等(2006)建立了 ICP-MS 法同时测定党参等 4 种中药材中砷、汞、铅、镉的含量，回收率为 97.5% ~ 108.0%。据陈浩等(2002)介绍，ICP-MS 具有极低的检出限，同 ICP-AES 相比，其检出限改善了 2 ~ 3 个数量级，这种检测功能上的巨大改进，使得运用 ICP-MS 技术检测固体试样从 μg/g 到 ng/g 级痕量元素成为可能。

除了上述检测方法外，还有极谱催化波法和示差脉冲阳极溶出伏安法等方法。电分析化学法检测重金属主要包括离子选择性电极法、极谱法和伏安法。其中，极谱法和伏安法是较为常用的微量元素分析方法，这两种方法也是电分析化学中最为基础的方法。从 1922 年捷克化学家 Heyrovsky 发明了经典极谱法到 20 世纪 80 年代，已经形成了一系列的电化学方法和技术应用于分析微量元素。伏安法是检测重金属最常用的方法，而方波溶出伏安法是伏安法中测定灵敏度最高的方法之一。此外，电化学方法采用的电化学传感器具有微型化、成本低、灵敏度高及使用便捷的特点。顾兴平等采用极谱催化波法测砷，可避免铜的干扰，还采用示差脉冲阳极溶出法为川附子中痕量铅和镉的分析增添了新方法。

10.2.2 快速检测技术

传统的重金属检测方法多采用化学仪器检测，如利用原子吸收光谱、ICP-ACS、ICP-MS、FIAAS 或电化学方法等，检测仪器昂贵，样品要经过湿法消解或微波消解，逐个测定单一重金属浓度，测量精度虽较高，但需摸索前处理技术，检测步骤烦琐，检测成本偏高，而且一般耗时较长，难以适应环境及市场产品的现场抽查、生产企业自查及产品进出口快速通关等要求。鉴于此，在科技发展和检测水平的不断进步下，研究工作者针对重金属快速检测技术作了大量研究和探索，以期实现快速有效地监控中药材重金属污染，保障人民健康与生态安全。

10.2.2.1 生物化学传感器方法

生物及化学传感器由于操作简单，检测方便快速而被国外研究者优先采用。采用生物化学检测方法，利用重金属对某些蛋白质或酶生物活性的抑制、产生可逆或不可逆的变性作用，研究重金属对蛋白质或酶影响作用的动力学关系，并将筛选获得的蛋白质、酶及其复合体系实现固定化，一般多固定在电极或生物膜上，制作成生物或化学传感器对环境、食品及农畜产品的重金属进行快速测定。目前已经研制出测量重金属残留的生物、化学传感器并开始投入实际应用。

孟祥明(2007)为达到快速检测环境中重金属要求，探讨研究了“离子荧光化学传感器”。通过将含氮双羧基引入两个荧光素衍生物分子中，设计合成了两种新的荧光素基团的荧光分子，将其作为重金属离子化学传感器，在正常生理条件下检测 Zn^{2+} 对两种化合物的荧光反应，结果都出现了增大作用，而其他金属离子则对两种化合物荧光光谱未能出现明显变化。由于荧光素基团有很好的细胞壁渗透性和水溶性，在此基础上，进一步研发 Hg^{2+} 荧光化学传感器，将对 Hg^{2+} 有很好选择性结合的含氮硫原子修饰到荧光素衍生物中，得到一个水溶性很好的荧光分子。经测试，在正常生理条件下，该化合物对 Hg^{2+} 具有很好的选择性。这一研究结果表明，在合适大小的冠醚中用亲 Hg^{2+} 的硫原子取代氧原子可以得到很好的选择性。为了得到选择性更好的 Hg^{2+} 离子化学传感器，通过将很少被用于离子传感器研究的亲 Hg^{2+} 的硫代酰胺基团引入到荧光素衍生物中得到两种亲 Hg^{2+} 荧光化合物，用之检测水体中的 Hg^{2+} 浓度，其结果与原子吸收法测定的数据具有一致的趋势，表明利用生物化学传感器完全可以进行中药材中重金属污染物的检测。

10.2.2.2 比色法

比色法也是《中国药典》中收载的中药材重金属检测方法之一，主要用于重金属总量和总砷的测定，包括硫代乙酰胺法、砷斑法和银盐法。该法所用仪器简单，操作简便，但准确度和选择性相对较差，易受其他金属干扰。为避免检测准确度不高的劣势，实际使用过程中可以作些改进。高志贤等(2004)认为，砷的检测可以用氢化物发生原子荧光法、硼氢化物还原比色法、极谱催化波法、流动注射－氢化物发生－ICP－光谱法、氢化物发生电感耦合等离子体原子发射光谱法及砷斑法等，这些方法各有其优点，但共同点是需要相对贵重的仪器设备，且操作复杂，无法达到快速检测的目的。利用自制砷化氢发生器，使硼氢化钾在酸性条件下，产生新态氢，将样品中的砷(或砷化物)还原成砷化氢，在聚乙稀醇和乙醇的存在下，AsH_3被酸性硝酸银溶液吸收，还原 $AgNO_3$为胶态银而显色，再利用自制的光电比色计于波长410nm 处比色即能定量。运用这种改进的简易方法，与盐银法进行比较，其结果无显著性差异。

10.2.2.3 紫外分光光度法

紫外分光光度法是利用重金属元素与试剂反应后显色在紫外光下有吸收特征的原理来测定重金属的含量。本法具有快速、简便及重现性好等特点，但由于干扰因素较多，选择性较差，常只用于铅、镉、汞的测定。楼小红等(2004)采用紫外分光光度法测定了白芍中重金属的含量，方法的回收率为95.0%～105.0%。金仁达等则用紫外分光光度法测定了甘草、川贝母、天竺黄3种植物药材中重金属的含量，加样回收率为97.91%～103.41%。陈远航(2007)采用紫外分光光度法测定了枸杞、甘草、川贝母、丹参4种植物药材和蜈蚣、僵蚕2种动物药材中重金属的含量，在0.1～10.0 μg/mL 检测范围内，线性关系良好，回收率为98.15%～101.23%。

10.3 内源性有害物质检测

中药材所含内源性毒性物质并不完全是单纯的有害物质，其中很多还是活性物质，当用药正确、药量适当时它们能起到治病救人的作用，而一旦使用过量或误用时就成为内源性有害物质，如乌头碱、小檗碱、大麻酚、斑蝥素等。对于这些内源性有害物质进行检测、监控，对中药材质量控制及安全用药具有实际的指导意义。目前，常用的内源性有害物质检测方法主要有以下几种。

10.3.1 高效液相色谱法

中药及中药材所含成分的复杂性，特别是其内源性有害物质，一旦过量使用，不但无法保证疗效，反而会对患者产生副作用甚至生命危险，这对中药现代化及中药国际化，一直是个历史性难题。HPLC法作为一种分离技术和方法，对中药和中药材内源性有害物质的检测具有灵敏、可靠的特点。辛杨等(2008)用HPLC法，以甲醇－三乙胺为流动相测定草乌叶中新乌头碱、乌头碱和次乌头碱含量。其方法具有快速、重复性好、结果准确的特点，样品在0.35～1.75μg范围内，线性关系良好，平均加样回收率99.96%。赵英永等(2006)用反相HPLC法，以乙腈－醋酸铵为流动相测定草乌中乌头碱、中乌头碱和次乌头碱。在乙腈－醋酸铵缓冲溶液(pH 10.5)(60∶40)的配比条件下，峰窄、峰型对称，且中乌头碱与乌头碱、乌头碱与次乌头碱分离度均大于1.5，能够达到较好的分离效果。与其他测定方法相比，该法具有峰窄、峰型对称、基线稳定、杂质及其他成分干扰小、分离度大的特点。

李亚琴(2005)用反相HPLC法，以甲醇－硼酸盐缓冲液(0.02 mol/L硼砂，用硼酸调节pH＝8.5)(80∶20)为流动相，采用5种不同的方法处理黄连粉，表明用20%醋酸提取液提取黄连粉在254 nm波长处检测，可出6个峰。虽然此试验条件下巴马汀和小檗碱分离不完全，但不影响用峰高来定量。此法准确可靠，简单易行，容易分离，也适用于其他同类药材中小檗碱型生物碱的分析测定。

张岗等(2003)运用HPLC法检测火麻仁油中大麻酚的含量，以220 nm作为检测波长，灵敏度高、干扰小，大麻酚在1.205～7.229 μg/mL，线性良好，回收率92.3%～96.9%。

周祥敏等(2006)利用HPLC法，以乙腈－水(80∶20)为流动相，在209 nm处测定斑蝥中斑蝥素的含量。进样量在0.4012～2.0060 μg范围内，有良好的线性关系，回收率为96.71%～101.95%，测定结果与《中国药典》2005年版规定所用气相色谱法的测定结果基本一致，并且具有稳定可靠和可操作性强的特点。

10.3.2 电喷雾质谱法

电喷雾质谱法(ESI－MS)，是一种软电离质谱技术，能够直接分析溶液样品，且不像电子轰击(EI)、化学电离(CI)等常规电离技术那样需要有对样品加热汽化的过程，因而特别适合分析强极性、难挥发或热不稳定的化合物，如乌头碱。虽然ESI－MS作为一级质谱，不能准确检测乌头碱等内源有害物质及其代谢产物，但在一级质谱中能同时检测到同一样品中3个以上乌头碱代谢产物的准分子离子，所以根据ESI－MS试验结果作为论证乌头碱中毒的快速检验与鉴定还是可行的。

10.3.3 高效液相色谱－质谱和气相色谱－质谱法

HPLC－MS和GC－MS，对于检测成分复杂的中药具有独到的优势。由于中药中不明成分或内源性有害物质的含量较低，人体吸收进入血液后，含量更低，采用常规的分析技术与测试手段重现性差，且无法对其在体内的动态变化进行监测，因而给中药有效成分和疗效评价带来了很大阻碍。为了解决这个难题，人们逐渐采用了集高效分离与定性、定量测定多组分为一体的色谱－质谱联用技术，应用于中药研究的各方面，特别是应用于中药单体成分及其中药复方药物代谢研究领域。此技术在生物碱，如乌头碱、士的宁、马钱子碱等的检测方法中都有过报道。

10.4　有害生物的检测

中药材有害生物主要包括动物、植物、微生物3大类，在中药材生产过程中，它们是影响中药材质量的重要因子，是影响中药材安全和国际贸易的重要瓶颈之一。本节所称中药材有害生物不包括田间生长过程中的有害生物，而只指中药材经初加工后在储藏、运输过程中的有害生物。这个过程，不可避免地要遭到有害生物危害，轻者是虫尸、虫粪及虫蜕对药材造成污染损毁，使药材质地、质量下降，遭受经济损失；重者有害生物自身或其有毒、有害的次生代谢产物污染药材，使其功效发生变化，丧失或降低药用价值，甚至对人造成毒害。对其进行有效检测、预防和控制，是保障中药疗效，保证中药材质量的必要措施。

对中药材有害生物的检测是有效防控有害生物对中药材危害的第一步。首先要清楚什么是有害生物，通过目测观察，发现中药材危害症状，寻找有害生物来源是最直接也最准确、快捷的方法，这对一些比较大型的害虫是有效的，而一些小型害虫和螨类等，以及一些病原微生物则需要借助相关仪器、设备和相关技术手段，进行检测。

10.4.1　昆虫及螨类检定

10.4.1.1　肉眼辨认

对于常发性害虫，其个体用肉眼即能辨认的，运用捕虫工具捕捉后，根据形态特征进行鉴定即可。

10.4.1.2　直接镜检法

对于较小昆虫或螨类，应借助扩大镜甚至显微镜进行辨认。取一定量的药材放在平皿内，置于体视镜下，用毛笔直接将害虫或害螨检出。优点：适用于各种小块和粉状的药材，可以尽量将样品中的害虫或害螨挑完，包括死尸、活体。缺点：工作量比较大，大块的药材无法在体视镜下操作，故难以获得其上的害虫或害螨，需采取剥取损坏少量药材的途径。

10.4.1.3　水膜镜检法

对于直接镜检法难于检测到的害虫或螨类，可将采集的样品放入小烧杯内，加一定量的水或饱和氯化钠后搅匀，样品沉淀后，用接种环吊水膜于载玻片上，置载玻片于连续变倍显微镜下进行分离。优点：适用于粉末状药品或是药渣中的害虫或害螨分离。缺点：分离出的害虫或害螨数量误差较大，且不宜对大块药材或大量药材中的害虫或害螨进行分离。

10.4.1.4　振筛分离法

选择不同孔径的筛网制作成阻螨筛，当样品在多个网筛中过滤后，根据虫、螨的大小取某 孔径筛网上的阻留物，在镜下分离、计数。优点：操作简单，分离速度快，根据虫、螨个体大小不同进行分离。缺点：适合分离的样品多是粉状或药渣，对大块药材不适用。

10.4.1.5 电热集聚法

用自制的电热集聚器，以白炽灯为热源，将样品放入分样筛内置于电热集聚器的铁丝网上，并在下口置器皿收集。打开电源一定时间后即可收集到相当数量的虫、螨。优点：可收集活的害虫或害螨，操作简单。缺点：不适合粉状药品或药渣，不易收集虫螨尸体。

10.4.1.6 光驱法

利用虫螨的避光性，在特殊装置下用日光灯照射中药材，让虫螨爬向黑暗的方向，再进行收集。优点：适合各种形状的中药材，适合活的虫螨收集与挑捡，工作量小。缺点：不易收集虫螨尸体。

10.4.1.7 引诱法

针对害虫的趋化性和性引诱作用，研发相应引诱剂置放于药材存放处，引诱相应害虫趋之，然后收集进行鉴定。

10.4.2 病原生物检测

中药材病原生物检测主要是其微生物限度检测，包括细菌数、霉菌数、酵母菌数和控制菌检查。由于这些病原生物污染药材后，自身或其产生的毒素会对人体健康造成危害，对其进行检测是保障中药材安全必不可少的程序。

根据《中国药典》规定，对中药材的微生物限度进行检测，应在环境洁净度10 000级下的局部洁净度100级的单向流区域内进行。检验全过程必须严格遵守无菌操作，防止再污染。对病原生物，细菌的培养温度规定为30～35℃，霉菌、酵母菌的培养温度规定为23～28℃，控制菌培养温度为35～37℃。

10.4.2.1 细菌、霉菌和酵母菌检测

(1) 平皿法

采用平皿法进行菌数测定时，应取适宜的连续2～3个稀释级的供试液。每个稀释级每种培养基至少制备2个平板，细菌培养一般48 h后点计菌落数，霉菌和酵母菌培养一般72 h后点计菌落数。

(2) 薄膜过滤法

薄膜过滤法即是对稀释的供试液经薄膜过滤后，贴于相应培养基上培养48 h或72 h，然后检查菌数。

10.4.2.2 控制菌检查

中药材有其相应的控制菌限度标准，检测时应选择相应的验证菌株。主要有大肠埃希菌、大肠菌群、金黄色葡萄球菌、沙门菌、铜绿假单胞菌和梭菌等。大肠埃希菌的检测以胆盐乳糖培养基，培养18～24 h，必要时延长至48 h，滴加靛基质试液，若显阴性，表明供试液未检出大肠埃希菌；大肠菌群的检测步骤一般采取三步法(乳糖发酵试验、分离培养和证实试验)，先进行乳糖发酵试验，接种培养18～24 h，若无菌生长，或有菌生长不产酸不产气，表明未检出大肠菌群，若有产酸产气现象，应作分离培养和证实试验，可取培养物接种于曙红亚甲蓝琼脂培养基或麦康凯琼脂培养基上，培养18～24 h，若无菌落生长，或菌落生长与大肠菌群的特征不符，表明未检出大肠菌群；金黄色葡萄球菌的检测以亚碲酸钠(钾)肉汤培养基，培养18～24 h，必要时延长至48 h，取培养物接种于卵黄氯化钠琼脂培养基或甘露醇氯化钠琼脂培养基上，培养 24 ~ 72h，若无菌落或菌落不同于金黄色葡萄球菌特征，表明供试液未检出金黄色葡萄球菌；沙门菌的检测以胆盐硫乳琼脂培养基和麦康凯琼脂培养基培养 18 ~ 24 h，必要时延长至 40 ~ 48 h，若无菌落或菌落不同于沙门菌特征，表明未检出沙门菌；铜绿假单胞菌以胆盐乳糖培养基培养 18 ~ 24 h，取培养物接种于溴化十六烷基三甲铵琼脂培养基培养 18 ~ 24 h，若无菌落或菌落不同于铜绿假单胞菌特征，表明未检出铜绿假单胞菌；梭菌检测以装有疱肉培养基的试管接供试液，置于厌氧条件下，培养 72 ~ 96 h，如试管内不出现浑浊、产气、消化碎肉、臭气等现象，表明未检出梭菌，否则，取培养物继续在含有庆大霉素哥伦比亚琼脂培养基，在厌氧条件下培养 48 ~ 72 h，如无菌落生长，则表明未检出梭菌。

10.4.2.3 细菌内毒素的检测方法

传统上，内毒素(LPS)的检测采用家兔法。随着科学技术的发展，一些灵敏度高、设备简单、操作方便、结果快速的方法逐渐替代传统的家兔法，并应用到细菌内毒素的检测中。中药注射剂由于其提取、精制等制备工艺较为复杂、流程长，中药材来源不一等原因，热原极易被忽视，因此细菌内毒素成为中药注射剂监控的重点(胡金川 等，2000；叶明 等，2003；梁柱红 等，2003；霍启录 等，2003；郭萌 等，2009)。

(1)鲎试验法(LT)

1968 年，由 Levin 和 Bang 发现并建立了鲎试验法检查细菌内毒素，因其简便、快速、灵敏、重现性好等优点，成为药品检验中热原检查家兔法的替代方法。LT 的基本原理为：鲎血变形细胞中含凝固蛋白原、凝固酶原、B 因子和 C 因子。在微量 LPS 参与下，C 因子首先被激活，然后活化的 C 因子激活 B 因子，活化的 B 因子活化凝固酶原，最后促使凝固蛋白原转为凝固蛋白。目前有凝胶法(gel-clot techique)、比浊法(turbidmetric assay)、比色法(colorimetric assay)和免疫学方法(immunology assay)等.

①*半定量测定——凝胶法* 凝胶法是各国药典细菌内毒素检查的首选方法。它是根据鲎试剂与细菌内毒素产生凝集反应的机理，终点判断采用翻转 180°的目测法。此法操作较简单、经济，不需要专用测定设备，可在 0.03 EU/mL 的范围内进行半定量测定。缺点为特异性不强，精密度、定量性较差。

②*定量测定* 随着鲎试验方法的测定仪器的不断完善，内毒素测定已向微量定量方向发展。定量测定在常规药品检查、生产过程质量控制、各种除热原方法的评价、特殊样品的检查(如血液、尿液、脑脊液)等方面，与凝胶法相比具有灵敏、快捷、准确的特点。

(2)免疫学方法

有关免疫学方法的研究报道有酶联免疫吸附检测法(LAL - ELISA)、火箭免疫电泳鲎试验法(TAL - RIE)、L - 聚赖氨酸 ELISA 法、双抗体夹心 ELISA 法等。这些方法的特点是特异性、准确度高，但其应用尚待临床实践的验证，操作尚待进一步简化。

(3)生物学方法

利用 LPS 刺激免疫细胞产生 IL - 1、TNF - a 的特性，以标化的细胞系作为靶细胞，检测细胞培养上清液中的 IL - 1、TNF - a 等细胞因子含量，推算出待检样本中的 LPS 含量。

(4)化学发光法

应用 CR1 和 CR3 受体诱导中性粒细胞的氧化反应作为一个反应平台，通过测定内毒素对中性粒细胞的生物学作用来检测内毒素的含量。

(5)流式细胞术

流式细胞术是一种对单细胞或生物粒子进行定量分析和分选的检测手段，可以高速分析上万个细胞，且能同时测得多个参数，与传统的荧光镜检相比，具有速度快、精度高、准确性好等优点，成为当代最先进的细胞定量分析技术。在液流系统中，快速测定单个细胞或细胞器的生物学性质，把特定的细胞或细胞器从群体中加以分类收集，再定量测定细胞的DNA含量、细胞体积、蛋白质含量、酶活性、细胞膜受体和表面抗原等许多重要参数。因此，应用针对内毒素表面抗原决定簇的单克隆抗体对内毒素进行荧光标定后，可应用流式细胞仪进行检测。

(6)高效液相色谱

将内毒素中类脂A部分衍生化后，以HPLC法检测。

10.4.3 黄曲霉毒素检测

中药材上的黄曲霉能代谢产生致癌物质黄曲霉毒素，严重威胁到人类的健康。因此，黄曲霉及黄曲霉毒素是保障中药材安全的必检对象。

黄曲霉毒素(AF)是由某些真菌产毒菌株产生的次生代谢产物，具有极强的毒性，常见的检测方法有：薄层色谱检测法、高效液相色谱检测法、酶联免疫检测法和聚合酶链反应技术等。

10.4.3.1 薄层色谱检测法

薄层色谱(TLC)检测法，是测定AF的经典方法。其原理是将样品经过提取，柱层析、洗脱、浓缩、进行薄层分离后，在波长365 nm的紫外光下观察可见蓝紫色或黄绿色荧光，根据荧光斑点的强弱以及在薄层上显示的最低检出量，与标准品比较即可确定其含量。由于TLC法对人和环境污染系数较大，而且操作过程相对烦琐，操作若不熟练，重复性不好，对最后检测结果影响较大。为满足国际上对黄曲霉毒素提出的限量要求，已有逐步被其他方法取代的趋势。

10.4.3.2 高效液相色谱法

高效液相色谱法对中药材AF测定具有高效、快速、准确性好、灵敏度高、重现性好、检测限低等特点，已越来越受到技术检测部门和专家重视。其样品经提取、净化后，选择适宜的流动相色谱柱，可使多种AF同时分离出来，然后用荧光检测器检测。在高效液相色谱法基础上，近年又开发出更灵敏、方便和安全的方法——亲和柱高效液相色谱法，其原理是利用抗原抗体的特异性吸附特性，使用的亲和柱只能特异性、选择性地吸附AF，而其他杂质则顺利通过柱子，然后再利用洗脱液将AF洗脱下来，这种方法，大大简化了样品前处理过程，同时利用了高效液相色谱进行定性和定量分析，可以同时测出AF的总量及各自含量。

10.4.3.3 竞争性酶联免疫吸附法

竞争性酶联免疫吸附法，是在免疫学和细胞工程学基础上发展起来的一种微量检测技术。该方法灵敏度高，应用较广泛。一般用甲醇缓冲液提取后不经任何前处理过程即加入酶标板中进行抗原抗体结合反应。

李玫等人采用间接竞争酶联免疫吸附法对中国药典收载的30种常用中药材和7个品种的20个批次的中成药中的黄曲霉毒素进行了检测。但中药中复杂的基质使得其检测结果很多为假阳性，无法提供准确的黄曲霉毒素含量。

10.4.3.4　聚合酶链反应技术

聚合酶链反应技术(PCR)，由于具有灵敏、特异、快速等优点，已经在微生物检测、鉴定等方面得到了广泛的应用。RFLP是一种发展最早的DNA标记技术，具有结果稳定等特点。邵碧英等(2007)建立起了黄曲霉检测的PCR-RFLP方法，研究表明该技术对黄曲霉的检测具有灵敏、特异、快速等优点。

10.4.3.5　金标试纸法

金标试纸法是利用单克隆抗体而设计的固相免疫分析法。其检测原理是，以微孔滤膜为载体，包被已知抗原，加入待检样本后，经滤膜的毛细管作用，样本中的抗体与抗原结合，再通过与膜上包被的抗原结合显色而达到检测目的。据此制作的黄曲霉毒素快速检测试纸可在5~10 min完成对样品中黄曲霉毒素的定性测定。借助黄曲霉毒素标准样品，这种方法能估算黄曲霉毒素的含量，非常适用于现场测试和进行大量样品的初选。

（王　沫　舒少华）

本章小结

本章主要就中药材有害物质的检测进行了分类论述和介绍，在中药材农药残留检测方面，介绍了6种快速检测方法和2种常规检测方法，并对中药材农药残留检测的样品前处理技术作了单独介绍；在药材重金属污染检测方面，介绍了3种快速检测方法和5种常规检测方法。对药材内源性有害物质检测方面，针对草乌中的乌头碱、中乌头碱和次乌头碱，斑蝥中斑蝥素的含量及黄连中小檗碱和火麻仁油中大麻酚的含量测定作了简单介绍；在中药材有害生物的检测方面，则主要针对初加工后的中药材中有害生物，包括昆虫及螨类、病原生物、内源性有害物质等进行了阐述。这些方法的介绍，对于采取预防性措施控制中药材有害物质，对于保障人们使用安全中药材提供了技术性的引导。

复习思考题

1. 简述中药材农药残留检测的基本过程。
2. 常用的农药残留快速检测技术有哪些？
3. 简述运用原子荧光光谱法检测中药材中重金属的基本原理。
4. 简述中药材内源性有毒有害物检测的意义。
5. 论述中药材中有害生物的常规检测方法。

本章推荐阅读书目

农药残留检测与监控技术．王大宁，董益阳，邹明强．北京：化学工业出版社，2006.

药品生物检定．周海钧．北京：人民卫生出版社，2005.

参考文献

陈发荣，罗舜音，刘成梅，等．2009. 酶联免疫快速检测方法在食品安全中的应用[J]．江西食品工业，3：49－51.

陈浩，梁沛，胡斌，等．2002. 电感耦合等离子体原子发射光谱/质谱法在中药微量元素及形态分析中的应用[J]．光谱学与光谱分析，22(6)：1019－1024.

陈世忠．2003. 石墨炉原子吸收光谱法测定中药黄姜中微量镉的研究[J]．光谱学与光谱分析，23(5)：993－994.

陈世忠．2003. 石墨炉原子吸收光谱法测定中药漏芦中微量铅[J]．化学研究与应用，15(4)：567－568.

陈远航．2007. 枸杞等6种中药的重金属检测研究[J]．中国医药导报，4(20)：144－145.

戴益华，邓世林，李新凤，等．2003. 流动注射一冷原子吸收法测定中药中的微量汞[J]．微量元素与健康研究，20 (1)：41－42.

丁晴，吴越，徐以亮，等．2008. 电感耦合等离子发射光谱法测定不同产地的山茱萸中6种有害微量元素的含量[J]．安徽医药，12(1)：26－27.

杜平华，杨晓峰．1995. 间接竞争酶联免疫吸附法分析检测中药中黄曲霉毒素 B_1 的研究[J]．药物分析杂志，34－36.

冯光泉，张文斌，陈中坚，等．2003. 三七及其栽培土壤中几种重金属元素含量的测定[J]．中草药，34(11)：1051－1054.

冯光泉，张文斌，刘云芝，等．2003. 公路铅污染对三七药材中铅残留量的影响研究[J]．现代中药研究与实践，增刊：34－36.

高志贤，王红勇．2004. 食品中总砷的简易检测方法研究[J]．中国公共卫生，20(7)：886－887.

郭萌，李冠民，黄清泉．2009. 细菌内毒素研究进展[J]．中国实验动物学报，17(5)：397－400.

韩晓梅，薛国庆，韩玉琦，等．2005. 火焰原子吸收光谱法测定栽培甘草中6种金属元素[J]．光谱实验室，22(2)：436－439.

胡金川，于文彬，马越云．2000. 细菌内毒素检测方法的研究进展[J]．医学综述，6(5)：222－224.

霍启录，邵红霞．2003. 中药类药品细菌内毒素检测的研究现状[J]．中国中药杂志，28(3)：199－201.

金仁达，万红卫，钱佳星，等．2006. 甘草等5种中药中重金属含量的监测[J]．中医药导报，12(12)：74－75.

李凤，廖振环，丁健华，等．2000. 中草药中多种微量元素的 ICP－AES 同时测定研究[J]．光谱学与光谱分析，20(1)：58－60.

李亚琴．2005. 反相液相色谱法测定小檗碱型生物碱[J]．浙江工业大学学报，33(5)：563－565.

梁柱红，庞家莲. 2003. 细菌内毒素检查法在中药注射剂中的应用[J]. 河北医药，9(12)：1135－1136.

楼小红，吴巧凤. 2004. 紫外分光光度法测定白芍中重金属的研究[J]. 广东微量元素科学，11(1)：38－40.

马志科，昝林森. 2009. 黄曲霉毒素危害、检测方法及生物降解研究进展[J]. 动物医学进展，30(9)：91－94.

邵碧英，陈彬，汤敏英，等. 2007. 沙门氏菌多重PCR检测方法的建立[J]. 食品科学，28(10)：489－492.

孙楠，金红宇，薛健. 2007. 原子吸收法测定中药材中6种重金属及有害元素的残留量[J]. 药物分析杂志，27(2)：256－259.

田义杰. 2003. 藏药蕨麻中重金属元素的含量分析[J]. 微量元素与健康研究，20(2)：42－44.

王柯，王欣美，季申. 2005. ICP－MS法测定中药材中13种元素[J]. 中国药学杂志，40(15)：1184－1187.

王强，姚素梅. 2006. 六种常用滋补中药铅、汞、镉含量的测定[J]. 广东微量元素科学，13(3)：50－52.

魏得良，黄熠，向牡秀. 2007. 火焰原子吸收光谱法测定黄芪、甘草、广藿香中的铜[J]. 光谱实验室，24(2)：106－108.

魏巍，屈凌波，李建军. 2002. 用火焰原子吸收分光光度法测定地黄中的铅[J]. 郑州大学学报，34(1)：65－68.

温慧敏，陈晓辉，董婷霞. 2006. ICP－MS法测定4种中药材中重金属含量[J]. 中国药学杂志，31(16)：1314－1317.

温慧敏，霍艳霜，张园. 2007. ICP－MS法测定莪术中微量元素的含量[J]. 沈阳药科大学学报，24(12)：763－767.

夏斌锋，卢祖庆，王欣美. 2004. ICP－MS法测定中药材中5种有害元素方法的研究[J]. 现代仪器，(1)：17－20.

辛杨，王淑敏，刘志强. 2008. 高效液相色谱法测定蒙药那如3味丸中新乌头碱的含量[J]. 长春中医药大学学报，24(1)：28－29.

杨亚玲，杨国荣，胡秋芬，等. 2004. 固相萃取富集－高效液相色谱法测定4种中草药中的重金属元素[J]. 药物分析杂志，24(4)：441－443.

叶明，纪绿波. 2003. 细菌内毒素及其检查法的研究[J]. 广东药学，13(2)：28－30.

张岗，郭江宁，徐占美，等. 2003. 高效液相色谱法测定火麻仁油中大麻酚的含量[J]. 中国药学杂志，38(3)：214－215.

张晖芬，赵春杰，金成宇，等. 2004. 氢化物发生－原子吸收法测定补益类药材中痕量铅、砷、汞[J]. 中国药学杂志，39(4)：296－297.

赵英永，崔秀明卜，张文斌，等. 2006. RP－HPLC法测定草乌中乌头碱、中乌头碱和次乌头碱[J]. 中草药，37(6)：940－412.

周祥敏，邹丽. 2006. 高效液相色谱法测定斑蝥中斑蝥素的含量[J]. 食品与药品，8(8)：54－55.

朱加叶，乙小娟，丁晓峰. 2002. 微波消化－石墨炉原子吸收分光光度法测定进口西洋参中的铅[J]. 现代科学仪器，(1)：53－54.

附录1　中药材生产质量管理规范认证管理办法(试行)

国食药监字〔2003〕251号

第一条　根据《药品管理法》及《药品管理法实施条例》的有关规定，为加强中药材生产的监督管理，规范《中药材生产质量管理规范(试行)》(英文名称为 Good Agricultural Practice for Chinese Crude Drugs，简称中药材 GAP)认证工作，制定本办法。

第二条　国家食品药品监督管理局负责全国中药材 GAP 认证工作；负责中药材 GAP 认证检查评定标准及相关文件的制定、修订工作；负责中药材 GAP 认证检查员的培训、考核和聘任等管理工作。

国家食品药品监督管理局药品认证管理中心(以下简称“局认证中心”)承担中药材 GAP 认证的具体工作。

第三条　省、自治区、直辖市食品药品监督管理局(药品监督管理局)负责本行政区域内中药材生产企业的 GAP 认证申报资料初审和通过中药材 GAP 认证企业的日常监督管理工作。

第四条　申请中药材 GAP 认证的中药材生产企业，其申报的品种至少完成一个生产周期。申报时需填写《中药材 GAP 认证申请表》(一式二份)，并向所在省、自治区、直辖市食品药品监督管理局(药品监督管理局)提交以下资料：

(一)《营业执照》(复印件)；

(二)申报品种的种植(养殖)历史和规模、产地生态环境、品种来源及鉴定、种质来源、野生资源分布情况和中药材动植物生长习性资料、良种繁育情况、适宜采收时间(采收年限、采收期)及确定依据、病虫害综合防治情况、中药材质量控制及评价情况等；

(三)中药材生产企业概况，包括组织形式并附组织机构图(注明各部门名称及职责)、运营机制、人员结构、企业负责人、生产和质量部门负责人背景资料(包括专业、学历和经历)、人员培训情况等；

(四)种植(养殖)流程图及关键技术控制点；

(五)种植(养殖)区域布置图(标明规模、产量、范围)；

(六)种植(养殖)地点选择依据及标准；

(七)产地生态环境检测报告(包括土壤、灌溉水、大气环境)、品种来源鉴定报告、法定及企业内控质量标准(包括质量标准依据及起草说明)、取样方法及质量检测报告书，历年来质量控制及检测情况；

(八)中药材生产管理、质量管理文件目录；

(九)企业实施中药材 GAP 自查情况总结资料。

第五条　省、自治区、直辖市食品药品监督管理局(药品监督管理局)应当自收到中药材 GAP 认证申报资料之日起40个工作日内提出初审意见。符合规定的，将初审意见及认证资料转报国家食品药品监督管理局。

第六条　国家食品药品监督管理局组织对初审合格的中药材 GAP 认证资料进行形式审查，必要时可请专家论证，审查工作时限为5个工作日(若需组织专家论证，可延长至30个工作日)。符合要求的予以受理并转局认证中心。

第七条　局认证中心在收到申请资料后30个工作日内提出技术审查意见，制定现场检查方案。检查方案的内容包括日程安排、检查项目、检查组成员及分工等，如需核实的问题应列入检查范围。现场检查时间一般安排在该品种的采收期，时间一般为3～5天，必要时可适当延长。

第八条　检查组成员的选派遵循本行政区域内回避原则，一般由3～5名检查员组成。根据检查工作需要，可临时聘任有关专家担任检查员。

第九条 省、自治区、直辖市食品药品监督管理局(药品监督管理局)可选派1名负责中药材生产监督管理的人员作为观察员，联络、协调检查有关事宜。

第十条 现场检查首次会议应确认检查品种，落实检查日程，宣布检查纪律和注意事项，确定企业的检查陪同人员。检查陪同人员必须是企业负责人或中药材生产、质量管理部门负责人，熟悉中药材生产全过程，并能够解答检查组提出的有关问题。

第十一条 检查组必须严格按照预定的现场检查方案对企业实施中药材GAP的情况进行检查。对检查发现的缺陷项目如实记录，必要时应予取证。检查中如需企业提供的资料，企业应及时提供。

第十二条 现场检查结束后，由检查组长组织检查组讨论做出综合评定意见，形成书面报告。综合评定期间，被检查企业人员应予回避。

第十三条 现场检查报告须检查组全体人员签字，并附缺陷项目、检查员记录、有异议问题的意见及相关证据资料。

第十四条 现场检查末次会议应现场宣布综合评定意见。被检查企业可安排有关人员参加。企业如对评定意见及检查发现的缺陷项目有不同意见，可作适当解释、说明。检查组对企业提出的合理意见应予采纳。

第十五条 检查中发现的缺陷项目，须经检查组全体人员和被检查企业负责人签字，双方各执一份。如有不能达成共识的问题，检查组须做好记录，经检查组全体成员和被检查企业负责人签字，双方各执一份。

第十六条 现场检查报告、缺陷项目表、每个检查员现场检查记录和原始评价及相关资料应在检查工作结束后5个工作日内报送局认证中心。

第十七条 局认证中心在收到现场检查报告后20个工作日内进行技术审核，符合规定的，报国家食品药品监督管理局审批。符合《中药材生产质量管理规范》的，颁发《中药材GAP证书》并予以公告。

第十八条 对经现场检查不符合中药材GAP认证标准的，不予通过中药材GAP认证，由局认证中心向被检查企业发认证不合格通知书。

第十九条 认证不合格企业再次申请中药材GAP认证的，以及取得中药材GAP证书后改变种植(养殖)区域(地点)或扩大规模等，应按本办法第四条规定办理。

第二十条 《中药材GAP证书》有效期一般为5年。生产企业应在《中药材GAP证书》有限期满前6个月，按本办法第四条的规定重新申请中药材GAP认证。

第二十一条 《中药材GAP证书》由国家食品药品监督管理局统一印制，应当载明证书编号、企业名称、法定代表人、企业负责人、注册地址、种植(养殖)区域(地点)、认证品种、种植(养殖)规模、发证机关、发证日期、有效期限等项目。

第二十二条 中药材GAP认证检查员须具备下列条件：

(一)遵纪守法、廉洁正派、坚持原则、实事求是；

(二)熟悉和掌握国家药品监督管理相关的法律、法规和方针政策；

(三)具有中药学相关专业大学以上学历或中级以上职称，并具有5年以上从事中药材研究、监督管理、生产质量管理相关工作实践经验；

(四)能够正确理解中药材GAP的原则，准确掌握中药GAP认证检查标准；

(五)身体状况能胜任现场检查工作，无传染性疾病；

(六)能服从选派，积极参加中药材GAP认证现场检查工作。

第二十三条 中药材GAP认证检查员应经所在单位推荐，填写《国家中药材GAP认证检查员推荐表》，由省级食品药品监督管理局(药品监督管理局)签署意见后报国家食品药品监督管理局进行资格认定。

第二十四条 国家食品药品监督管理局负责对中药材GAP认证检查员进行年审，不合格的予以解聘。

第二十五条 中药材GAP认证检查员受国家食品药品监督管理局的委派，承担对生产企业的中药材

GAP 认证现场检查、跟踪检查等项工作。

第二十六条 中药材 GAP 认证检查员必须加强自身修养和知识更新，不断提高中药材 GAP 认证检查的业务知识和政策水平。

第二十七条 中药材 GAP 认证检查员必须遵守中药材 GAP 认证检查员守则和现场检查纪律。对违反有关规定的，予以批评教育，情节严重的，取消中药材 GAP 认证检查员资格。

第二十八条 国家食品药品监督管理局负责组织对取得《中药材 GAP 证书》的企业，根据品种生长特点确定检查频次和重点进行跟踪检查。

第二十九条 在《中药材 GAP 证书》有效期内，省、自治区、直辖市食品药品监督管理局(药品监督管理局)负责每年对企业跟踪检查一次，跟踪检查情况应及时报国家食品药品监督管理局。

第三十条 取得《中药材 GAP 证书》的企业，如发生重大质量问题或者未按照中药材 GAP 组织生产的，国家食品药品监督管理局将予以警告，并责令改正；情节严重的，将吊销其《中药材 GAP 证书》。

第三十一条 取得《中药材 GAP 证书》的中药材生产企业，如发现申报过程采取弄虚作假骗取证书的，或以非认证企业生产的中药材冒充认证企业生产的中药材销售和使用等严重问题的，一经核实，国家食品药品监督管理局将吊销其《中药材 GAP 证书》。

第三十二条 中药材生产企业《中药材 GAP 证书》登记事项发生变更的，应在事项发生变更之日起 30 日内，向国家食品药品监督管理局申请办理变更手续，国家食品药品监督管理局应在 15 个工作日内作出相应变更。

第三十三条 中药材生产企业终止生产中药材或者关闭的，由国家食品药品监督管理局收回《中药材 GAP 证书》。

第三十四条 申请中药材 GAP 认证的中药材生产企业应按照有关规定缴纳认证费用。未按规定缴纳认证费用的，中止认证或收回《中药材 GAP 证书》。

第三十五条 本办法由国家食品药品监督管理局负责解释。

第三十六条 本办法自 2003 年 11 月 1 日起施行。

附录2 中药材GAP认证检查评定标准(试行)

(国食药监安〔2003〕251号 2003年9月19日)

1. 根据《中药材生产质量管理规范(试行)》(简称中药材GAP),制定本认证检查评定标准。

2. 中药材GAP认证检查项目共104项,其中关键项目(条款号前加“*”)19项,一般项目85项。关键项目不合格则称为严重缺陷,一般项目不合格则称为一般缺陷。

3. 根据申请认证品格确定相应的检查项目。

4. 结果评定:

项 目		结 果
严重缺陷	一般缺陷	
0	≤20%	通过GAP认证
0	>20%	不通过GAP认证
≥1项	0	

条款 **检 查 内 容**

0301 生产企业是否对申报品种制定了保护野生药材资源、生态环境和持续利用的实施方案。

*0401 生产企业是否按产地适宜性优化原则,因地制宜,合理布局,选定和建立生产区域,种植区域的环境生态条件是否与动植物生物学和生态学特性相对应。

0501 中药材产地空气是否符合国家大气环境质量二级标准。

*0502 中药材产地土壤是否符合国家土壤质量二级标准。

0503 应根据种植品种生产周期确定土壤质量检测周期,一般每4年检测1次。

*0504 中药材灌溉水是否符合国家农田灌溉水质量标准。

0505 应定期对灌溉水进行检测,至少每年检测一次。

*0506 药用动物饮用水是否符合生活饮用水质量标准。

0507 饮用水至少每年检测一次。

0601 药用动物养殖是否满足动物种群对生态因子的需求及与生活、繁殖等相适应的条件。

*0701 对养殖、栽培或野生采集的药用动植物,是否准确鉴定其物种(包括亚种、变种或品种)中文名及学名等。

0801 种子种苗、菌种等繁殖材料是否制定检验及检疫制度,在生产、储运过程中是否进行检验及检疫,并出具报告书。

0802 是否有防止伪劣种子种苗、菌种等繁殖材料的交易与传播的管理制度和有效措施。

0803 是否根据具体品种情况制定药用植物种子种苗、菌种等繁殖材料的生产管理制度和操作规程。

0901 是否按动物习性进行药用动物的引种及驯化。

0902 在捕捉和运输动物时,是否有防止预防或避免动物机体和精神损伤的有效措施及方法。

0903 引种动物是否由检疫机构检疫,并出具检疫报告书。引种动物是否进行一定时间的隔离、观察。

*1001 是否进行中药材良种选育、配种工作,是否建立与生产规模相适应的良种繁育场所。

*1101 是否根据药用植物生长发育要求制定相应的种植规程。

1201 是否根据药用植物的营养特点及土壤的供肥能力,制定并实施施肥的标准操作规程(包括施肥种类、时间、方法和数量)。

1202 施用肥料的种类是否以有机肥为主。若需使用化学肥料，是否制定有限度使用的岗位操作法或标准操作规程。

1301 施用农家肥是否充分腐熟达到无害化卫生标准。

*1302 禁止施用城市生活垃圾、工业垃圾及医院垃圾和粪便。

1401 是否制定药用植物合理灌溉和排水的管理制度及标准操作规程，适时、合理灌溉和排水，保持土壤的良好通气条件。

1501 是否根据药用植物不同生长发育特性和不同药用部位，制定药用植物田间管理制度及标准操作规程，加强田间管理，及时采取打顶、摘蕾、整枝修剪、覆盖遮阴等栽培措施，调控植株生长发育，提高药材产量，保持质量稳定。

*1601 药用植物病虫害的防治是否采取综合防治策略。

*1602 药用植物如必须施用农药时，是否按照《中华人民共和国农药管理条例》的规定，采用最小有效剂量并选用高效、低毒、低残留农药，以降低农药残留和重金属污染，保护生态环境。

*1701 是否根据药用动物生存环境、食性、行为特点及对环境的适应能力等，确定与药用动物相适应的养殖方式和方法。

1702 是否制定药用动物的养殖规程和管理制度。

1801 是否根据药用动物的季节活动、昼夜活动规律及不同生长周期和生理特点，科学配制饲料，制定药用动物定时定量投喂的标准操作规程。

1802 药用动物是否适时适量地补充精料、维生素、矿物质及其他必要的添加剂。

*1803 药用动物饲料不得添加激素、类激素等添加剂。

1804 药用动物饲料及添加剂应无污染。

1901 药用动物养殖是否根据季节、气温、通气等情况，确定给水的时间和次数。

1902 草食动物是否尽可能通过多食青绿多汁的饲料补充水分。

2001 是否根据药用动物栖息、行为等特性，建造具有一定空间的固定场所及必要的安全设施。

2101 药用动物养殖环境是否保持清洁卫生。

2102 是否建立消毒制度，并选用适当消毒剂对动物的生活场所、设备等进行定期消毒。

2103 是否建立对出入养殖场所人员的管理制度。

2201 是否建立药用动物疫病预防措施，定期接种疫苗。

2301 是否合理划分养殖区，对群饲药用动物要有适当密度。

2302 发现患病动物，是否及时隔离。

2303 传染病患动物是否及时处死后，火化或深埋。

2401 是否根据养殖计划和育种需要，确定动物群的组成与结构，适时周转。

*2501 禁止将中毒、感染疫病及不明原因死亡的药用动物加工成中药材。

2601 野生或半野生药用动植物的采集是否坚持“最大持续产量”原则，是否有计划地进行野生抚育、轮采与封育。

*2701 是否根据产品质量及植物单位面积产量或动物养殖数量，并参考传统采收经验等因素确定适宜的采收时间(包括采收期、采收年限)。

2702 是否根据产品质量及植物单位面积产量或动物养殖数量，并参考传统采收经验等因素确定适宜的采收方法。

2801 采收机械、器具是否保持清洁、无污染，是否存放在无虫鼠害和禽畜的清洁干燥场所。

2901 采收及初加工过程中是否排除非药用部分及异物，特别是杂草及有毒物质，剔除破损、腐烂变质的部分。

3001 药用部分采收后，是否按规定进行拣选、清洗、切制或修整等适宜的加工。

3002 需干燥的中药材采收后，是否及时采用适宜的方法和技术进行干燥，控制湿度和温度，保证中药材不受污染、有效成分不被破坏。

3101 鲜用中药材是否采用适宜的保鲜方法。如必须使用保鲜剂和防腐剂时，是否符合国家对食品添加剂的有关规定。

3201 加工场地周围环境是否有污染源，是否清洁、通风，是否有满足中药材加工的必要设施，是否有遮阳、防雨、防鼠、防尘、防虫、防禽畜措施。

3301 地道药材是否按传统方法进行初加工。如有改动，是否提供充分试验数据，证明其不影响中药材质量。

3401 包装是否按标准操作规程操作。

3402 包装前是否再次检查并清除劣质品及异物。

3403 包装是否有批包装记录，其内容应包括品名、规格、产地、批号、重量、包装工号、包装日期等。

3501 所使用的包装材料是否清洁、干燥、无污染、无破损，并符合中药材质量要求。

3601 在每件中药材包装上，是否注明品名、规格、产地、批号、包装日期、生产单位、采收日期、储藏条件、注意事项，并附有质量合格的标志。

3701 易破碎的中药材是否装在坚固的箱盒内。

*3702 毒性中药材、按麻醉药品管理的中药材是否使用特殊包装，是否有明显的规定标记。

3801 中药材批量运输时，是否与其他有毒、有害、易串味物质混装。

3802 运载容器是否具有较好的通气性，并有防潮措施。

3901 是否制定仓储养护规程和管理制度。

3902 中药材仓库是否保持清洁和通风、干燥、避光、防霉变。温度、湿度是否符合储存要求并具有防鼠、虫、禽畜的措施。

3903 中药材仓库地面是否整洁、无缝隙、易清洁。

3904 中药材存放是否与墙壁、地面保持足够距离，是否有虫蛀、霉变、腐烂、泛油等现象发生，并定期检查。

3905 应用传统储藏方法的同时，是否注意选用现代储藏保管新技术、新设备。

*4001 生产企业是否设有质量管理部门，负责中药材生产全过程的监督管理和质量监控。

4002 是否配备与中药材生产规模、品种检验要求相适应的人员。

4003 是否配备与中药材生产规模、品种检验要求相适应的场所、仪器和设备。

4101 质量管理部门是否履行环境监测、卫生管理的职责。

4102 质量管理部门是否履行对生产资料、包装材料及中药材的检验，并出具检验报告书。

4103 质量管理部门是否履行制定培训计划并监督实施的职责。

4104 质量管理部门是否履行制定和管理质量文件，并对生产、包装、检验、留样等各种原始记录进行管理的职责。

*4201 中药材包装前，质量检验部门是否对每批中药材，按国家标准或经审核批准的中药材标准进行检验。

4202 检验项目至少包括中药材性状与鉴别、杂质、水分、灰分与酸不溶性灰分、浸出物、指标性成分或有效成分含量。

*4203 中药材农药残留量、微生物限度、重金属含量等是否符合国家标准和有关规定。

4204 是否制定有采样标准操作规程。

4205 是否设立留样观察室，并按规定进行留样。

4301 检验报告是否由检验人员、质量检验部门负责人签章并存档。

*4401 不合格的中药材不得出场和销售。

4501 生产企业的技术负责人是否有相关专业的大专以上学历，并有中药材生产实践经验。

4601 质量管理部门负责人是否有相关专业大专以上学历，并有中药材质量管理经验。

4701 从事中药材生产的人员是否具有基本的中药学、农学、林学或畜牧学常识，并经生产技术、安全及卫生学知识培训。

4702 从事田间工作的人员是否熟悉栽培技术，特别是准确掌握农药的施用及防护技术。

4703 从事养殖的人员是否熟悉养殖技术。

4801 从事加工、包装、检验、仓储管理人员是否定期进行健康检查，至少每年1次。患有传染病、皮肤病或外伤性疾病等的人员不得从事直接接触中药材的工作。

4802 是否配备专人负责环境卫生及个人卫生检查。

4901 对从事中药材生产的有关人员是否定期培训与考核。

5001 中药材产地是否设有厕所或盥洗室，排出物是否对环境及产品造成污染。

5101 生产和检验用的仪器、仪表、量具、衡器等其适用范围和精密度是否符合生产和检验的要求。

5102 检验用的仪器、仪表、量具、衡器等是否有明显的状态标志，并定期校验。

5201 生产管理、质量管理等标准操作规程是否完整合理。

5301 每种中药材的生产全过程均是否详细记录，必要时可附照片或图像。

5302 记录是否包括种子、菌种和繁殖材料的来源。

5303 记录是否包括药用植物的播种时间、数量及面积；育苗、移栽以及肥料的种类、施用时间、施用量、施用方法；农药(包括杀虫剂、杀菌剂及除莠剂)的种类、施用量、施用时间和方法等。

5304 记录是否包括药用动物养殖日志、周转计划、选配种记录、产仔或产卵记录、病例病志、死亡报告书、死亡登记表、检免疫统计表、饲料配合表、饲料消耗记录、谱系登记表、后裔鉴定表等。

5305 记录是否包括药用部分的采收时间、采收量、鲜重和加工、干燥、干燥减重、运输、储藏等。

5306 记录是否包括气象资料及小气候等。

5307 记录是否包括中药材的质量评价(中药材性状及各项检测)。

5401 所有原始记录、生产计划及执行情况、合同及协议书等是否存档，至少保存至采收或初加工后5年。

5402 档案资料是否有专人保管。

（注：本标准于2003年11月1日起施行。）

附录3 食品生产企业危害分析与关键控制点(HACCP)管理体系认证管理规定

(2002年3月20日，国家认监委2002年第3号公告发布)

第一章 总 则

第一条 为了规范食品生产企业危害分析与关键控制点(以下简称HACCP)管理体系的建立、实施、验证以及HACCP的认证工作，提高食品的安全卫生质量，扩大食品出口，根据《中华人民共和国食品卫生法》、《中华人民共和国进出口商品检验法》、《中华人民共和国进出口商品检验法实施条例》和国务院的有关规定，制定本规定。

第二条 国家鼓励从事生产、加工出口食品的企业(以下简称企业)建立并实施HACCP管理体系。列入《出口食品卫生注册需要评审HACCP管理体系的产品目录》(以下简称《目录》)的企业，必须建立和实施HACCP管理体系。

第三条 各地出入境检验检疫机构负责所辖区域内企业HACCP管理体系的验证工作，并根据国外食品卫生管理机构的要求，出具HACCP验证证书。

第四条 根据国务院的有关规定，国家认证认可监督管理委员会(以下简称国家认监委)负责全国HACCP管理体系认证认可工作的统一管理、监督和综合协调工作，监督管理HACCP管理体系的实施和出入境检验检疫机构的验证工作，负责调整和公布《目录》。

第二章 企业HACCP管理体系建立和运行的基本要求

第五条 企业应当在符合国家有关食品安全卫生要求的基础上，建立HACCP管理体系。

企业必须建立和实施卫生标准操作程序，达到以下卫生要求：

(一)接触食品(包括原料、半成品、成品)或与食品有接触的物品的水和冰应当符合安全、卫生要求；

(二)接触食品的器具、手套和内外包装材料等必须清洁、卫生和安全；

(三)确保食品免受交叉污染；

(四)保证操作人员手的清洗消毒，保持洗手间设施的清洁；

(五)防止润滑剂、燃料、清洗消毒用品、冷凝水及其他化学、物理和生物等污染物对食品造成安全危害；

(六)正确标注、存放和使用各类有毒化学物质；

(七)保证与食品接触的员工的身体健康和卫生；

(八)清除和预防鼠害、虫害。

第六条 建立HACCP管理体系应当符合HACCP原理的基本要求：

(一)进行危害分析，提出预防措施；

(二)确定关键控制点(CCPs)；

(三)确定关键限值；

(四)建立监控程序；

(五)建立纠偏行动计划；

(六)建立记录保持程序；

(七)建立验证程序。

第七条 企业实施 HACCP 管理体系时，必须由本企业接受过 HACCP 培训或者其工作能力等效于经过 HACCP 培训的人员承担相应工作。

第八条 企业负有执行职责的最高管理者负责批准 HACCP 计划。HACCP 管理体系的运行必须有效保证食品符合安全卫生要求。企业在执行中应当定期或者根据需要及时对 HACCP 计划进行内部审核和调整。

第三章 认 证

第九条 从事 HACCP 管理体系认证(以下简称 HACCP 认证)的机构，应当获得国家认监委的批准，并按有关规定取得国家认可机构的资格认可。

第十条 申请从事 HACCP 认证的认证机构应当具有足够数量的专业评审人员，上述人员应当获得食品相关专业的本科以上学历、有食品工艺方面的实践经验、接受过 HACCP 培训并取得了认证人员注册机构的注册。

第十一条 HACCP 认证的依据是国家有关法律法规、国家标准或者行业标准和有关国际标准、准则或者规范等。

第十二条 企业建立和实施的 HACCP 管理体系可申请 HACCP 认证。经认证机构按照规定评审符合要求的，由认证机构颁发 HACCP 认证证书。

第四章 验 证

第十三条 出入境检验检疫机构根据有关规定对企业建立和实施的 HACCP 管理体系进行验证。验证的依据是本规定第二章的基本要求。

根据中国政府主管部门与外国(地区)有关机构签订的双边协议或者合同约定及国外有关要求，企业应当接受国外食品卫生管理机构的验证。

第十四条 出入境检验检疫机构对下列企业实施验证：

(一)产品列入《目录》的企业；

(二)国外有关机构要求由出入境检验检疫机构出具 HACCP 验证证书的企业。

第十五条 验证的重点是：

(一)企业建立和实施 HACCP 管理体系的证明文件或者认证机构的 HACCP 认证文件；

(二)企业 HACCP 计划的合理性，即对所有潜在的显著危害进行全面、合理的分析，提出了适当的控制措施；

(三)企业 HACCP 计划实施的有效性，即 HACCP 计划的实施情况，以及实施后企业及产品安全卫生质量得到有效保证。

第五章 监督管理

第十六条 国家认监委对企业建立并实施 HACCP 管理体系实施监督，对出入境检验检疫机构的 HACCP 验证工作进行业务指导和监督检查。

第十七条 国家认监委监督、管理全国的 HACCP 认证认可工作，监督、规范 HACCP 认证活动。从事 HACCP 认证的认证机构、认证咨询和培训机构(含中外合资、合作、外商独资机构)的设立应当符合国家的有关规定。

第十八条 国家认监委负责国外食品卫生管理机构及其他相关机构对我国企业 HACCP 验证的管理和协调工作，受理有关的投诉、申诉，并组织调查和处理。

第十九条 出入境检验检疫机构在 HACCP 验证中，发现认证机构(含中外合资、合作、外商独资机构)的 HACCP 认证工作达不到规定要求及虚假认证和买证、卖证的，应当报国家认监委进行查处。

第六章 附 则

第二十条 本规定中以下术语的含义是：

（一）“关键控制点（Critical Control Point，简称 CCP）”是指可将某一项食品安全危害防止、消除或降低至可接受水平的控制点。

（二）“危害分析和关键控制点（Hazard Analysis and Critical Control Point，简称 HACCP）”是指对食品安全危害予以识别、评估和控制的系统化方法。

（三）“HACCP 计划”是指在 HACCP 原理基础上制定的列出了操作程序的书面文件。

（四）“HACCP 管理体系”是指企业经过危害分析找出关键控制点，制定科学合理的 HACCP 计划在食品生产过程中有效地运行并能保证达到预期的目的，保证食品安全的体系。

（五）“HACCP 管理体系认证”是指企业委托有资格的认证机构对本企业所建立和实施的 HACCP 管理体系进行认证的活动。

（六）“验证”是指出入境检验检疫机构或国外食品卫生管理机构及其他相关机构对企业建立和实施的 HACCP 管理体系进行的监督检查活动。

第二十一条 对其他食品生产企业建立并实施 HACCP 管理体系及其认证、验证的管理、监督，可以参照本规定执行。

第二十二条 本规定由国家认监委负责解释。

第二十三条 本规定自 2002 年 5 月 1 日起施行。

附录4 药用植物及制剂外经贸绿色行业标准（WM/T 2—2004）

1 范围

本标准规定了药用植物及制剂的外经贸绿色行业标准品质，包括药用植物原料、饮片、提取物，及其制剂等的质量要求及检验方法。

本标准适用于药用植物原料及制剂的外经贸行业品质检验。

2 规范性引用文件

下列文件中的条款通过本标准的引用而成为本标准的条款。凡是注日期的引用文件，其随后所有的修改单(不包括勘误的内容)或修改版均不适用于本标准，然而，鼓励根据本标准达成协议的各方研究是否可使用这些文件的最新版本。凡是不注日期的引用文件，其最新版本适用于本标准。

GB/T 5009.11—2003 食品中总砷的测定

GB/T 5009.12—2003 食品中铅的测定

GB/T 5009.13—2003 食品中铜的测定

GB/T 5009.15—2003 食品中镉的测定

GB/T 5009.17—2003 食品中总汞及有机汞的测定

SN 0339—1995 出口茶叶中黄曲霉毒素 B_1 的检验方法

《中华人民共和国药典》2000 年版一部

3 术语和定义

下列术语和定义适用于本标准。

3.1 绿色药用植物及制剂

经检测符合特定标准的药用植物及其制剂。经专门机构认定，许可使用外经贸绿色行业标志。

3.2 药用植物

用于医疗、保健目的的植物。

3.3 药用植物制剂

经初步加工，以及提取纯化植物原料而成的制剂。

4 限量要求

4.1 重金属及砷盐限量

4.1.1 重金属总量应小于等于 20.0 mg/kg。

4.1.2 铅(Pb)应小于等于 5.0 mg/kg。

4.1.3 镉(Cd)应小于等于 0.3 mg/kg。

4.1.4 汞(Hg)应小于等于 0.2 mg/kg。

4.1.5 铜(Cu)应小于等于 20.0 mg/kg。

4.1.6 砷(As)应小于等于 2.0 mg/kg。

4.2 黄曲霉素限量

黄曲霉毒素 B_1(aflatoxin) 应小于等于 5 μg/kg(暂定)。

4.3 农药残留限量

4.3.1 六六六(BHC) 应小于等于 0.1 mg/kg。

4.3.2 DDT 应小于等于 0.1 mg/kg。

4.3.3 五氯硝基苯(PCNB) 应小于等于 0.1 mg/kg。

4.3.4 艾氏剂(Aldrin) 应小于等于 0.02 mg/kg。

4.4 微生物限量

参照《中华人民共和国药典》2000年版一部规定执行(注射剂除外)。微生物限量单位为个/克或个/毫升。

4.5 其他质量要求

除以上要求外，其他质量应符合《中华人民共和国药典》2000年版的规定。

5 检验方法

5.1 指标检验

5.1.1 重金属总量：按《中华人民共和国药典》2000年版一部中附录IX E规定的方法进行测定。

5.1.2 铅：按GB/T 5009.12—2003中第一法进行测定。

5.1.3 镉：按GB/T 5009.15—2003中第一法进行测定。

5.1.4 总汞：按GB/T 5009.17—2003中第一法进行测定。

5.1.5 铜：按GB/T 5009.13—2003中第一法进行测定。

5.1.6 总砷：按GB/T 5009.11—2003中第一法进行测定。

5.1.7 黄曲霉毒素 B_1(暂定)：按SN 0339—95中高效液相色谱荧光检测法进行测定。

5.1.8 农药残留限量：按《中华人民共和国药典》2000年版一部中附录IX Q规定的方法进行测定。

5.1.9 微生物限量：按《中华人民共和国药典》2000年版一部中附录XIII C规定的方法进行测定。

5.2 其他理化检验

按《中华人民共和国药典》2000年版规定执行。

6 检验规则

6.1 外经贸绿色行业标志的申请

产品需按本标准的要求经指定检验机构检验合格后，方可申请使用药用植物及制剂外经贸绿色行业标志。

6.2 交收检验

6.2.1 交收检验取样方法及取样量参照《中华人民共和国药典》2000年版有关规定执行。

6.2.2 交收检验项目，除上述指标外，还要检验理化指标(如要求)。

6.3 型式检验

6.3.1 对企业常年经营的外经贸品牌产品和地产植物药材经指定检验机构化验，在规定的时间内药品质量稳定又有规范的药品质量保证体系，型式检验每半年(或1年)进行1次，有下列情况之一，应进行复检。

a)更改原料产地；

b)配方及工艺有较大变化时；

c)产品长期停产或停止出口后，恢复生产或出口时；

6.3.2 型式检验项目及取样同6.2一致。

6.4 判定原则

检验结果全部符合本标准者，为绿色标准产品。否则，在该批次中随即抽取两份样品复验一次。若复验结果仍有一项不符合本标准规定，则判定该批产品为不符合绿色标准产品。

6.5 检验仲裁

对检验结果发生争议，由第三方(国家级检验、检测机构)进行检验仲裁。

7 标志、包装、运输和贮存

7.1 标志

产品标签使用药用植物及制剂外经贸绿色行业标志，具体执行应遵照中国医药保健品进出口商会有关规定。

7.2 包装

包装容器应该用干燥、清洁、无异味以及不影响品质的材料制成。包装要牢固、密封、防潮，并能保护产品品质。包装材料应易回收、易降解。

7.3 运输

运输工具必须清洁、干燥、无异味、无污染，运输中应防雨、防潮、防曝晒、防污染，严禁与可能污染其品质的货物混装运输。

7.4 贮存

产品应贮存在清洁、干燥、阴凉、通风、无异味的专用仓库中。

附录5 国家有机食品生产基地考核管理规定(试行)

建设国家有机食品生产基地是推动有机食品发展、保障食品安全、保护和改善农村与农业生态环境的重要举措，也是实现发展经济和保护环境“双赢”的重要载体。为规范国家有机食品生产基地建设的考核管理工作，特制定本规定。

一、适用范围

凡在我国境内从事有机食品生产的单位或组织均可申报国家有机食品生产基地。

二、申报条件

申报国家有机食品生产基地应符合以下条件：

1. 基地应具备有机食品生产的基本条件。在有机食品的生产和加工过程中，不造成环境污染和生态破坏。秸秆综合利用率为100%；农膜回收率为100%；畜禽粪便综合利用率为95%；作物病虫害生物防治和物理防治推广率达100%。

2. 基地所在单位或组织已制定有机食品发展规划，包括生产基地建设目标、生产基地建设年度计划及运作模式；具备规范的有机食品生产、加工操作规程；有科学的作物轮作计划和基地生态保护与建设方案。

3. 基地所有耕作土地或养殖品种全部获得国家认可的有机食品认证机构的认证(包括有机转换认证)。土壤环境质量不低于《土壤环境质量标准》(GB 15618—1995)二级标准；水环境质量不低于《地表水环境质量标准》(GHZB 1—1999)Ⅳ类标准；大气环境质量不低于《环境空气质量标准》(GB 3095—1996)二级标准。

4. 已建立有效的内部管理、决策、技术支持和质量监督体系。建立完整的文档记录体系和跟踪审查体系，并严格按照国家环境保护总局颁布的《有机食品技术规范》(HJ/T 80—2001)组织生产。

5. 基地应具有一定规模。其中，人均耕地面积在0.5 hm^2 以上的地区，大田粮食作物种植面积不少于500 hm^2，水果种植面积不少于100 hm^2，蔬菜种植面积不少于50 hm^2，其他基地面积不少于40 hm^2；人均耕地面积在0.1 hm^2 以下的地区，大田粮食作物种植面积不少于100 hm^2，水果种植面积不少于20 hm^2，蔬菜种植面积不少于10 hm^2，其他基地面积不少于10 hm^2。畜禽养殖存栏量(以猪为计算单位)不少于1000头，水产养殖年产量不少于50 t，茶叶和蜂蜜年产量不少于10 t。

三、申报原则、程序、内容及时限

1. 申报原则。按照自愿原则由申报单位或组织自行申报。

2. 申报程序。拟申报国家有机食品生产基地的单位或组织经自查完全符合条件后，由所在地县级以上人民政府同意，可向所在地省级环境保护行政主管部门提出书面申请，并提交有关文件和材料。省级环境保护行政主管部门收到书面申请、有关文件和材料后，组织有关人员对材料进行初审。如有必要，可进行实地核查。省级环境保护行政主管部门应在收到书面申请、有关文件和材料后的30个工作日内，向国家环境保护总局报送初审意见。国家环境保护总局收到省级环境保护行政主管部门的初审意见及有关文件和材料后，委托国家环境保护总局有机食品发展中心组织专家组对材料进行复核和实地核查。专家组应在收到有关文件和材料后的30个工作日内，向国家环境保护总局报送书面核查意见，并将核查结果通报所在地省级环境保护行政主管部门。

3. 申报内容。申请报告须附有有机食品生产基地的工作总结和技术报告。工作总结包括基地基本概况、建设过程和取得的成效；技术报告包括国家有机食品生产基地申报表、申报条件中所要求的各项内容完成情况的证明材料(包括地、市级以上检测、监测部门出具的检测、监测报告)。

4. 申报时限。一个单位或组织在一个年度内只能申报1次。

四、审批、命名

国家环境保护总局对省级环境保护行政主管部门和国家环境保护总局有机食品发展中心专家组报送的

初审意见和核查意见进行审议。对符合条件的，命名为“国家有机食品生产基地”，并颁发证书、标牌，允许其使用专用标志。“国家有机食品生产基地”证书、标牌和标志由国家环境保护总局统一组织制作。证书、标牌和标志有效期4年。

五、监督管理

1. 国家环境保护总局对“国家有机食品生产基地”实行动态管理。省级环境保护行政主管部门受国家环境保护总局委托负责“国家有机食品生产基地”的经常性监督工作，每2年组织一次全面复查。国家环境保护总局对群众有反映的基地和省级环境保护部门上报的复查结果进行抽查。根据复查和抽查中发现的问题，提出限期整改措施和要求，逾期未整改或整改达不到要求的，撤销命名。

2. 获得命名的基地有下列情形之一的将被取消命名：

（一）在申报过程中弄虚作假的；

（二）严重违反《有机食品技术规范》（HJ/T 80—2001）要求的；

（三）在生产和建设过程中发生重大环境污染或生态不良影响的；

（四）产品未获得认证机构有机认证而以“国家有机食品生产基地”名义销售的；

（五）销售的有机食品出现严重质量问题的；

（六）被认证机构吊销认证证书的；

（七）非有机食品以有机食品生产基地名义进行销售的；

（八）被命名的“国家有机食品生产基地”在生产种类发生变更后已不符合国家有机食品生产基地规模要求的。

3. 获得命名“国家有机食品生产基地”的单位或组织满1年后，应于每年的1月31日前向省级环境保护行政主管部门报送上年度基地工作总结及下一年度的工作计划。工作总结应包括基地有机食品生产情况（种类、数量、经营状况以及内贸和外贸出口情况）、环境管理及环境质量状况、有关考核指标变化等方面的情况。

省级环境保护行政主管部门应于每年的2月28日前将有关材料报国家环境保护总局备案。

六、本规定自2003年5月1日起施行。